뇌파진동으로
기적을 창조한 사람들

전 세계 3백만 명이 열광한 뇌파진동, 그 생생한 감동 고백

뇌파진동으로 기적을 창조한 사람들

일지 이승헌 감수 | 편집부 엮음

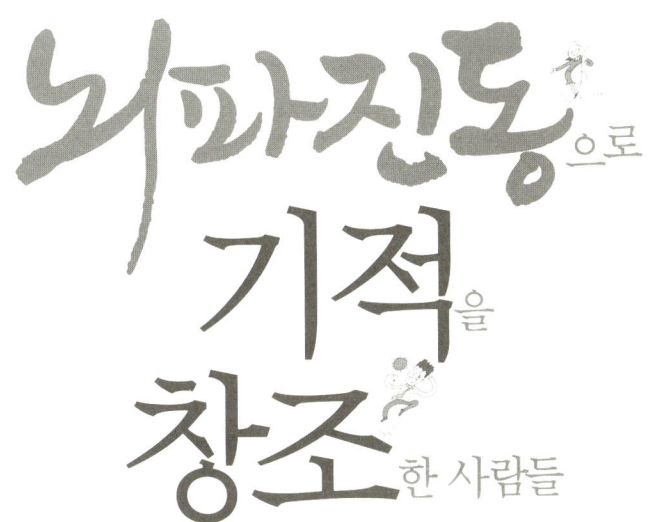

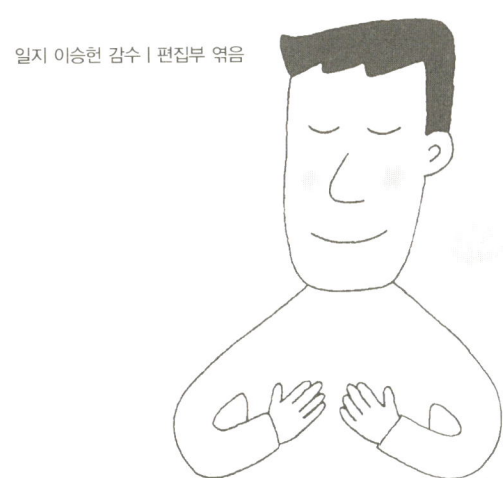

브레인월드

추천의 글

새로운 심신 건강법으로 떠오르는 '뇌파진동'

인류는 21세기에 들어서면서 많은 분야에서 새로운 사고 체계를 갈구하게 되었다. 의료 분야에서도 예외는 아니다. 여태까지는 "건강을 잃으면 병이요, 병이 나으면 건강이다"라고 말할 만큼 의학의 틀이 '질병' 중심이었다. 하지만 지금은 '참 건강'을 중심으로 그 축이 옮겨가고 있다. 즉 의학계에서도 '건강을 잃었으나 아직 병이 아닌 미병未病의 상태' 또는 '병은 나았지만 아직 건강하지 않은 불건강不健康의 상태'가 존재한다는 사실을 새롭게 인식하게 된 것이다.

사람은 누구나 태어날 때부터 '자연치유력'을 몸속에 지니고 태어난다. 이 자연치유력이 정상적으로 기능할 때 우리는 정상적이고 건강한 심신을 유지할 수 있다. 외상과 같은 심한 외부 자극이나 잘못된 생활습관 때문에 자연치유력이 약화된다면 여기에서 심신의 불균형, 자율신경의 불균형, 호르몬의 불균형, 면역계의 불균형이 발생하고 이들 불균형의 상태가 바로 불건강과 미병이 되는 것이다.

이러한 미병과 불건강을 다스려보겠다고 팔 걷고 나선 도전적 의료 분야가 '대체의학'이다. 지금까지 소개된 대체의학 요법은 삼백여 가지가 넘는다. 이들은 서로 다른 배경과 이론, 시술법과 응용 범위를 갖고 있는데, 이 중에서 가장 주목할 만하고 앞으로 의학 발전에 지대한 공헌을 할 것으로 기대되는 것은 심신의학(Mind Body Medicine)이다.

심신의학은 말 그대로 정신과 육체의 심오한 상관관계를 인식시키고, 인체 본래의 타고난 치유 능력과 치유 과정에서 자기 책임을 지게 함으로써 치료 효과를 높이는 방법이다. 여기에는 생체역학生體力學, 심상心象, 최면, 명상, 기공, 요가 등을 포함한 광범위한 형태의 치료 방법이 동원된다.

최근에는 한국뇌과학연구원의 이승헌 원장이 개발한 "뇌파진동"이 빠른 속도로 소개, 보급, 확산되고 있다. 어린아이들의 '도리도리'와 같은 단순한 동작이 포함되지만 이 수련 과정에는 가벼운 신체적 운동 효과, 명상 효과, 호흡 조절 효과, 의식 집중 효과 등이 내포되어 있다. 2008년에 처음으로 독자들에게 《뇌파진동》이라는 책으로 소개되었고, 이번에 그 후속작으로 《뇌파진동으로 기적을 창조한 사람들》이라는 체험기 모음집을 펴내게 되었다.

이 책에서는 다양한 연령층과 다양한 직업과 다양한 생활 배경과 다양한 증상을 가진 사람들의 긍정적인 경험을 소개하고 있다. 각자가 경험한 나름대로의 만성적 증상의 호전 또는 건강 상태의 증진 등을 자세하게 간증하고 있다.

여기서는 난치병의 완치 사례를 구체적으로 제시하거나 모든 병이 다 치료되는 만병통치라는 주장을 하지 않기에 오히려 다른 독자들에게 거부감도 일으키지 않고, 나도 해보고 싶다는 의지를 북돋운다. 뇌파진동으로 질병이 호전되거나 건강이 증진되는 것은 근육 운동 효과, 명상 효과, 호흡 조절 효과, 의식 집중 효과로 설명할 수 있다.

뇌파진동의 원리는 옛 선조들의 양생법에서도 그 맥을 찾아볼 수 있다. 일례로 잠에서 깨어나면 밤새 고요해진 몸의 파동을 고려해 갑작스레 일어나 움직이거나 큰 소리로 강한 자극을 주는 것은 삼갔다. 대신 가볍게 살살 쓸어주고, 문지르고, 두드려주었다. 의료인의 입장에서 바라본 뇌파진동의 미덕도 이렇듯 사소한 자극을 통해 운동이 불가능한 환자들한테 긍정적인 영향을 미친다는 점이다.

뇌파진동은 동작 자체가 매우 쉽고 단순해서 거동이 어려운 사람들도 손쉽게 활용할 수 있다. 또한 다른 운동처럼 외부에서 주어지는 타율적인 운동이 아니며 모든 사람에게 똑같이 적용되는 기계적이고 획일적인 운동도 아니다. 자기 스스로 자기의 몸에 맞는 자연스러운 동작을 찾아가는 자율적인 운동이며, 인체에서 저절로 흘러나오는 동작을 실현하는 자발적인 운동이다. 그저 고개의 자연스러운 진동 리듬을 터득하기만 하면 자기 조건에 맞게 조절하면서 할 수 있다.

일반적으로 우리의 건강을 해치는 것은 해야 할 것을 하지 않거나, 해선 안 되는 것을 하거나, 하기는 하는데 제대로 하지 않는 데서 일어난다. 무엇을 하든 "제대로" 할 때만 긍정적인 효과를 기대할 수 있다는 것은 만고불변의 진리다. 이 뇌파진동 수련도 제대로 할 때만 비로소 우리가 기대하는 건강 증진 효과를 얻을 수 있다.

'제대로 한다'고 해서 반드시 20~30분 이상씩 시간을 내야 하는 것은 아니다. 5~10분 정도만 틈틈이 자주 흔들어줘도 뒷목과 어깨가 가벼워지고 머리가 시원해진다. 이것이 생활습관이 되면 질병이 생겼을 때는 자연치유력을 높일 수 있고, 평상시에는 면역력을 키워 질병을 예방할 수 있는 훌륭한 생활 건강법이 될 수도 있다.

앞으로 이에 대한 더 많은 객관적 연구가 뒷받침된다면 "뇌파진동"은 새로운 심신 건강 증진법으로서 개인과 가정, 직장과 사회에 더 빨리 보급되고, 확산되어 더 널리 활용될 것임에 틀림없다.

2009년 10월
CHA의과학대학교 대체의학대학원 원장 전세일

차례

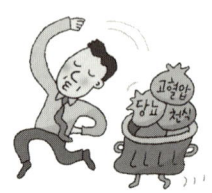

추천의 글 | 새로운 심신 건강법으로 떠오르는 '뇌파진동' 4
편집자의 글 | 뇌파진동 체험자들이 전하는 '희망 처방전' 11
감수의 글 | "당신이 기적의 주인공입니다!" 18

1 일반 건강
척추가 바로서니 머리가 시원하다

최고의 '뇌파 조절기'를 알려드릴까요? 심준영 28
3주 걸린다는 깁스를 딱 3일 만에 풀었지요 손숙자 32
내 건강은 책임질 수 있다는 자신감이 생겼죠 변동호 37
저뿐만 아니라 환자 치료에도 활용합니다 장윤혁 46
그토록 기다리던 아기가 생겼어요 이정원 52
도깨비 엄마의 편두통 다스리기 천경희 59
병 때문에 포기했던 내 꿈을 되찾아야죠 박태희 67
10년 묵은 허리 통증이 싹 날아갔지요 안병림 73
척추 디스크 수술 후유증, 뇌파진동으로 극복했지요 신동우 77
나의 건강 비결은 뇌파진동과 발끝 부딪치기 장준봉 86
15년 묵은 좌골신경통에 20년 묵은 비염까지 털어내고 김지호 92

만성질환
막히면 죽고 통하면 산다
만성간염도 물리치고, 경추협착증도 날려버렸죠 예정욱 100
아니, 척수종양이 사라졌다고요? 박종필 109
신경성질환이 앗아간 나의 30년 세월을 뒤로하고 우노미 118
20년 앓은 안면마비를 뿌리 뽑다니 전영기 126
뇌졸중으로 주저앉았던 내가 다시 걷기까지 엄영자 131
'땜빵 할머니', 20년 만에 당뇨를 극복하다 윤간란 139
'레트 증후군'을 떨치고 세상 속으로 걸어 나온 내 딸 애나 콘트래라스 146
뇌파진동 덕분에 진통제 없이 항암 치료를 받았어요 김영순 153
17년 먹은 중풍 약을 끊었더니 죽은 감각이 다시 살아나 정진현 161
뇌혈관이 깨끗해지고 뇌동맥류도 호전됐지요 카아키 쿠니코 169

다이어트와 미용
피부가 고와지고 뱃살이 사라졌다
걸핏하면 욱하던 성격, 이제는 말랑말랑합니다 오대식 174
아토피야, 안녕~ '굴 껍데기' 피부야, 안녕~ 김한라 181
유전성 탈모야, 이제 안녕~ 이창종 187
한 달에 1킬로그램씩 10개월 완성, 슬로 다이어트 성공기 정현경 194
23킬로그램의 기적, 몸매가 아니라 인생이 바뀐 거죠 박선영 203

인간관계·습관 개선
마음이 결정하면 몸이 저절로 따른다
자, 흔들어서 삭제합시다! 김진환 214
80대 할아버지의 뇌가 30년이나 젊어졌다고요? 김정수 218
학생들의 집중력과 자신감을 높이는 데도 '짱'입니다 하태민 225
낯가림이 많던 내가 공원에서 수련 지도를 한다니까요 유은진 232
뇌파진동이 '비아그라'보다 낫네요 김정희 238
대인 관계 스트레스, '열린 마음'을 가지니 저절로 사라지던데요 박명희 246

5 인생관·창조성
인생, 이제는 자신 있다

상상하니까 진짜 이루어지던걸요 김재형 254
내 인생의 네비게이션과 에너자이저, 둘 다 얻었지요 전재영 261
뇌파진동은 내 삶에 영감을 주는 고마운 신호등 임재해 267
뇌파진동을 하며 하나님과 더 가까워졌어요 윤은실 273
꿈이 없던 아이들에게 꿈꾸는 법을 가르칩니다 배선영 280
뇌파진동으로 '내 안의 나'를 만났다 우순실 286
이모가 뭔가 수상하다고? 권아연 292

외국인 체험자들이 보내온 '내가 경험한 뇌파진동' 298

6 뇌파진동 따라하기

뇌파진동 기본 동작 306
뇌파진동과 정충기장신명 309
뇌파진동과 함께 하면 좋은 진동 수련 베스트3 313
뇌파진동 수련 상담실 317

수련 노하우 엿보기

몸에 맡겨버려라 45 | 화장실에서도 '뇌파진동' 하세요! 51 | 뇌파진동을 할 때 자꾸 딴 생각이 난다고요? 58 | 음악과 함께하면 더 좋아요 66 | 뻣뻣한 목을 풀어주는 뇌파진동 85 | 막힌 콧속을 뻥 뚫어주는 뇌파진동 노하우 98 | 뇌파진동, 딱 21일만 해보라니까요 180 | 집에서 하는 '나 홀로' 뇌파진동 노하우 202 | 뇌파진동 다이어트, 이것이 요령이다! 211 | 숙면을 책임지는 모관운동 217 | 숙취를 예방하는 뇌파진동 노하우 224 | 뇌 구석구석에 기운 주기 266 | 뇌파진동 하며 '음성내공'을 291

편집자의 글

뇌파진동 체험자들이 전하는 '희망 처방전'

지난 봄부터였다. 《뇌파진동》을 출간한 지 일 년쯤 지나자 '뇌파진동 실천편'을 출간할 계획은 없는지를 묻는 독자들의 전화가 편집부로 수도 없이 걸려왔다. 《뇌파진동》은 출간한 지 이 년이 채 안 된 현재까지 국내에서만 45만 부가 팔렸고, 해외 출판도 왕성하게 진행 중이다. 2008년 6월 미국에서 가장 먼저 출간되었고, 2009년 4월에는 일본 고단샤에서 출간되자 마자 일본 아마존 1위에 오르는 기염을 토했다. 그리고 현재 프랑스, 독일, 중국, 대만, 러시아 등 전 세계 10개국 출간을 준비 중이다.

이렇게 사랑을 받은 책이다 보니 편집부에서도 독자들의 요청을 그냥 흘려들을 수만은 없었다. 무엇보다 건강에 대한 관심이 고조되던 시기인 만큼 '뇌파진동이 심신 전반에 미치는 영향'에 대한 내용이나 '실질적인 수련편'을 담은 책을 내주면 좋겠다는 요구가 많았다. '건강에 초점을 맞춘 뇌파진동' 컨셉의 책이 필요하지 않겠냐는 의견도 있었는데, 특히 올해는 신종플루에 대한 불안과 염려가 확산된 탓에 이 의견을 발전시켜보자는 쪽으로 가닥을 잡았다.

우리는 구체적인 기획 방향을 모색하기 위해 이전에 모아두었던 수천 건에 달하는 뇌파진동 체험 사례들을 다시 한번 찬찬히 훑어보았다. 이 수련법의 효과에 대해서는 《뇌파진동》을 기획하고 편집하는 동안 접해서 모르는 바는 아니지만, 체험 사례들을 읽고 있자니 새삼 놀라울 따름이었다. 현대의학으로도 치료하기 어려운 난치병과 만성 질환을 극복하고 이전보다 더 건강하고 왕성하게 활동하고 있는 사람들의 이야기가 셀 수 없이 많았다. 그야말로 뇌파진동의 효과에 대한 임상 자료라 할 만했다. 이 정도라면 뇌파진동이 면역력을 강화하고, 자연치유력을 높인다는 사실을 입증하기에 충분해보였다.

어디 건강 문제뿐인가. 마음을 짓누르던 우울과 불안, 공포와 번뇌에서 벗어나 어린 시절의 상처를 치유했다는 이들도 있고, 이십 년 동안 달고 살았던 술과 담배가 입에 맞지 않아서 어느 날 저절로 끊게 되었다는 사연도 있었다. 또 아무에게도 말 못한 부부간의 성 문제를 해결했다는 내밀한 고백도 있고, 자신의 꿈을 이루는 촉매제로 뇌파진동을 활용했다는 이들도 있었다.

체험 사례들을 읽고 있자니 뇌파진동의 효과 면에서는 마치 '개인

별 맞춤형'이라 할 만큼 그 반응들도 다양했다. 그런데 이들에게서 눈에 띄는 공통점이 하나 있었다. 삶의 활력을 되찾았으며, 자신에게 가장 절실한 문제를 해결할 수 있는 실마리를 찾았다는 점에서 그들은 한결같이 뇌파진동을 만난 것을 '인생의 기적'이라고 부르고 있었다.

별 감흥 없이 집어 들었던 원고에서 체험자들의 생생한 육성이 전해지자 나는 온몸에 전율을 느꼈다. 한 편 한 편 읽을수록 내 몸의 세포들도 함께 살아나는 느낌이었다. 뇌파진동의 진가를 제대로 보여주는 데 이보다 더 좋은 재료가 또 있을까? 이거다 싶었다. 결국 나는 이들의 생생한 이야기를 전달하는 것으로 기획 방향을 잡았다.

뇌파진동을 하면 '행복 호르몬'이 나온다

사실 겉으로 보면 뇌파진동만큼 시시해 보이는 운동도 없을 것이다. 도리도리 하듯 고개를 좌우로 흔들기만 하면 되니 그 자체로 너무 단순해서 '과연 저렇게 해서 무슨 효과가 있을까?' 하고 누구나 한번쯤은 의구심을 가질 것이다. 하지만 바로 이런 단순함 속에 강력한 힘이 숨어 있는 건 아닐까. 《뇌파진동》의 저자 일지 이승헌 총장에 따르면, 복잡하고 산만한 뇌파는 어떤 힘도 쓰지 못한다고 한다. 단순하고 통합된 뇌파 상태에 있을 때야말로 지금까지 드러나지 않았던 놀라운 잠재력이 발휘된다는 것이다.

만약 단순하면서도 심층의식에 파고드는 뇌파진동의 원리를 좀더 과학적으로 규명할 수 있다면 불치병이니 난치병이니 하는 위중한 병들이 어떻게 완치되는지 그 메커니즘에 대해서도 속 시원히 밝힐 수 있을 것이다. 하지만 아쉽게도 아직은 그런 연구가 많지 않다. 다만 뇌파진동의 효과를 학문적으로 밝히려는 노력은 UN의 자문기구인 한국뇌과학연구원을 중심으로 꾸준히 진행되고 있다.

뇌파진동에 대한 연구 결과는 일본에서 먼저 나왔다. 지난해 11월, 일본 토호대학 의학부 통합생리학과 아리타 히데오 교수는 뇌파진동 세미나에서 "뇌파진동을 하면 우울증 치료에 효과가 있는 행복 호르몬, 세로토닌이 나온다"는 발표로 청중들의 눈길을 사로잡았다. 연구 결과에서 가시적으로 나타난 효과 역시 주목할 만했다. 뇌파진동 후 뇌 혈류량이 증가했고, 긴장과 불안, 피로가 줄어들었으며, 자기 존중감이 높아지고, 대인관계에 대한 불안이 줄었다고 한다.

뒤이어, 코미야 노보루 박사가 지난 6개월 동안 단센터 신입 회원 70여 명을 대상으로 뇌파진동을 실시한 후, 세 차례에 걸친 심리적인 변화 추이 결과를 발표했다. 여기서는 8가지 항목, 즉 자기 존중감, 대인관계 불안증, 완벽증, 실패에 대한 공포, 인생에 대한 만족도, 의욕, 고독감, 건강에 대한 느낌 등 모든 항목에서 눈에 띌 만큼 긍정적인 변화들이 나타났다고 한다. 이 두 가지 연구를 시작으로 앞으로도 뇌파진동에 대한 다양한 관점의 연구들이 시도될 것으로 보인다.

'도리도리'에 담긴 지혜

뇌파진동이 알려진 것은 최근이지만, 따지고 보면 이 수련법 자체가 아주 새로운 것은 아니라고 한다. 일지 이승헌 총장의 말을 옮겨보자.

"뇌파진동의 역사적 기원을 찾아보면 2천 년과 전 단군시대까지 거슬러 올라갑니다. 당시의 어린이 교육 방식이었던 단동십훈檀童十訓 중에는 우리가 익히 알고 있는 '도리도리道理道理'가 있습니다. 우리 한민족이라면 누구나 어렸을 때 도리도리 짝짜꿍을 하고 자랍니다. 도리도리에는 뇌로 도리를 깨우치라는 조상들의 가르침이 담겨 있는 거지요. 생활 속에서 이러한 깨달음을 적용시키는 법을 알고 있었던 우리 조상들의 지혜에 그저 감탄할 따름입니다. 이 '도리도리'를 뇌과학적 원리와 접목해서 발전시킨 것이 바로 '뇌파진동'입니다."

본래 우리 민족은, 우주 만물은 진동한다는 것을 알았고 그 진동의 원리를 생활 속에서 활용했다고 한다. 그런 '흔듦'의 유전자가 우리 몸속에도 내재돼 있지만 언제부턴가 우리는 자신의 리듬을 잃어버렸다는 것이다. 그러다 보니 몸에 잠재된 능력을 더 이상 개발하려 하지 않게 되었고, 또 그럴 기회를 갖기도 점점 어려워졌으리라. 과학의 '품질검사'를 통과하지 않고는 미신이나 비진리, 사이비로 매도되고 마는 형편이니, 예부터 전해내려 오던 그 많은 수련법도 일상으로부터 멀어지지 않을 도리가 없다.

뇌파진동은 잃어버린 우리 몸의 감각을 깨워 본래의 자연스러운 리듬, 즉 '순수뇌파' 상태로 돌려주는 감각회복운동이라고 볼 수 있다. 체험자들은, 처음에는 다소 기계적으로 하던 동작도 감각을 회복하고 나면 진정한 뇌파진동의 맛을 이해하고, 수련의 재미를 느낀다고 한다. 또한 육체적 건강을 되찾은 이후에는 자연스럽게 정신적인 건강과 영적인 건강으로 눈을 돌리게 되는데, 그런 전환이 이루어질 때 비로소 우리 몸이 가진 잠재력도 제대로 개발되기 시작한다고 한다.

중요한 것은 자신의 의지로 뇌파를 조절할 수 있다는 것

《뇌파진동》을 펴내고 저자가 자주 받은 질문이 "뇌파진동이 과연 무엇인가?"라고 한다. 상식적으로 생각하면 살아 있는 사람의 뇌파는 늘 진동하고 있으니 따로 운동을 하지 않아도 된다. 그렇다면 여기서 뇌파진동은 무엇을 의미하는가? 과학적인 답을 찾는 편집자에게 저자는 이렇게 말한다.

"뇌파는 뇌의 현상일 뿐입니다. 이런 현상을 연구하는 것은 과학자의 몫이죠. 저는 뇌교육자로서 뇌과학의 성과를 바탕으로 대중들이 자기의 뇌를 쉽게 활용할 수 있는 방법을 찾는 데 더 관심이 있습니다. 뇌파진동에서 제가 말하고 싶은 핵심은, 누구나 자신의 의지로 뇌파를 조절할 수 있다는 거죠. 고개를 '도리도리' 하고 흔드는 것만으로도 '복잡하고, 산만하고, 비정상적인 뇌파'가 '단순하고, 안정적이고, 정상적인 순수뇌파'로 변합니다. 물론 이런 말들은 비과학적입니다. 하지만 어때요? 과학적인 언어보다 훨씬 더 쉽게 와닿지 않습니까?"

뇌파진동에 대한 여러 오해와 선입견에도 불구하고 한국을 비롯해 미국, 일본, 유럽, 러시아까지 뇌파진동의 열기가 꾸준히 확산되는 데는 분명히 이유가 있을 것이다. 여기에 수록된 40여 편의 체험기를 읽

보면 곳곳에서 그 답을 만날 수 있을 것이다.

참고로 여기에 수록된 체험기는 개인 수기와 개별 인터뷰, 브레인월드 사이트에 올라온 동영상, 온라인 단센터 게시판에 올라온 내용들을 재편집하여 정리한 것이다. 그동안 뇌파진동을 통해 스스로 엄청난 변화를 겪고 몸과 마음이 모두 놀랄 정도로 변한 분들이라 체험기를 책에 싣는 것에 대해서는 별 어려움 없이 동의를 구할 수 있었다.

이 분들의 한결 같은 바람은 자신들의 체험이 주변 사람들에게 조금이라도 도움이 되었으면 하는 것이다. 마지막으로 이 지면을 빌려 한 분 한 분께 감사의 마음을 전하며, 그 분들의 진심이 큰 파동으로 물결쳐 독자들에게 전달되기를 간절히 바란다.

감수의 글

"당신이 기적의 주인공입니다!"

'뇌파진동'이라는 수련법을 개발하고 그 방법과 의미를 담은 책 《뇌파진동》을 펴낸 지도 어느덧 1년 7개월이 지났습니다. 그동안 미국, 일본, 유럽 등 세계 곳곳에 뇌파진동을 보급하면서 뇌파진동으로 기적을 일구어낸 사람들의 이야기를 접하며 함께 웃고 기뻐했던 기억이 생생합니다. 이제 그 이야기들이 한 권의 책으로 나온다니 다시금 감회가 새롭습니다.

내가 이 책의 감수를 요청해왔다는 소식을 들은 것은 비행기 안이었습니다. 이미 빡빡하게 짜인 1년 치 일정 때문에 이 나라에서 저 나라로 가는 비행기 안에서, 이 도시에서 저 도시로 가는 차 안에서 틈틈이 원고를 읽었습니다. 한 사람의 몸을 바꾸고, 마음을 바꾸고, 의식의 진화를 이끌어내어 아름다운 지구촌을 만들고자 30년 동안 연구해온 내 땀과 노력을 오롯이 담은 프로그램을 통해 기적을 만들어가는 사람들의 이야기를 읽노라니 나도 모르게 가슴이 벅찼습니다.

가장 쉽지만 가장 강력한 수련법, 뇌파진동

"도리질하듯이 고개를 좌우로 흔들기만 하면 된다구요? 그게 전부인가요?" 뇌파진동을 소개할 때면 가장 많이 받는 질문입니다. 이렇게 묻는 사람들의 얼굴에는 의심이 잔뜩 묻어 있습니다. 아이들 장난 같은, 그런 간단하고 쉬운 동작으로 몸과 마음과 의식의 문제까지 해결할 수 있다는 설명을 믿기 힘들다는 표정입니다. 그런 점에서 이 책은 뇌파진동을 체험한 사람들이 자신의 경험담을 생생하게 들려준다는 데에 큰 의미가 있다고 하겠습니다.

    뇌파진동의 효과는 세 가지 차원으로 설명할 수 있습니다. 첫째, 뇌 속에 잠들어 있는 면역력과 자연치유력이 극대화되어 몸이 건강해지고 활력이 생깁니다. 이것은 '건강 차원'의 효과입니다. 둘째, 뇌파가 순수뇌파로 바뀌면서 나쁜 습관이 개선되고 좋은 생각, 긍정적인 마음을 갖게 됩니다. 이것은 '생활 차원'의 효과입니다. 셋째, 뇌와의 깊은 교류를 통해 '삶의 근원적인 해답'과 만날 수 있습니다. 이것은 '깨달음 차원'의 효과입니다. 이렇게 뇌파진동은 우리 존재의 세 가지 차원 즉 몸과 마음, 영혼에 함께 작용하는 복합적인 뇌 활용 기법입니다.

    나는 삶의 진정한 목적과 의미를 깨달은 이후, 그 깨달음을 대중화하는 일에 한결같이 매진해 왔습니다. 그 세월이 무려 30년에 이릅니다. 뇌파진동이라는 이 간단한 동작은 그 긴 시간 동안 가장 쉽고 가장 강력한 방법을 연구하면서 얻은, 피땀 어린 결과물입니다. 남녀노소 누구나 쉽게 따라할 수 있되, 그 효과는 가장 강력한 프로그램을 내놓기까지 많은 과정들을 거쳤고, 뇌파진동은 그간의 연구 노하우가 집약된 수련법입니다. 뇌파진동이야말로 깨달음을 대중화할 수 있는 강력한 무기인 셈입니다.

건강한 뇌, 평화로운 뇌, 홍익하는 뇌

여기 뇌파진동으로 기적을 체험한 사람들의 이야기를 읽다 보면 한 가지 재미있는 사실을 발견할 수 있습니다. 사람들마다 뇌파진동을 시작한 이유는 다이어트, 탈모 방지, 우울증 해소, 성격 개조, 만성질환 치유 등 제각각입니다.

그런데 일정 기간 동안 수련해서 고민하던 문제들이 해결되어 건강한 몸과 마음을 회복하고 난 후, 이들이 어떤 꿈을 갖게 되었는지를 주목해볼 필요가 있습니다. 건강해지고 활력을 되찾은 이들에게 어떤 새로운 꿈이 생겼을까요? 건강해진 몸으로 성공하고 부자 돼서 나 혼자 잘 먹고 잘 살자? 아닙니다. 놀랍게도 이들은 하나같이 가족과 이웃을 걱정하고, 더 나아가 국가와 민족과 인류를 위해, 모든 생명의 뿌리인 지구를 위해 뭐가 도움이 되는, 의미 있는 일을 하고 싶어 합니다. 이 마음이 바로 '널리 인간을 이롭게 한다'는 홍익 정신입니다.

뇌파진동의 세 가지 차원의 효과에서 보듯이, 몸이 아픈 사람이 뇌파진동을 하면 몸이 건강해지고, 몸이 건강한 사람이 뇌파진동을 하면 마음이 건강해져서 긍정적인 마음을 갖게 되고, 마음이 건강한 사람이 뇌파진동을 하면 새로운 차원의 의식이 열리면서 삶의 진정한 목적과 가치를 깨닫게 됩니다. 사람이 몸과 마음과 의식을 건강한 상태로 회복했을 때 누구나 이렇게 홍익을 실천하고자 하는 마음과 의지를 갖게 된다는 것은 인간 내면의 선한 마음, 즉 참자아 또는 신성神性이 발현되는 증거입니다. 이 깨달음은 인간에게 주어진 특권이자 사명입니다. 뇌파진동은 당신의 뇌를 건강한 뇌, 평화로운 뇌, 홍익하는 뇌로 바꾸어 놓습니다.

'평화의 기도'가 기도로만 끝나지 않도록

2000년 8월, 유엔에서 '밀레니엄 종교 및 영성 세계평화 정상회의'를 개최한 적이 있습니다. 희망찬 새 천 년을 맞이하여 종교와 사상, 인종을 뛰어넘어 전 세계의 종교 및 영성 지도자 1천여 명이 참석했는데, 저도 참석해서 아시아의 영성 지도자를 대표해 평화의 기도를 올렸습니다. 우리의 작은 한계를 벗어나 우리의 뿌리가 지구임을, 국가와 종교를 초월하여 우리가 지구인임을 깨달아야 하며, 인류의 영적인 유산 속에서 진정으로 하나임을 알아야 한다는 간절한 염원을 담은 기도문이었습니다. 그 행사장을 빠져나오며 나는 생각했습니다. '기도만으로는 부족하다. 실질적으로 인류의 행복과 지구의 평화를 위해 어

떻게 공헌할 것인지를 고민해야 한다.'

그 고민의 과정은 이렇습니다. 기아, 전쟁, 환경오염 등 세상 모든 문제의 핵심에는 인간이 있다. 인류의 현주소를 만든 것도 인간이고, 그 문제를 해결할 수 있는 답도 인간에게 있다. 결국 사람만이 희망이다. 종교끼리 국가끼리 분쟁하는 분리와 단절을 넘어 지구상의 모든 인간이 '지구시민'이라는 이름으로 하나임을 인식하는 인간 의식의 진화가 절실하다. 그렇다면 인간의 의식은 어떻게 진화시킬 수 있을까? 인간의 핵심은 뇌다. 뇌를 어떻게 사용하느냐에 따라 인류의 미래는 달라진다. 그러면 또 어떻게 하면 뇌를 잘 활용할 것인가?

이런 고민 끝에 뇌교육이라는 새로운 학문을 만들고, 뇌교육종합대학원대학을 설립했으며, 국제뇌교육협회를 만들었습니다. 그러나 학문은 접근도 쉽지 않고 보급도 늦다는 판단 아래 보통사람들이 쉽게 따라할 수 있도록 하나의 수련 프로그램을 개발하자고 생각했고, 그래서 만들어진 것이 바로 뇌파진동입니다. 이 모든 과정이 10년 전 유엔에서 올린 '평화의 기도'를 꿈으로만 그치게 하지 않겠다는 의지와 노력의 결과입니다.

깨달음의 대중화, 지구시민운동 '1달러의 깨달음'

깨달음이 상식이 되는 세상, 깨달음의 대중화를 말하는 내게 사람들은 묻곤 합니다. "깨달음, 그 엄청난 의식의 경지는 아무나 경험할 수 있는 게 아닌데 어떻게 상식이 되고 대중화될 수 있습니까?" 당신도 그렇게 생각하십니까? 그러면 제가 묻겠습니다. 당신은 깨달음을 무엇이라고 생각하십니까? 깨닫고 나면 무얼 하고 싶습니까?

깨달음은 우주 만물이 하나의 뿌리에서 나온 하나임을 아는 것이며, 그리하여 나를 둘러싸고 있는 모든 생명체에게 이로움을 주는 삶을 살고자 하는 아주 단순하고도 명징한 선택입니다. 본래 타고난 자신의 선함을 받아들이고 이것을 진정한 사랑을 통해 실천하려는 의지입니다.

인류의 역사 속에는 많은 선각자들이 있었습니다. 그러나 그들의 대부분은 깨달음을 얻은 후 은거하거나 칩거하는 삶을 살았습니다. 영적인 삶을 추구하는 사람이 빠질 수 있는 가장 큰 함정이 바로 개인주의와 자아도취, 사회에 대한 무신경입니다. 자기가 발붙인 현실에서의 책임을 회피하는 이런 깨달음은 활용 불능의 깨달음입니다. 이래서는 인류 의식의 진화도, 세상을 바꿀 수 있는 힘도 없습니다.

그래서 나는 '1달러의 깨달음'을 말합니다. 지구시민운동 1달러의 깨달음은, 지구와 인류를 위해 매달 1달러씩 후원하는 '지구시민' 1억 명을 통해 새로운 인류평화의 전환점을 형성하자는 평화운동입니다. 지구시민이란 국가와 민족과 종교를 초월하여 지구를 사랑하고 인류의 미래를 걱정하면서 인류가 겪고 있는 문제를 적극적으로 해결하고자 하는, 의식의 진화를 이룬 사람들을 말합니다. 지구시민들의 후원금은 지구 환경과 인간성 회복, 문맹 퇴치, 기아 구호에 쓰이게 됩니다. 한 사람의 1달러는 껌 값에 지나지 않을지도 모르지만 1억 명의 1달러가 모이면 지구를 구할 수 있는 힘을 발휘합니다. 1달러는 비록 적은 돈이지만 1달러를 내는 지구시민들의 깨달음은 은둔하는 선각자들의 깨달음보다 훨씬 값어치 있습니다.

한두 사람의 깨달음만으로 세상은 달라지지 않습니다. 이 지구에 진정한 평화를 가져오려면 적어도 1억 명의 깨달은 사람이 필요합니다. 1억 명이 1달러씩만 모아도 지구는 평화를 찾을 수 있습니다. 그러면 누군가는 또 묻겠지요. 평화를 돈으로 살 수 있느냐고. 물론 평화는 돈으로 살 수 없습니다. 그러나 지구시민 1억 명의 1달러는 단순한 돈이 아닙니다. 그 1달러는 바로 지구시민의 영혼이며 깨달음입니다. 나와 남이 둘이 아님을 알고, 지구의 모든 생명체와 더불어 잘 살고자 하는, 홍익하는 마음입니다. 1억 명의 그 고귀한 마음을 모을 수만 있다면 인류는 지금까지의 반목하고 경쟁하던 역사를 넘어서 반드시 새로운 시대를 향해 나아가게 될 것입니다. 이것이 바로 인류 의식의 진화이며, 깨달음의 대중화입니다.

나는 오늘도 전 세계를 누비며 뇌파진동을 강연하고 1달러의 깨달음을 전합니다. 뇌파진동으로 건강하고, 행복하고, 평화로운 뇌를 만들어 인류와 지구의 미래를 위해 홍익하는 지구시민이 되자고 권합니다. 건강하지도 못한데 지구와 인류의 미래를 걱정하기엔 내 코가 석 자라고요? 상관없습니다. 뇌파진동을 하다보면 먼저 몸이 건강해지고, 다음으로 마음이 건강해지고, 그 다음으로 의식이 진화해 저절로 홍익히는 마음이 생기게 됩니다. 뇌파진동으로 새로운 인생을 살게 된 이 책의 주인공들처럼 말입니다.

　이제 당신이 그 기적의 주인공이 될 차례입니다. 그러니 먼저 신나게 고개를 흔들어 보십시오. 모든 병과 나쁜 습관과 부정적인 생각이 떨어져나간 그 자리에 지구시민 의식이라는 깨달음의 꽃이 찬란하게 피어날 것입니다.

2009년 10월

지구시민 일지 이승헌

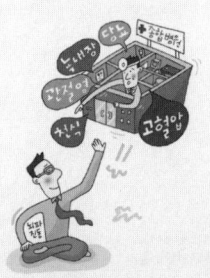

| 일반 건강 | ①

척추가 바로서니 머리가 시원하다

기운이 약하거나 막히면 자세가 구부정해지고,
근육이 딱딱해지며, 나중엔 뼈까지 뒤틀린다.
뇌파진동은 막힌 기운을 뚫고 경락의 흐름을 바로잡아
틀어진 것들이 스스로 제 위치로 돌아가게 해준다.

최고의 '뇌파 조절기'를
알려드릴까요?

심준영 44세, 교수, 광주시 서구 금호동

내가 뇌파진동을 처음 접한 것은 지난해 가을 무렵이다. 당시 직장에서 막 새로운 부서로 발령을 받은 상태였기 때문에, 새로운 업무 환경에 적응하느라 밤낮없이 일에 매달려 심신이 고달픈 상태였다. 전공이 스포츠 관련 학문이라 나에게 효과적인 건강 관리 요령을 잘 알고 있는데도, 아무 소용이 없었다. 도무지 짬을 낼 수가 있어야 조깅이라도 하고 웨이트 트레이닝이라도 할 것이 아닌가.

그러다가 우연히 뇌파진동에 대해 알게 되었다. 처음에는 '뇌파를 어떻게 진동시킨다는 거지?' 하고 의아한 생각부터 들었다. 그쪽 분야의 전문가로 일하고 있었기에 의심스러운 마음이 더 컸다. 이해를 돕기 위해 내가 맡은 연구 분야를 소개하면, 운동이나 명상 등의 신체적, 인지적 활동과 뇌 활동간의 관계를 생체계측장비를 이용해 측정하고 분석하여 신경생리학적인 근거를 밝혀내는 것이다. 수년간 관련 분야를 연구해온 나로서는 '뇌파'라는 단어 자체가 매우 친숙한 말이었지만, '뇌파진동'이라는 이름 앞에서는 좀 어색하고 의아한 기분이 들었다. 도대체 어떻게 머리를 좌우로 흔들기만 해서 뇌파를 진동시킨다는 것인지 원리를 짐작하기 어려웠다.

모든 잡념이 일체 사라지고 마음이 고요해지는 놀라움

하지만 건강을 돌볼 수 없는 시간이 길어지면서 고집은 쉽게 꺾였다. 설명에 따르면 뇌파진동은 아무 데서나 가볍게 10~20분이라도 고개를 가볍게 흔들기만 하면 되니, 우선 짬 나는 대로 이거라도 해보자는 생각이 들었다. 아무것도 안 하는 것보다야 나을 것이 아닌가. 또 이왕 하는 거 뇌파진동의 홍보 문구대로 딱 3주만 해보기로 했다. 안내 책자에는 21일만 해도 효과가 드러난다고 적혀 있었다. 나는 그 말대로 아침저녁으로 딱 10분씩 3주간 해보기로 하고 시작했다.

처음 며칠은 고개를 의식적으로 좌우로 흔들면서 가볍게 진동을 유도하는 것이 생각보다 쉽지 않았다. 목과 어깨가 그만큼 굳어 있었기 때문인지도 모른다. 하지만 사나흘이 지나자 뇌파진동을 해야지, 하고 마음 먹으면 저절로 어깨나 목의 딱딱한 부위에서 진동이 일어났다. 또 처음에는 기본적인 요령대로 고개를 좌우로 가볍게 진동시켰지만, 나중에는 몸에서 일어나는 진동에 따라 고개를 위아래로 흔들기도 하고 무한대를 그리기도 했다. 몰입하는 수준이 높아진 것이다.

　시간이 갈수록 효과도 점점 강력해져 갔다. 고개를 좌우로 흔드는 단순한 동작을 시작하면, 그 즉시 모든 잡념이 사라지고 마음이 차분해지며 편안한 명상 상태에 가까워진다는 점이 나로서는 가장 놀랍고 신기했다. 명상이라는 게 자리에 반가부좌 틀고 앉는다고 되는 게 아니라, 한참을 헛기침도 하고 떠오르는 어수선한 생각들을 무심히 바라보며 흘려 보내고 나서야 비로소 맑고 차분한 마음의 바탕이 형성되지 않던가. 명상을 연구하며 스스로도 명상을 자주 해오던 나로서는 획기적인 '명상 유도법'을 발견했다는 생각에 쾌재를 불렀다.

　자연히 육체적인 건강도 호전되었다. 연이은 연구나 논문으로 녹초가 되어가던 몸과 마음은, 뇌파진동을 통해 점차 활력을 되찾았다. 스트레스 수치가 떨어지니 자연히 목과 어깨의 뻣뻣함이 누그러졌고, 내장기관의 신진대사 능력도 다시 활발해졌다. 하루는 피곤으로 찌들었던 내 얼굴이 편안하고 부드러워졌다며, 아내가 "요즘은 그래도 학교 일이 편해졌나봐?" 하고 넘겨짚기도 했다.

최신 뇌파 조절기보다 월등한 최고의 뇌파 조절기, 뇌파진동

실제로 뇌파진동을 해보면서, 나의 생각도 자연스럽게 바뀌었다. 처음에는 너무 간단해서 얼마나 효과가 있을지 의심스러웠지만, 지금은 그 단순함이야말로 뇌와 몸의 원리를 관통하는 강력한 힘이 있다고 생각하게 되었다. 양자역학에서 모든 물질의 근원으로 만물에 두루

적용되는 원리라고 설명하는, 소립자의 진동이나 파동의 관점에서 보아도 몸에서 일어나는 리듬을 살려 신체를 툭툭 털고 흔들어주는 수련법이야말로 가장 근본적이고 근원적인 것이다.

21일은 금세 지나갔지만, 나는 요즘도 뇌파진동을 즐겨 한다. 전에는 조깅이나 웨이트 트레이닝을 꾸준히 해도, 워낙 의자에 앉아 모니터를 들여다보는 시간이 많아서 그런지 안구건조증과 두통, 어깨 통증이 잦았는데, 수시로 뇌파진동을 하면서부터는 이런 염려가 싹 가셨다.

그래서 늦게까지 연구를 하거나, 밤새 논문을 써야 하는 날에는 일부러 좀더 공을 들여 뇌파진동 수련을 한다. 뇌파진동의 묘미는, 동작자체는 무척 단순하지만 몸에 집중하면 할수록 감각이 깊고 풍성하며 예민해진다는 점이다. 고개를 흔들 때는 심장 박동과 함께 느껴지는 맥박의 파동을 비롯해 온몸의 혈관이 확장되는 생명 현상을 경험하고, 뇌파진동을 멈춘 상태에서는 온몸의 근육들이 미세하게 진동하는 것을 느낀다.

뇌파진동이 생활화되면서 내 몸을 '명상의 도구'로 삼아, 몸에 집중하고 노는 것이 얼마나 즐거운지 알게 되었다. 최근에는 뇌 기능 향상을 위해 다양한 뇌파 조절기가 속속 등장하는 추세지만, 자신의 몸을 이용해서 뇌파를 조절하는 뇌파진동이야말로 언제 어느 때나 사용(?)할 수 있는, 심신의 건강을 위한 최고의 '뇌파 조절기'라고 생각한다.

3주 걸린다는 깁스를
딱 3일 만에 풀었지요

손숙자 68세, 주부, 단월드 대구 성당센터

뇌파진동이 좋다는 거야 해본 사람이라면 누구나 아는 사실이다. 하지만 그 효과가 얼마나 대단한지 직접 체험하고 새삼 놀란 적이 있어서, 여기에 그 경험담을 풀어놓아 본다.

작년 10월, 개천절을 대략 일주일 앞두고 있을 무렵이다. 단센터에서 오후 수련을 마치고 탈의실 선반 위에 올려두었던 가방을 무심코 잡아당겼는데, 그 옆에 아령이 몇 개 놓여 있었던 모양이다. 느닷없이 아령이 '툭' 하고 굴러 떨어져서 내 발등을 찧고 말았다. 어찌나 놀라고 아팠던지, 비명을 지르며 그 자리에 털썩 주저앉았다. 사람들이 우르르 달려와서 양말을 벗기고 피를 닦은 후 살펴보니, 발등은 다행히 비켜났는데 아무래도 발가락이 아령에 찍힌 듯했다.

사실 이때까지만 해도 그냥 집에 가서 얼음찜질이나 하면 될 줄 알았다. 하지만 집에 막상 도착해보니, 발가락과 그 주위가 퉁퉁 부은 몰골이 심상치 않았다. 옆에서 보고 있던 영감이 "얼른 정형외과에 가봐야 한다"고 재촉해서 그 길로 택시를 타고 병원에 갔다. 아니나 다를까, 병원에서 진찰을 받아보니 엄지발가락과 가운뎃발가락 사이의 뼈가 부러져서 앞으로 3주 정도는 깁스를 하고 지내야 한단다.

아. 그 얘기를 듣자마자 발가락이 아픈 것은 둘째 치고 머릿속이 복잡해졌다. 당장 일주일 뒤에 꼭 참석해야 할 모임도 있고, 독거노인 돕기와 불우이웃 돕기 등 내가 앞장서서 벌여놓은 봉사 활동도 있다. 이제 와서 내가 쏙 빠져버리면, 사람들이 이해야 하겠지만 내 마음이 영 편치 않았다.

행사에. 모임에 할 일은 첩첩이 쌓였는데 발가락이 부러지다니

하지만 그렇게 해야 다친 발가락이 낫는다니 어쩌겠는가. 다만 깁스는 너무 답답하다고 하소연했더니, 조금 덜 답답하게 '반 깁스'를 하는 걸로 의사와 타협(?)을 보았다. 반 깁스는 밤에 잘 때는 풀어도 된다고 했다. 나는 의사의 처방대로 3일 후에 경과를 다시 보기로 하고, 사흘치 약을 지어서 집으로 돌아왔다.

그날 저녁, 약을 먹고 앉아 있는데 모든 계획이 공중에 붕 뜬 것처럼 머리가 멍했다. 하지만 이대로 가만히 있을 수 없다는 생각이 퍼뜩 들었다. 발이 얼른 나을 수 있도록 뭐라도 해보자 싶었다. 때마침 구석에 처박아 두었던 '파워브레인(뇌 모양의 진동 기기)'이 떠올랐다. 발을 직접 움직일 수 없으니, 파워브레인을 다친 발등과 발바닥에 하나씩 갖다 대고 진동이라도 시켜보면 뭔가 효험이 있지 않을까 싶었다.

결과는 알 수 없지만 느낌은 제법 강렬했다. 원체 강력한 진동을 발산하는 기기라서 그런지, 발 전체가 간질간질하다고 느껴질 정도였다. 그때 갑자기, 발만 진동시킬 게 아니라 뇌파진동도 같이 하면 좋겠다는 생각이 들었다. 그래서 앉은자리에서 그대로 '도리도리' 하고 고개를 흔들며 뇌파진동을 시작했다. 목에서 시작된 진동이 점점 온몸으로 퍼져나가더니 나중에는 다리도 가볍게 덜덜 떨렸다. 발끝으로 뭔가가 계속 빠져나가는 느낌도 들었다. 밤 늦게까지 그렇게 진동을 하고 났더니 발이 한결 가볍고 시원했다. 그래서 다음날에도, 나는 아침에 눈을 뜨자마자 어제 저녁과 똑같은 방법으로 수련을 하려고 파워브레인을 다친 발에 가져갔다.

그런데 무심코 내 발을 쳐다보고는 정말 깜짝 놀랐다. 고작 하룻밤 사이에 시퍼렇던 멍이 싹 사라진 것이다. 그뿐이 아니다. 보기만 해도 눈살이 찌푸려질 만큼 무섭게 부어 올랐던 발가락의 붓기가 바람 빠진 풍선처럼 쪼그라들어 있었다. 너무 놀랍기도 하고 신통하기도 했다. '옳지, 내가 했던 방법이 효험이 있구나' 싶어서, 그때부터는 온종일 10분이든 20분이든 틈만 나면 파워브레인을 발에 갖다 대고 뇌파진동을 했다. 파워브레인을 챙기기가 어려울 때는 그냥 뇌파진동을 하면서 다친 발에 기운을 보냈다.

뇌파진동 하루 만에 발의 붓기가 가라앉고 멍이 사라지다

그렇게 사흘이 지났다. 약도 떨어졌고, 다친 발의 경과도 봐야 하니 다시 병원을 찾았다. "좀 어떠시냐?"며 의사가 상태를 묻기에, 나는 웃으면서 "아프지도 않고, 붓기도 다 빠졌으니 깁스는 이제 풀어도 될 것 같은데요"라고 말했다. 그런데 의사는 내 말이 그저 농담인 줄로만 알았나 보다. 막상 깁스를 풀고 발을 보더니 놀라는 기색이 역력했다.

고개를 갸우뚱거리며, "참 이상한 일도 다 있네. 분명 3주는 더 있어야 하는데, 이게 어떻게 그새 나았지?"하며 혼잣말을 한참 하더니, 다시 내 얼굴을 보고 물었다. "대체 그동안 뭘 하셨길래 이렇게 빨리 나으셨어요?" 그 표정이 재미있어서 나는 깔깔 웃었다. 난 '뇌파진동'이라는 운동이 있다고 말하고, 즉석에서 시범을 보였다. 의사는 "참 희한한 일을 다 봤다"며, 아프지도 않은 발에 억지로 깁스를 할 수도 없으니 일단 풀자고 했다. 나는 깁스를 풀고 홀가분한 걸음걸이로 병원 문을 나섰다. 의사는 사흘 만에 깁스를 풀어주는 것이 내심 걸렸는지 "혹시라도 무슨 일이 생기면 바로 오라"는 당부를 잊지 않았다.

물론 의사가 염려하는 '무슨 일' 같은 건 눈곱만큼도 벌어지지 않았다. 깁스를 푼 다음날 평소처럼 단센터에 나가 수련을 했고, 예정되어 있던 중요한 행사며 각종 봉사 활동에도 차질 없이 참석했다. 내가 발을 다쳤다는 소문을 들었던 사람들은, 다들 어떻게 나왔냐며 반색을 하면서도 무리하는 건 아닌지 걱정을 했다. 나는 그때마다, 슬쩍 신발을 벗고 다쳤던 발을 꺼내 보였다. 3주는 감고 있어야 하는 깁스를 달랑 3일 만에 푼 '수련 노하우'를 의기양양 공개한 것은 물론이다.

"참 희한한 일을 다 봤네. 그동안 대체 뭘 하셨어요?"
3주나 깁스를 해야 한다던 발이, 단 3일 만에 멍이며 붓기가 모두 빠지고 통증조차 사라지다니! 내가 겪었지만 놀라운 일이다. 영감이 슬쩍 건드리기만 해도 "아야!" 하고 비명이 나왔는데, 불과 하루 이틀 만에 아무리 만져도 신기할 정도로 아프지가 않았다. 남은 외상도 10일이 채 되지 않아서 모두 완쾌되었다. 나도 병원에서 발가락 뼈가 부러진 걸 사진으로 분명히 확인했는데, 정말 신기한 노릇이다. 나로서는 뇌파진동의 위력을 단단히 실감하게 된 좋은 계기였다.

요즘은 누가 어깨가 뻐근하다거나 머리가 아프다고 하면 무조건 뇌파진동을 권한다. 누가 됐든 뇌파진동을 열심히 하기만 한다면 오만 가지 병이 다 떨어져나갈 거라고 확신한다. 돌이켜보면, 나도 뇌파진동을 만난 뒤로 몸과 마음이 전과 비교할 수도 없이 편안해졌다. 내가 편안해지니 가정도 편안하고 식구들과의 관계도 화목해진 것은 더 말할 것도 없다. 비록 칠순을 코 앞에 둔 나이지만, 앞으로도 열심히 수련해서 건강을 지키고 내가 만나는 모든 사람들에게 뇌파진동을 알려주고 싶다. 이런 나의 이야기를 많은 사람들이 읽어준다고 생각하니, 벌써부터 가슴이 두근두근 설렌다.

내 건강은 책임질 수 있다는
자신감이 생겼죠

변동호 60세, CEO, 서울 송파구 오금동

겉보기엔 멀쩡하지만, 사실 난 작년까지만 해도 '걸어 다니는 종합병원'이나 마찬가지였다. 부모님 핑계를 대서 죄송하지만, 날 때부터 불리한 유전자를 받고 태어난 탓이 컸다. 아버지로부터는 고혈압을, 어머니로부터는 당뇨를 물려받았다. 여기에 천식, 녹내장, 관절염, 화병까지 스스로 만들어서 보탰다. 세월이 흐르니 하루하루 새로운 병명이 추가되어, 나중엔 일주일에 두세 차례 병원 진료를 받아야만 될 지경에까지 이르렀다.

고혈압, 당뇨, 천식, 녹내장, 관절염까지 '걸어 다니는 종합병원'

95년에 단학 수련을 시작하게 된 것도 이런 이유에서였다. 어찌 보면 이미 날 때부터 병을 달고 태어났으니 병 자체에 겁을 먹거나 충격을 받은 것은 아니지만, 하는 일에 지장을 줄 정도로 건강 문제가 심각하게 발전했으니 어떻게든 보통 수준으로라도 회복시켜야겠다는 심정이었다.

과연 단학 수련은 대번에 효과가 있었다. 고혈압이나 당뇨 수치도 안정권으로 돌아왔고, 날마다 잠자리에서 일어나는 기분이 그렇게 상쾌하고 개운할 수가 없었다. 담당 의사도 도대체 요즘 무얼 하느냐고 의아해 할 정도였다. 하지만 딱 거기까지였다. 왜냐하면 조금만 몸이 가볍고 살 만하다 싶어도 바로 수련을 등한히 하고 밤낮없이 사업에 매달렸기 때문이다. 그러다가 몸에서 '어이쿠, 안 되겠다' 싶은 신호가 와야 다시 단센터에 가서 회복을 시키고, 조금 회복되었다 싶으면 다시 일에 매달려서 간신히 회복한 건강을 탕진(?)하고, 이런 패턴이 반복되었다.

이런 사실을 아는 가족이나 친구들은 "거 참, 이왕 하는 거 바짝 해서 아예 병을 고치면 좋을 텐데" 하면서 혀를 끌끌 찼지만, 나로서는 이 정도면 대만족인데 괜히 무리(?)할 필요가 하나도 없었다. 애초에 병이야 있든 없든 관심 밖이고, 그것 때문에 내가 하고자 하는 일에 방해만 받지 않으면 충분하다는 게 내 '건강관'이었기 때문이다. 또한, 여기엔 센터에서 수련을 하면서 얻은 건강에 대한 자신감도 작용했다. 정확히 말하면 건강에 대한 자신감이 아니라, 건강을 '컨트롤'할 수 있다는 자신감이다. 단학 수련에서 배운 노하우를 활용하면, 뒷목이 뻣뻣하거나 눈이 침침하거나 다리에 힘이 없는 정도의 증상은 병원에 가지 않고도 호전시킬 자신이 있었고, 실제로 그랬다.

뇌파진동, 건강에 대한 자신감에 날개를 달아주다

게다가 최근엔 나의 이런 자신감에 날개를 달아준 일까지 생겼다. 바로 '뇌파진동'이다. 내가 뇌파진동을 알게 된 것은 작년 겨울이다. 우연히 단센터에 다니는 친구로부터 "요즘엔 뇌파진동이 인기야"라는 말을 듣고 호기심으로 귀가 쫑긋해졌다. 수련을 해보지 않고 친구로부터 설명을 들은 게 전부였지만, 친구의 설명만으로도 눈이 시원해지고 머리가 맑아진 것 같은 기분이 들었다. 동작도 간단해서 외우고 자시고 할 것도 없었다.

그날 곧장 집에 들어가서 자기 전에, 그리고 아침에 눈을 떠서 시간이 되는 대로 뇌파진동 수련을 해보았다. 과연 뭔가 특별한 느낌이 있었다. 그 다음에는 날마다 5분도 좋고 10분도 좋고, 짬짬이 '뇌파진동' 수련을 이어나갔다. 단센터에 10년 넘게 다니며 기감氣感(기를 느끼는 감각)을 터득한 터라, 스스로 뇌파진동 수련의 느낌을 잡아나가는 것은 그리 어렵지 않았다. 단순한 동작이지만 고개를 흔들다 보니 목과 어깨가 풀리고, 머리가 시원해지고, 눈이 밝아지는 느낌이 들었다.

그러다가 마침내 뇌파진동 수련을 제대로 배울 기회가 왔다. 내가 사는 성남시에서 '뇌파진동 특별 공개 강연회'가 열린 것이다. 뇌파진동을 창안한 이승헌 박사에게 수련을 직접 전수받을 수 있는 기회인데, 아무리 바빠도 결코 놓칠 수가 없었다. 나는 공개 강연회에 참석하여 이승헌 박사의 안내에 따라 음악에 맞춰 온몸을 흔들고, 털고, 두드리며 뇌파진동 수련에 몰입했다.

그렇게 얼마나 시간이 흘렀을까? 어느 순간 내 양 손바닥이 무릎을 호되게 '탁탁' 내려치기 시작했다. 어찌나 세게 때리던지 손바닥은 불이 난 것처럼 화끈거렸고, 무릎의 충격이 온몸으로 전해질 정도였다. 물론 뇌파진동을 할 때 일어나는 '자율진동' 현상이라는 것을 알고 있었기에 놀라거나 당황하지는 않았다. 오히려 '내 몸이 좋아지려나 보군' 하는 기대감에 마음이 설레었다. '걸어 다니는 종합병원'이라는 별명에 걸맞게, 나는 무릎에도 '퇴행성 관절염'이 있었기 때문이다.

2년째 차고 다니던 '무릎 보호대'를 벗고

과연 나의 예감은 적중했다. 그 일이 있고 나서부터, 무릎에 조금씩 힘이 생기는 게 느껴졌다. 퇴행성 관절염 때문에 2년째 무릎 보호대를 차고 다니는 신세였는데, 옳거니 싶어서 뇌파진동 수련 시간을 대폭 늘렸다. 그래 봤자 하루 5~10분 하던 걸 30분으로 늘린 것이니, 진짜 수련을 열심히 하는 분들에 비하면 민망한 수준이지만 내 딴에는 바쁜 생활 중에 정말 큰 결심을 한 셈이다.

수련 방법은 특별할 게 없었다. 공개 강연회 때 이승헌 박사에게 배운 것을 혼자서 반복하는 것이 전부였다. 뇌파진동을 하면서 리듬을 타고 온몸을 툭툭 털었고, 그런 다음엔 무릎을 비롯해 불편한 관절을 정성껏 흔들고 손바닥으로 툭툭 때렸다. 그것만으로도 차가운 무릎에 온기가 돌았고 나날이 힘이 붙었다.

  그러던 어느 날 드디어 무릎에 '특별한 느낌'이 왔다. 나는 뭔가 변화가 일어났다는 강력한 예감으로, 2년째 차고 있던 무릎 보호대를 벗고 걸음을 옮겨보았다. 앗, 나를 괴롭히던 통증은 온데간데없고 허약하던 무릎이 튼튼하게 땅바닥을 디디고 있지 않은가! 용기를 내어 이번엔 계단도 오르내려 보았다. 무릎에 쏠리는 힘의 하중이 염려가 되었지만, 곧 괜한 걱정이었음이 드러났다. 나를 괴롭히던 지긋지긋한 관절염에서 탈출하게 된 것이다!

  나는 새삼스럽게 내 몸에 감사했다. 비록 허약 체질이긴 하지만 유난히 '수련발'이 잘 받는 내 몸이 고맙고 대견했다. 이날로 뇌파진동은 나의 '응급 처방용 생활 수련' 1순위에 올랐다.

5년째 뒤틀려 있던 뼈가 제자리로 돌아오다

뇌파진동이 일으킨 기적(나로서는 기적이 아니라 당연한 결과지만)은 이것만이 아니다. 하루는 뇌파진동을 하며 온몸 털기를 하다가, 5년째 어긋나 있던 뼈가 저절로 맞춰지는 희한한 일도 경험했다.

  그날도 뇌파진동을 하며 진동하듯이 온몸을 흔들고 있는데, 시간이 흐를수록 동작이 점차 격렬해졌다. 리듬을 타면서 고개를 좌우로 흔들었고, 그 다음에는 어깨와 등을 들썩이며 움직였다. 몸에서 흘러나오는 자연스러운 리듬감은 서서히 전신으로 퍼져나갔다. 그러고 나서 오른팔에서 신호가 왔다. 오른팔에 갑갑한 기분이 들면서 세차게 흔들어보고 싶다는 충동이 들었다. 그 순간 오른팔이 무의식적으로 '획' 하고 원을 그렸다. 마치 야구선수가 공을 던지듯이 힘차게 움직여진 것이다. 동작은 정확히 3번 반복되었다. '아, 오른팔을 이렇게 거칠게 움직이면 안 되는데.' 마음속으로 슬며시 겁도 났지만, 5년째 오른팔을 제대로 쓸 수 없어 답답하던 차였기에 후련한 기분도 들었다.

사실 나는 5년 전에 목욕탕에서 오른팔을 잘못 짚어 병원 치료를 받은 상태였다. 그때 의사는 "인대와 뼈 사이가 늘어져서 고칠 방법이 없다"며 "더 손상되지 않도록 어긋난 뼈들을 잘 묶어줄 테니 오른팔을 과격하게 움직이면 안 된다"고 주의를 주었다. 그 결과, 나는 5년째 오른팔을 딱 골프채 움직일 정도의 반경 안에서만 사용해왔다. 그런데 느닷없이 그런 팔을 가지고 360도로 원을 그려버리다니! 뇌파진동을 믿긴 하지만 염려하는 마음도 안 생길 수가 없었다.

다음날 나는 시큰거리는 오른팔을 걱정스레 쓰다듬으며 병원으로 향했다. 의사는 놀라서 눈이 휘둥그레졌다. 처음엔 그 팔을 가지고 360도로 휘둘렀다는 말에서 놀랐고, 나중에는 어긋나 있던 뼈가 무슨 영문인지 원상태로 맞춰져 있다며 고개를 연신 갸우뚱했다. 그러고 나서 놀라운 진단 결과를 내놓았다. 이유는 모르지만, 뼈가 제자리로 돌아갔으니 앞으로는 오른팔을 마음껏 써도 좋다는 것이다. 이 일은 뇌파진동을 내 일생의 동반자로 받아들이게 된 중요한 계기가 되었다.

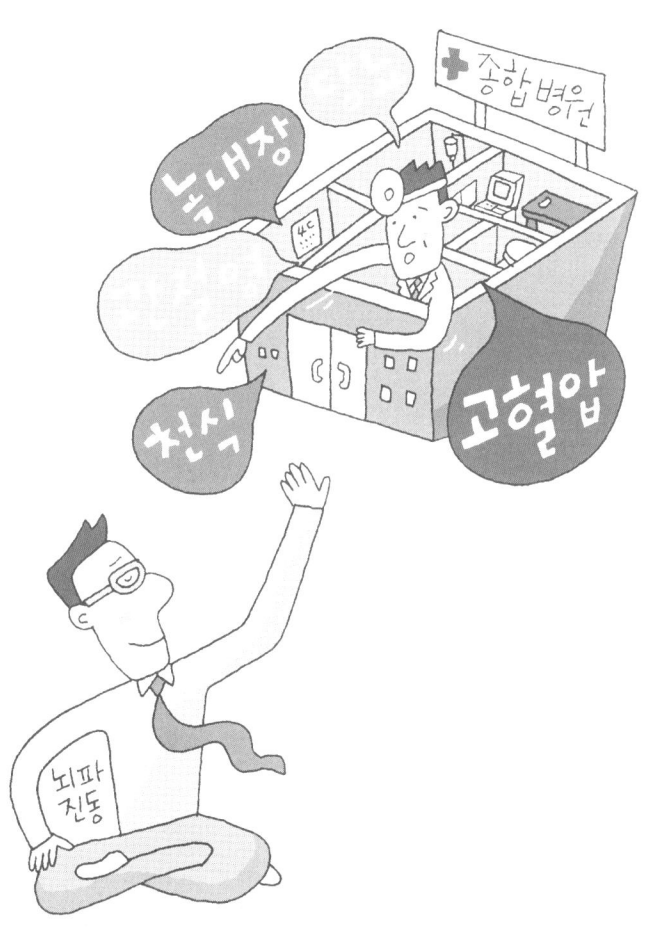

뇌파진동, 내 꿈을 현실로 이어주는 사다리

올해부터 나는 뇌파진동 수련을 우리 회사 직원들에게 지도하고 있다. 처음엔 어색해하고 머뭇거리는 기색이 역력했지만, 이제는 다들 자연스럽게 뇌파진동으로 하루를 시작하는 것에 익숙해져서 내가 없으면 자체적으로 수련을 할 정도가 되었다. 회사에 수련을 도입하고 나서 가장 좋은 것은 전체적인 분위기가 밝아졌으며, 특히 사람들의 눈빛이 힘차게 살아나는 게 느껴진다는 점이다.

우연의 일치인지, 지난 8년 동안 적자에 허덕이던 것도 올해 들어 흑자로 돌아섰다. 대북사업을 추진하다가 존폐 위기에 처할 만큼 위축되었던 회사가 올 초부터 내리 여섯 달째 흑자경영을 유지하고 있으니, 모든 것이 기적처럼 느껴진다. 나는 매일 아침 직원들과 뇌파진동 수련을 할 때마다 이렇게 주문을 건다.

"우리 회사는 세계 제일의 홍익 기업이다. 나와 민족과 인류를 살리기 위해서, 우리 회사는 앞으로 더욱더 성장할 것이다."

다 함께 1분 동안 고개를 살랑살랑 흔들다 보면, 뇌 속으로 청량한 기운이 들어와 머리가 맑아지고 미래의 청사진도 더 선명해진다. 어렵다느니 힘들다느니 하는 생각이 툭 떨어져나가고 그 자리에 희망이 단단하게 자리잡는다.

나는 뇌파진동의 위력을 이렇게 몸에서, 마음에서, 생활에서 체감하며 산다. 뇌파진동은 내게 단순한 수련법이 아니다. 내 꿈을 현실로 이어주는 사다리다.

수련 노하우 엿보기 | 몸에 맡겨버려라

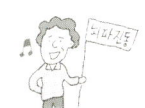

주변에서 뇌파진동의 비결을 물을 때마다 나는 "그냥 몸에 맡겨버려라"고 답한다. 고개를 '도리도리' 할 때 느껴지는 미세한 진동, 그 떨림에 집중하다 보면 점점 진동이 커지는 것을 느낄 수 있다. 그 진동에 이끄는 대로 나를 완전히 놓아버리는 것이 뇌파진동의 비결이다. 그러면 손이 저절로 알아서 아픈 곳을 찾아내 두드려주며, 몸이 알아서 들썩거리고 진동을 한다. '자연치유'가 일어나는 것이다.

저뿐만 아니라
환자 치료에도 활용합니다

장윤혁 39세, 한의사, 서울 강남구 대치동

나는 뇌파진동을 책을 통해서 먼저 알게 되었다. 책을 읽고 나서 더욱 호기심이 생겨 집에 들어가 인터넷을 검색해보니 여러 동영상 자료를 볼 수 있었다. 이것도 일종의 직업병인지, 건강에 대한 새로운 정보라면 무조건 호기심을 갖는 성격이라서 나는 당장 모니터 앞에서 따라 해보았다. 눈을 감고 고개를 살랑살랑 흔들어보기도 하고, 같은 동작을 가슴을 두드리며 해보기도 했다. 하지만 별반 느낌이 없기는 매한가지였다. '겨우 이런 거였어?' 나는 마음속으로 적잖이 실망스러웠다.

그까짓 것, 하고 팽개쳤던 뇌파진동을 다시 찾기까지

하지만 채 한 달도 지나지 않아서 뇌파진동에 대한 내 생각이 바뀌게 되었다. 당시 나는 환자들을 진료하는 것만 해도 버거운 데다 병원 운영에 대한 중압감이 날로 커져서 만성적인 피로감에 시달리고 있었다. 의사가 남의 병은 고치면서도 자기 병은 못 고친다더니, 내가 딱 그 꼴이었다.

스트레스 수치가 높아져만 갔고, 한 공간에서 똑같은 자세로 환자들을 상대하다 보니 오후가 되면 돌이라도 얹은 듯 어깨가 무겁고 뒷목이 뻣뻣해져 왔다. 자연히 어깨를 들썩거려보기도 하고 고개를 좌우로 흔들기도 하며, 나름대로 몸의 긴장감을 해소하는 수밖에는 도리가 없었다. 그러다가 문득 생각이 들었다. '어라, 이거 내가 무시했던 뇌파진동과 비슷하잖아!'

나는 다시 인터넷 동영상을 찾아서 뇌파진동을 따라해보았다. 지난 번에는 한두 번 하고 말았지만, 이번에는 한 동작이라도 제법 긴 시간을 들여 몰입했다. 앉은 자세를 반듯하게 가다듬은 다음, 호흡을 차분하게 하고, 눈을 감고서 고개를 가볍게 살랑살랑 계속하여 흔들었다.

지루한 기분을 참고 한 15분쯤 했을까. 갑자기 느낌이 왔다. 목덜미에서 척추까지 뜨뜻한 무언가가 흐르는 느낌. 찌릿찌릿하기도 하고, 후끈거리기도 하고, 아프면서도 시원한 것이 묘한 느낌이었다. 정수리에서도 희한한 신호가 왔다. 누군가 내 머리에 대고 샤워기라도 틀고 있는 것처럼, 시원하고 청량한 기분이 정수리를 통해 온몸으로 퍼졌다. 마치 박하사탕이라도 깨문 듯 몸 전체가 다 화해졌다.

왜 이 좋은 걸 환자들에게는 안 알려주고 나만 하고 있나

그날 이후로 나는 하루에도 몇 번씩 틈나는 대로 뇌파진동을 하게 되었다. 어찌 보면 당연한 일이다. 그 짧은 시간에 나의 컨디션을 회복시켜주는 탁월한 운동을 내가 왜 굳이 마다하겠는가. 사실 시간에 쫓기며 사는 내 형편을 생각해보면 뇌파진동 말고는 대안이 없다.

꾸준히 해보니, 과연 점심 먹고 잠깐이라도 뇌파진동을 한 날은 저녁에 느끼는 피로감의 강도가 확실히 달랐다. 또 복잡한 생각과 고민으로 머리가 무겁다가도 뇌파진동을 하고 나면 뇌에 새로운 활력이 생기는 듯했다. 나중에는 잠시라도 짬이 나면, 으레 편안한 음악을 틀고 뇌파진동에 빠져들곤 했다. 허리를 바로 세운 뒤, 호흡을 고르고 고개를 가볍게 흔들다 보면, 뒤엉킨 실타래처럼 꼬여 있던 고민이나 스트레스가 술술 풀려나가는 기분이 들었다.

이런 날이 한 주 두 주 길어지자, 하루는 왜 이 좋은 걸 환자들에게는 안 알려주고 나만 하고 있나 싶은 자책감이 들었다. 더욱이 내가 운영하는 한의원은 '뇌 관련 질환'을 전문적으로 다루는 곳이다. 뇌파진동은 직접적으로 뇌에 작용하는 운동법이 아닌가! 나는 환자들에게도 뇌파진동을 응용해보기로 했다.

내가 처음으로 뇌파진동을 치료에 활용한 환자는 초등학교 5학년 어린이다. 이 아이는 뇌 질환의 일종인 틱 장애 증세가 심해 우리 병원까지 오게 되었다. 그간 일 년이 넘도록 유명하다는 클리닉은 모두 찾아가 봤지만 별 차도가 없었다며, 부모는 아이를 데려와서는 긴 한

숨을 쉬었다. 진찰해보니, 설상가상으로 틱 장애가 심해져 투렛증후군으로까지 발전한 상태였다.

뇌파진동, 뇌와 장기 사이의 기혈순환을 활성화한다

나는 이 아이에게 기존의 치료법인 침구 치료와 한약을 사용하면서, 이와 동시에 뇌파진동을 응용한 뇌 기공 요법을 시도했다. 아이 스스로 뇌파진동을 하기가 어려운 상태였기 때문에, 내가 기공 요법으로 몸을 이완시킨 다음 손으로 아이의 뒷머리를 감싸쥐고 좌우로 가볍게 흔들어주는 방식을 택했다. 이 동작을 5분간 계속하거나, 머리의 특정 경혈을 가볍게 두드려주는 동작을 반복함으로써 뇌파진동을 대신한 것이다.

과연, 그동안 다른 어떤 방법으로도 긴장을 풀지 못하던 아이가 너무도 쉽게 이완하는 것을 확인할 수 있었다. 아마도 경추 부위의 근육을 부드럽게 풀어주는 것과 함께, 진동을 통해 뇌 혈류 및 뇌 척수액의 흐름을 개선하여 뇌가 자연스럽게 이완된 것이라고 해석된다. 이 방법을 꾸준히 활용하면서, 그동안 좀체 나아지지 않던 틱 장애의 빈도도 줄어들었으며 그 강도도 차츰 약해지기 시작했다. 또한 성격 면에서도 늘 자신감 없이 주눅 들어 있던 아이가 어느 순간부터 활기가 생기고 말수가 늘어났다며 부모들도 내게 와서 감사를 표했다.

이 사례 이후로, 나는 더욱 자신감을 가지고 병원에 오는 환자들에게 뇌파진동을 응용한 치료법을 시도하게 되었다. 두통, 불면증, 우울증, 정서장애 등 병명은 제 각각이지만 호전되는 속도는 모두 예전보다 눈에 띄게 빨라지는 것을 알 수 있었다.

  나는 의사로서 뇌파진동의 효과를 이렇게 분석한다. 뇌 관련 질환이란 쉽게 말해서, 뇌와 장기들 사이의 소통이 원활하지 않고 지체되거나 차단되어버리는 바람에 생기는 병이다. 그래서 병원에서는 뇌와 장기 사이의 막힌 경혈을 뚫어 산소와 혈액, 영양소가 제대로 공급되도록 치료를 한다. 그런데 뇌파진동 역시 그런 효과가 있다. 뇌와 장기 사이의 기혈순환, 비유하자면 의사소통 능력을 원활하게 만들어 자연치유력을 활성화하는 장점을 가진 운동법인 것이다. 나는 뇌파진동을 거동이 불편한 환자들, 특히 뇌졸중 환자의 재활 치료 방법으로 꼭 권하고 싶다.

인체의 자연치유력이야말로 최고의 명의임을 일깨워준 뇌파진동

앞에서 밝혔다시피, 나는 뇌파진동을 처음 접하고서 사실 의심부터 들었다. 이렇게 단순한 반복 운동에 불과한 것이 무슨 효과가 있겠어, 싶은 생각에서였다. 하지만 병원에서 실제로 환자들을 치료해보니, 약물이나 다른 처방으로도 잘 해결되지 않던 증세가 효과적으로 완화되는 것을 보며 여러모로 반성하는 마음이 들었다.

  하나는, 인체의 신비에 대해서는 의사들도 모르는 부분이 턱없이 많다는 사실을 다시 한번 절감한 것이다. 인체에 깃들어 있는 자연치유력이야말로 최고의 명의라는 사실을 사람들은 가끔 간과하고 의학

만능주의에 사로잡힐 때가 많은데, 나 역시 그랬던 것이다.

다른 하나는, 뇌파진동을 처음 대할 때 내가 가졌던 자만심에 대해서다. 오랫동안 고생해도 잘 낫지 않는 질병이 머리 좀 흔든다고 되겠어, 라며 내가 전문가라는 오만에 사로잡혀 있었다는 것을 나중에 깨닫고 얼마나 부끄러웠는지 모른다. 다행히 뇌파진동에 대한 편견에서 벗어날 수 있는 기회가 우연히 주어졌으니 망정이지, 그렇지 않았다면 나는 치료의 본질보다는 형식에만 빠진 채 의사 노릇을 지속하고 있었을지도 모른다. 그런 의미에서 뇌파진동은 나의 타성에 경종을 울리는 좋은 계기가 되었다.

수련 노하우 엿보기 | 화장실에서도 '뇌파진동' 하세요!

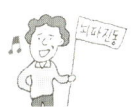

나는 시간과 장소를 가리지 않고 뇌파진동을 하는데, 그 중에서도 남들에게 꼭 권하고 싶은 장소가 '화장실'이다. 이런 얘기를 하려니 좀 민망하시만, 아침에 화장실 변기 위에 앉아서 하는 뇌파진동의 효과는 정말 대단하다. 고개를 도리도리 흔들면서, 이와 동시에 주먹을 가볍게 말아서 배를 토닥토닥 두드리고 있으면 바로 효험을 볼 수 있다. 잘 나오지 않던 장 속의 찌꺼기까지 술술 빠져 나오는 기분이라고 할까. 우리 병원에 오는 변비 환자나 장이 예민한 분들께도 이 방법을 적극적으로 권하고 있다.

그토록 기다리던
아기가 생겼어요

이정원 32세, 주부, 단월드 부산 연산센터

나는 좀 늦은 나이에 결혼을 했다. 그래서 신부의 나이가 적지 않으니 바로 아기를 가져야 한다고 양가 어른들도 당부를 하시고, 나 역시 예쁜 아기를 얼른 낳아 기르고 싶은 바람이 가득했다. 하지만 남자와 여자가 함께 살면 바로 생기는 줄 알았던 아기가 일 년이 지나도록 생기지 않자 기대감은 슬금슬금 걱정으로 바뀌기 시작했다. '요즘엔 불임 부부들도 많다던데, 이러다가 영영 안 생기면 어떡하지?' 설상가상으로 신랑은 부산에, 나는 전주에 각각 직장을 가진 주말부부라서 만날 수 있는 시간 자체가 다른 부부들보다 턱없이 부족했다.

결국 친정어머니가 고민 끝에 이야기를 꺼냈다. 직장생활에 매달려 건강을 돌보지 못하고 살다 보니 아기도 쉽게 안 생기는 게 아니냐는 것이었다. 어머니는 내게 인생에서 가장 중요한 것이 무엇인지 잘 생각해보라고 하셨다. 직장을 버리고 고향인 전주를 떠나, 남편 외에는 아는 사람이 하나도 없는 부산으로 떠나야 한다니! 내게는 정말이지 어려운 선택이었다. 생각만으로도 우울해지는 기분이었지만, 결국 결단을 내렸다. 직장을 그만두고 남편 곁으로 가서 아기를 가지는 데 최선을 다해보기로 한 것이다. 임신은 그 정도로 당시의 나에게 무엇과도 비교할 수 없는 간절한 목표였다.

냉증으로 손발이 차고 저리고, 편두통에 냉대하증까지

아기를 가지기 위해 모든 노력을 기울이겠다고 결심하고 보니, 내 몸의 건강 상태를 개선하는 일이 최우선 과제로 떠올랐다. 그동안 주위 어른들이 이구동성으로 염려하는 점은 몸의 '냉증'이었다. 우연히 내 손이라도 한번 잡아볼라치면, 혀를 끌끌 차시며 이런 말씀을 덧붙이셨다. "쯧쯧, 엄마 몸이 이렇게 차면 아기가 들어서기 힘든데……."

사실 나는 어릴 적부터 손발이 어찌나 찬지 '얼음공주'로 유명했다. 무더운 여름에 친구들과 어울려 놀아도 땀 한 방울 나지 않았다. 냉증으로 손발이 자주 저렸고, 그런 날에는 예외 없이 머리를 쪼아먹을 듯한 기세로 편두통도 찾아왔다. 자연히 피부는 메말라서 발뒤꿈치가 갈라지곤 했고, 냉대하증이 심해서 온종일 불쾌감에 시달린 적도 많았다.

물론 용하다는 한의원에도 여러 차례 찾아가보았다. 겨울에는 증상이 더욱 악화되기까지 해서, 한약의 도움을 빌리지 않고는 도무지 견딜 수가 없었다. 하지만 늘 그때뿐이라는 게 문제였다. 약 기운을 쐬고 몸이 좀 살 만해졌다 싶다가도, 약을 끊으면 한두 주도 못 넘기고 바로 원래의 '냉증 모드'로 돌아왔다. 이 일이 거듭되자, 마음 한구석에서는 언제까지 이렇게 약에 의존해야 하나 싶은 회의감이 들었다. 일시적으로 증상을 완화시킬 게 아니라 근본적인 원인을 고쳐야 한다는 생각이 든 것이다.

그때 마침 근처에 사는 손아래 시누이로부터 '단센터'에 대한 이야기를 들었다. 몸의 냉증을 근본적으로 치료하고 싶긴 한데 뾰족한 방법을 찾지 못해 고민이라고 했더니, 대번에 단센터를 권했다. 거기서 수련을 하면, 단전이 튼튼해지고 혈액 순환이 잘 되면서 몸도 따뜻해질 거라는 게 시누이의 말이었다. 몸이 따뜻해지면 고대하던 아기도 들어설 것이 틀림없지 않은가. 나는 열 일을 제쳐두고 당장 단센터를 찾아가보기로 했다.

음악에 맞춰 몸만 흔드는 게 그 대단한 수련이라고?

내가 막 입회했을 때, 단센터에서는 마침 21일 동안 진행하는 '뇌파진동 특별수련'을 시작하려는 찰나였다. 이왕이면 특별수련을 하는 게 더 좋겠지, 싶어서 나도 합류했다. 뇌파진동이 몸에 좋다는 말은 익히 들었지만, 실제로 하는 것을 본 건 그때가 처음이었다.

아랫배를 두드리면서 고개를 좌우로 살랑살랑 흔들라고 원장님은 지도를 하시는데, 나로서는 어리둥절할 뿐이었다. 체조나 에어로빅처럼 '하나, 둘, 셋, 넷' 하는 구령이 있는 것도 아니고 동작도 딱히 정해진 게 없는 것처럼 두루뭉술하고. 내 눈엔 그저 음악에 맞춰 몸을 즐겁게 흔들기만 하면 되는 것 같은데, 이게 그 대단한 수련이라고!?

내가 적극적으로 따라하지는 않고 힐끔힐끔 주위의 눈치만 보자, 원장님께서 다가와 빙긋이 웃으며 한마디 하셨다. "처음에는 좀 어색하게 느껴지실 수도 있어요. 지금은 일단 저만 따라서 하시면 됩니다."

하지만 내게는 그것이 더 스트레스였다. 한번도 안 해본 걸 따라하려니 어색하기도 하려니와 동작도 우스꽝스러워 보여서 더욱 거부감이 들었다. 원장님은 눈을 감고 자기 몸에서 일어나는 느낌에 집중하라고 계속 지도를 하셨지만, 그러면 그럴수록 머릿속에서는 자꾸 딴 생각만 났다. '이따가 뭘 타고 갈까? 버스, 아니면 지하철?' '오늘 저녁엔 무슨 반찬을 하지?' '집에 갈 때 잊지 말고 세탁소에서 옷을 찾아야지' 등등.

수련을 마치고 원장님께 이런 고민을 솔직히 털어놓았다. 그랬더니 혹시라도 나에 대해 실망하시지 않을까 하는 염려와는 전혀 반대로, 편안하게 웃으시며 너무나도 명쾌한 해결책을 일러주셨다. "떠오르는 생각을 억지로 뿌리치실 필요가 없어요. 그런 생각이 들 때마다 '아, 이런 생각이 드는구나' 하고 가만히 지켜보세요. 잡념은 시간이 지나면 저절로 사라지게 됩니다." 아하, 가만히 지켜보면 되는구나! 나는 '지켜보면 저절로 사라진다'는 그 말씀이 참 재미있게 느껴졌다.

수련 두 달 만에 손발은 후끈후끈, 아랫배는 따끈따끈

원장님의 조언 덕분에, 뇌파진동에 대한 회의감은 '몰입하는 즐거움'으로 바뀌었다. 억지로 잡념을 없애려고 하지 않았더니, 뜻밖에도 마음이 편안해지고 집중하는 시간도 전보다 길어졌다. 몸에서 일어나는 느낌에 몰입하는 재미가 무엇인지도 알게 되었다. 그렇게 빠져들어서 하다 보니, 21일 간의 특별 수련이 금세 막바지에 이르렀다.

그런데 특별수련을 삼사일 남겨두고 또 다른 고비가 찾아왔다. 밤낮 없이 원인 모를 통증에 시달리는가 하면, 아무런 기운도 없이 몸이 축 늘어져서 남편이 걱정할 정도가 되었다. 한번은 온몸이 흠씬 두들겨 맞은 것처럼 고통스러워서 21일 수련을 이제 와서 포기해야 하나 싶은 기분까지 들었다.

하지만 그때도 나의 망설임을 돌이켜 세운 것은 '아기를 갖고 싶다'는 소망이었다. 건강이 한 단계 도약하기 위한 고비일지도 모르는데, 여기서 약한 마음을 먹으면 안 된다는 생각이 들었다. 나를 찾아올 아기를 생각하며, 나는 어금니를 악물었다. 그 바람에 21일 수련을 끝까지 마무리하고, 그 뒤에도 뇌파진동 수련을 하루도 빠짐없이 이어 나갈 수 있었다.

다행히 한 달쯤 지나자 극심하던 통증이 온데간데없이 사라졌다. 그뿐이 아니었다. 몸은 깃털처럼 가벼워지고, 푸석푸석하던 피부가 내가 봐도 놀랄 정도로 윤기가 생겼다. 진짜 기적은 두 달 만에 찾아왔다. 손발이 후끈후끈할 만큼 따뜻해지고, 온몸에는 송글송글 땀까지

배는 것이다! 한여름에 아무리 뛰어 놀아도 땀 한 방울 흘리는 법이 없었는데, 너무나도 신기하고 감사한 나머지 눈물이 왈칵 쏟아질 것만 같았다. 태어나서 이제껏 나를 고통으로 몰아넣었던 냉증이 수련 두 달 만에 완쾌되다니, 스스로도 잘 실감이 나지 않았다.

나만의 태교 노하우, 뱃속의 아기에게 사랑을 보내며 뇌파진동을

수련 두 달 만에 찾아온 진짜 기적 가운데, 아직 내가 밝히지 않은 게 있다. 그토록 기다리던 아기가 내 몸에 찾아왔다는 사실이다. 얼마나 학수고대하며 기다렸던 순간인가! 내 생애 가장 소중한 선물 앞에서, 나는 순간적으로 할 말을 잃었다. 건강을 위협하던 냉증을 몰아낸 것은 물론이고 고대하던 임신 소식까지 받게 되다니, 뇌파진동은 내게 너무나도 값진 선물을 한번에 몰아서 안겨준 셈이다.

   이제 뇌파진동은 나만의 태교 노하우가 되었다. 뱃속의 아기에게 사랑을 보내며 뇌파진동을 하고 나면 가슴엔 행복이 샘물처럼 차오른다. 또한 뇌파진동은 남편과 나의 사랑을 지켜주는 '사랑의 파수꾼'이기도 하다. 예전에는 내 손을 잡았다가 "앗, 차가워!" 하고 비명을 지르던 남편도 이제는 내 손발이 너무 따뜻하다면서 만지작거리며 좋아한다. 또 남편과 다투고 기분이 언짢다가도, 단센터만 다녀오면 불편했던 감정을 툭 털고 먼저 말을 붙이며 애교를 부릴 수 있는 여유도 생겼다. 뇌파진동은 나의 건강뿐만 아니라 우리 가족의 행복을 지켜준 일등공신이다.

| 수련 노하우 엿보기 | 뇌파진동을 할 때 자꾸 딴생각이 난다고요?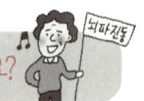

저도 처음엔 그랬답니다. 원장님께서는 뇌파진동을 하면서 몸에서 일어나는 느낌에 집중하라고 하시는데, 당최 집중이 되어야 말이지요. 느닷없이 가스 불은 잘 잠그고 왔나 싶은 걱정도 들고, 오늘 저녁엔 무슨 반찬을 올려야 하나 하고 딴생각에 빠졌지요. 그런데요, 그게 크게 걱정할 일은 아니래요. 우리 원장님 말씀이요, 떠오르는 잡념을 억지로 없애려고 하면 할수록 잡념이 더 강하고 끈질기게 일어난다는군요. 그냥 이런저런 잡념이 들 때마다 '아, 이런 생각이 드는구나' 하고 가만히 바라보는 것이 상책이라고 합니다. 그러니, 이제부터는 잡념을 억지로 없애려고 하지 말고 하나하나 가만히 지켜보고 흘려 보내세요. 그러면 어느새 텅 빈 백지처럼 고요한 마음자리를 발견하게 되실 거예요. 저처럼요.

도깨비 엄마의
편두통 다스리기

천경희 40세, 주부, 단월드 마산센터

우리 애들은 날더러 '도깨비 엄마'라고 부른다. 도깨비 엄마라니 말도 안 된다. 천방지축 개구쟁이들이라 내 속을 박박 긁어놓을 때가 많아서 그렇지, 나는 어느 모로 봐도 잘 생긴 사내아이를 둘씩이나 낳은 멀쩡한 '사람 엄마(?)'다. 그런데 내가 그렇게 나무랐더니, 우리 큰 애의 답이 걸작이다. 엄마는 천둥번개 치듯이 느닷없이 고함을 고래고래 지르곤 하는데, 그럴 때 보면 목에는 핏줄이 마구 서 있고 얼굴은 시뻘겋게 달아오른 것이 영락없이 동화책에 나오는 도깨비 얼굴이라나. 도깨비방망이만 안 들었다 뿐이지, 도깨비가 분명하다는 거다. 나원 참, 겉으로는 웃어넘기고 말았지만 솔직히 말문이 막혔다. 내 모습이 그랬다니 속으로 부끄럽기도 했다.

메가톤급 두통이 몰려오면, 온 가족의 생활은 엉망진창이 되고

그런데 나의 '도깨비 엄마' 노릇에는 사실 사연이 좀 있다. 사내아이만 둘을 키우려니 저절로 목청이 높아지는 경향도 있지만, 그보다 근본적으로는 스트레스를 잘 받는 체질이라 짜증이 쉽게 나며 결정적으로 극심한 두통에 시달리곤 한다는 점이다. 조금만 신경 쓰이는 일이 있거나 걱정거리가 있으면, 대번 뒷목이 뻣뻣해지면서 왼쪽 관자놀이가 욱신욱신 쑤시기 시작한다. 옛날 어느 감기약 광고처럼 '아, 왔구나!'하고 한차례 두통을 겪을 마음의 각오를 해야 하는 것이다.

내가 겪는 두통은 여느 사람들이 짧으면 한두 시간, 길어봤자 하루 정도 불편한 그런 두통이 아니다. 한 번 두통이 오면 거의 이삼 일은 꼼짝없이 드러누워 밥도 못 먹고 잠도 못 자며 끙끙 앓아 누울 수밖에 없는, '메가톤급' 두통이다. 지금이야 전업주부지만, 직장에 다니던 시절에는 그때마다 출근도 못 하고 회사 눈치를 보며 병가를 쓸 수밖에 없었다. 몸도 가누기 어려울 지경이니, 두통이 한차례 몰려오면 남편이고 아이들이고 다 내팽개칠 수밖에 없었다. 온 가족의 생활이 엉망진창이 되는 것은 불 보듯 훤한 일이다.

약도 소용이 없고 병원 진료도 당최 듣지를 않았다. 게다가 세월이 흐를수록 단순히 두통만이 아니라, 메스껍고 구토가 나는 증상까지 더해져서 다른 근심까지 생겼다. 구토를 동반하는 두통은 나이가 들면 뇌졸중이나 중풍이 올 가능성이 높다는 소리를 들었기 때문이다. 그 바람에, 걱정스러운 마음에 병원에 가서 CT 촬영까지 해보았다.

다행히 아직 그쪽으로는 염려스러운 징후가 발견되지 않았지만, 병원 측에서도 이런 증상이 잦다면 항상 주의해야 한다고 조언을 했다.

두통은 이제 한 이삼 일 앓아 눕고 말아서 될 일이 아니었다. 건강상의 다른 심각한 장애로 발전할 수 있다는 점에서도 그렇고, 아이들에게 '도깨비 엄마'로 불릴 만큼 내 인격과 교양을 갉아먹고 있다는 점에서도 그렇다. 무슨 수를 내서든 '끝장을 보아야 할' 내 인생의 적이 되었다. 그런데 대체 어디서 어떻게 한담? 온갖 방법이 다 듣지 않은 터라 내 결심은 단호했지만 갈 길은 막막했다.

수련 후의 상쾌함, 그러나 수련 중에 찾아오는 메스꺼움

그러다가 아는 분의 권유로 '뇌파진동'을 만났다. 고개를 좌우로 '도리도리' 하는 동작을 기본으로 하여 다양한 응용 동작들이 있는데, 뇌와 몸을 동시에 다스리니 두통에는 최적인 방법이 아니겠냐는 게 그분의 설명이었다. 그도 그렇겠다 싶어서, 바로 근처에 있는 단센터를 찾아가 회원 등록을 했다. 결혼 전에 직장 생활을 할 때도 단전호흡을 비롯해 기氣 수련을 해본 적이 있었던 터라 '뇌파진동'을 하고 났을 때의 상쾌함은 처음부터 만족스러웠다.

물론 처음 일주일은 몸도 적응을 하려고 그랬는지 더 힘들고 고통스러운 순간도 있었다. 우선 고개를 좌우로 가볍게 흔드는 것이 생각처럼 쉽지가 않았다. 목 관절이 굳어 있어서 그런지 계속 '삐걱삐걱' 하는 소리가 났고, 가슴이 답답해지면서 두통을 앓을 때처럼 속이 메스꺼워지기도 했다. 수련 후의 상쾌함은 너무 좋지만, 수련 중의 메스꺼움은 여간 불편하고 신경이 쓰이는 게 아니었다.

하루는 수련을 마치고 이런 말씀을 드렸더니 원장님께서는 이렇게 조언을 해주셨다. "쌓여 있는 스트레스가 많아서 아직 기운이 잘 통하지 않아 그런 것이니, 당분간은 조금씩이라도 날마다 꾸준히 하셔야 합니다. 그러고 나면 차차 그런 증세가 없어지실 겁니다."

나는 메스꺼움이 심해지면 잠시 멈췄다가 다시 하는 식으로라도 날마다 수련하기를 멈추지 않았다. 과연 일주일 정도가 지나자 언제 그랬냐는 듯이 메스꺼움과 구토 증상이 사라지고 속이 편안해졌다.

내 나름의 요령도 생겼다. 특히 상체가 딱딱하게 굳은 터라, 뇌파진동을 할 때는 의식적으로 굳은 어깨와 목을 더 많이 흔들었다. 또 가슴이 답답할 때는 가슴을 두드리며 뇌파진동을 하고, 속이 불편할 때는 아랫배를 두드리며 뇌파진동을 했다. 사실 처음에는 뇌파진동이 고개만 살랑살랑 흔드는 운동이라 효과도 좀 한계가 있지 않을까, 생각했는데 이렇게 다양한 응용 동작들이 있을 줄이야. 뇌파진동은 머리와 목덜미만 시원하게 해주는 운동이 아니라, 알고 보니 뱃속도 따끈따끈하게 만들어주고 사지를 시원하게 쫙 풀어주는 운동이었다.

두통을 퇴치하는 신비한 도깨비방망이, 뇌파진동

그러던 작년 10월의 일이다. 아이들이 유치원에서 돌아올 시간이 되어 길에 서서 유치원 버스를 기다리고 있는데, 갑자기 '아, 왔구나!' 하고 신호가 왔다. 뇌파진동을 시작하고 나서는 좀 잠잠하더니, 오랜만에 뒷목이 뻣뻣해지고 관자놀이가 욱신욱신해지면서 두통이 시작될 조짐이 온 것이다. 아, 이를 어쩌나? 머리는 아파오는데 저녁 밥상도 차려야 하고, 온 집안을 쿵쾅거리며 뛰어다닐 두 녀석도 감당해야 하는데. 또 얼굴이 시뻘겋게 달아올라 소리를 고래고래 지르는 '도깨비 엄마'로 변신을 해야 하나?

그냥 이대로 도망치고 싶은 기분이었지만 꾹 참고서 내가 아는 최고의 방법, '뇌파진동'을 시작했다. 그냥 대로변에 선 채로 말이다. 사실 내가 아무리 뇌파진동을 좋아하긴 해도 이 정도까지는 아니었다. 길에 오가는 사람은 물론이고 아는 엄마들도 볼 텐데, 길에서 체머리를 흔들고 있는 내 꼴이 어떻게 보일지는 짐작을 하고도 남음이 있다. 사람들이 이상스레 보며 지나갈 때마다 얼굴이 화끈화끈했지만, 정말 죽기살기라는 심정으로 뇌파진동을 했다. 사실 내 입장에서는 민망한 게 대수가 아니었다. 부끄럽다는 생각이 들수록 눈을 질끈 감고 머리를 더 크게 흔들며 동작에 몰입했다.

다행히 아찔한 고비가 지나가고, 유치원 차량이 도착했다. 나는 아이들을 데리고 서둘러 집으로 돌아왔다. 그리고 수그러들었다고 마음을 놓을 수 없으니, 식사 준비도 미뤄두고 방안으로 들어가 음악을 틀어놓고 뇌파진동에 몰입했다. 머리를 좌우로도 흔들고, 앞뒤로도 흔들고, 무한대(∞) 모양을 그리면서도 흔들었다. 한 10~20분이나 흘렀을까. 묵직하던 머리에 상쾌함이 감돌고 입 안까지 청량한 박하 향이 돌았다. 나는 그제야 안심을 하고 아이들 저녁밥을 챙겼다. 입가에는 미소를 은은하게 머금은 채.

한번 몰려오면 사나흘은 드러누워서 고생해야 하는 두통을 고작 이삼십 분 만에 해결하고 나자, 그날 이후로 나에겐 자신감이 생겼다. '두통, 이제 나한테는 더 이상 안 통한다'는 자신감 말이다. 두통을 씻은 듯이 퇴치하는 신비한 도깨비방망이, 뇌파진동이 있기 때문이다.

이제는 희미해져 가는 '도깨비 엄마'라는 꼬리표

뇌파진동을 시작한 지 한 달이 지나면서 두통은 내 인생에서 거의 자취를 감췄다. 감기다 싶으면 뜨거운 생강차나 대추차를 마시며 푹 쉬면 저절로 낫듯이, 나는 두통이다 싶으면 바로 뇌파진동을 한다. 그러면 바로 컨디션이 정상으로 돌아온다. 만약 나처럼 두통에 시달리며 고생하는 분이 있다면, 뇌파진동을 더도 덜도 말고 하루에 딱 10분씩 일주일만 해보라고 권하고 싶다.

두통에서 해방되고 나니, 저절로 짜증이 줄고 웃음이 많이 늘었다. 얼굴은 붉으락푸르락하고 입에서는 천둥 같은 고함을 지르는 '도깨비 엄마'라는 꼬리표는 저절로 희미해져 가고 있다. 모든 게 뇌파진동이라는 신비한 도깨비방망이를 얻은 덕분이다. "두통, 물러가라" 하니 두통이 물러가고, "건강, 나오너라" 하니 건강이 나오고, "행복, 나오너라" 하니 행복이 나왔다. 나는 전에는 도깨비방망이만 없는 '도깨비 엄마'였는데, 이제는 도깨비방망이를 가진 '사람 엄마'가 되었다.

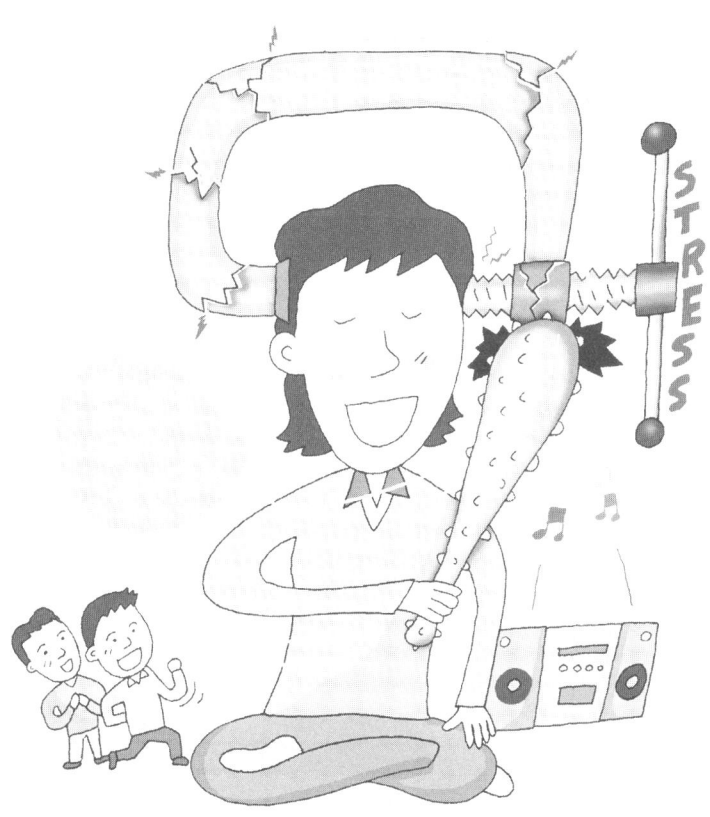

수련 노하우 엿보기 | 음악과 함께하면 더 좋아요

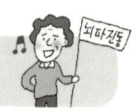

나는 다양한 음악을 즐겨 듣는다. 그래서 그런지 뇌파진동을 할 때도 그때그때 알맞은 음악을 틀어놓고 하면 더 효과가 좋았다. 차분하고 느린 곡조를 틀어놓고 하면 깊이 있는 명상의 맛이 좀더 생생하게 와닿아서 좋고, 경쾌하고 빠른 곡조를 틀어놓고 하면 뇌파진동 동작도 그에 맞게 격렬해지면서 목과 어깨를 비롯해 전신이 시원하게 쫙 풀려서 좋다. 눈을 감고 온전히 자신에게 집중하면서 음악에 귀를 기울이고 몸을 움직여보라. 수련 초기에 뇌파진동이 낯설어서 잘 집중이 안 될 때도, 이 방법을 쓰면 좀더 효과적으로 집중할 수 있다.

병 때문에 포기했던
　내 꿈을 되찾아야죠

박태희 29세, 연구원, 단월드 대전 태평동센터

대학을 졸업하자마자 나는 연구소에 취직하여 사회생활을 시작했다. 그런데 이 일이 이십대 체력으로 감당하기에도 여간 고된 것이 아니었다. 프로젝트가 한번 시작되면 끝날 때까지 계속 검사를 하면서 데이터를 기록하는 작업을 하는데 일주일에 밤샘이 최소한 세 번 이상에, 주말 근무는 기본이었다. 또 정밀함을 요구하는 업무 특성상 늘 초긴장 상태에서 살아야 하니, 밤늦게 집에 들어갈라치면 온 신경이 너덜너덜해진 기분이 들었다.

　그게 원인이 되었을까? 직장생활 이년 남짓, 고작 스물다섯밖에 안 된 나이에 병이 찾아왔다. 정확한 병명이나 이유도 알 길이 없었다. 원인 모를 미열과 함께 몸이 퉁퉁 붓는 증상이 나타나더니, 이게 횟수

를 거듭할수록 점점 심해져서 나중에는 온몸이 통증으로 욱신거렸고 손이 풍선처럼 부어올라 단추를 못 채울 정도에 이르렀다. 그제야 겁이 덜컥 나서 병원을 찾았지만, 당시에는 의사도 딱히 뭐라 결론을 내리지 못했다. 통증으로 견딜 수 없이 괴롭다는 하소연을 하자 진통제를 준 것이 치료의 전부였다.

차츰 통증 때문에 일주일을 데굴데굴 구르며 잠을 이루지 못하는 일이 잦아졌다. 수면제를 복용해도 소용이 없고, 진통제를 맞거나, 전기치료를 하거나, 신경절제 수술까지 해봐도 차도가 없었다. 잠깐 나아졌다 싶어 기대를 할라치면, 통증은 이내 다시 시작되었다. 결국 입원과 퇴원을 반복하다가, 직장을 휴직하고 입원을 하기에 이르렀다. 한창 꿈을 향해 달려가야 할 이십대 청춘을 병원을 오가며 거의 마취 상태에서 보내는 내 꼴이 한심하고 답답하기 짝이 없었다.

꽃다운 '이십대 청춘'을 병원을 오가며 마취 상태에서 보내다

하루는 직장 상사께서 문병을 오셨다가 내 모습이 너무 안타깝다며 '단센터'에 가보라고 권하셨다. 나 역시 학창 시절 클럽활동 프로그램으로 '단학 수련'을 해본 터라, 말씀을 듣자마자 대번에 그걸 하면 효과가 있겠다는 확신이 들었다. 별반 차도도 안 보이는 병원 생활을 서둘러 정리하고, 나는 집에 돌아가서 몸조리를 시작하며 곧장 단센터를 찾았다.

그 날이 3년 전인 2006년 10월 14일이다. 단센터에 하루빨리 가고 싶어 어찌나 벼르고 별렀던지, 아직도 날짜까지 정확히 기억난다. 첫 날이었지만 '이 수련이 나한테 맞는구나' 하는 직감이 들었고 곧바로 회원 등록을 했다. 그러고는 시작한 첫날부터 정말이지 죽기살기로 수련을 했다. 젊은 나이에 인생을 이렇게 보낼 수는 없다는 각오였다.

나는 새벽에도, 낮에도, 저녁에도, 시간이 허락하는 대로 계속해서 수련을 하며 단센터에서 살다시피 했다. 사실 회원이 그렇게 하면, 부원장님이나 원장님 입장에서는 귀찮기도 하고 신경이 쓰일 수밖에 없다. 하지만 "수련을 이렇게 열심히 하니 곧 차도가 있을 것"이라며, 끼니 때가 되면 함께 밥 먹자고 챙기시는 등 끊임없이 응원과 격려를 보내주셨다. 때로는 '오늘 딱 하루만 쉬고 싶다'는 기분이 들다가도, 그런 두 분의 모습을 보며 의지를 다잡을 수 있었다.

다행히 수련을 시작한 지 한 달 만에 좋은 징조가 보였다. 뱃속에 벽돌이 든 것처럼 딱딱하게 굳어 있던 장이 스르르 눈 녹듯이 풀리는가 싶더니, 단전에 힘이 붙으면서 저절로 등과 허리가 반듯하게 펴졌다. 또 통증이 채 사라진 것은 아니지만 전보다 한결 견딜 만했다.

다시 건강을 회복할 수 있다는 가능성을 눈으로 확인하자, 수련을 향한 열정은 더욱 뜨거워졌다. 건강 문제로 울적한 기분이 들 때마다, 그런 기분에 휘말리지 않도록 고개를 살랑살랑 흔들며 뇌파진동에 집중했다. 그러면 모든 어수선한 걱정들이 마치 전원을 내린 듯이 일시에 잠잠해지고 새로운 힘과 용기가 충전되었다.

지긋지긋하고 끈질긴 '통증'이라는 괴물을 떼어내기까지

단센터는 21일 단위로 진행하는 뇌파진동 특별 수련 프로그램이 있다. 나는 거기에 세 차례에 걸쳐 참여했다. 병 때문에 심각한 장애를 겪고 있어서 그런지, 수련 과정에서 받는 느낌도 남달랐다.

한번은 반가부좌를 한 자세로 머리 정수리의 '백회'라는 혈자리에 의식을 집중하고 뇌파진동을 하는데 목과 어깨에서 저절로 강한 진동이 일어났다. 그것은 이내 몸 전체로 퍼져나갔다. 막혔던 전신의 경락이 뚫리려고 하는지, 강력한 기운이 소용돌이치면서 온몸을 휘감고 있는 듯한 느낌이었다.

이런 느낌은 수련을 할 때마다, 며칠 동안이나 계속되었다. 처음 하루 이틀은 손끝과 발끝에서 어찌나 냉기가 빠져나가는지 나중에는 손발이 시릴 정도였다. 또 다음 며칠은 머리가 깨질 것처럼 아프기도 했다. 그러더니 나중에는 몇 년 동안 먹어온 쓰디쓴 약 냄새가 느닷없이 입 안에서, 그리고 온몸에서 번져 나와서 놀랍고 당황스러웠다. 뿜어져 나오는 약 냄새가 어찌나 강력한지 구토가 날 지경이었다. 하지만 걱정이 되거나 마음이 흔들리지는 않았다. 그동안 수련을 하면서 몸이 회복되는 과정에서 이런 '명현瞑眩현상'이 나타난다는 것을 충분히 보고 경험한 터라, 오히려 '내 병이 정말 낫겠구나' 하는 신념만 강해졌다.

과연 특별 수련의 마지막 날에 이르러 신기한 체험을 했다. 그날도 반가부좌를 하고 뇌파진동을 하는데 머리가 좌우로 나누어지듯 두개

골이 활짝 열리는 것 같은 느낌이 들었다. 또 그 사이로 시원하고 청량한 기운이 흐르더니, 뇌 속에 고인 탁한 기운을 모두 씻어내는 듯한 상쾌한 기분이 들었다. 물론 내 상상일 뿐이지 싶으면서도, 그 순간의 느낌만큼은 너무나도 생생하고 황홀했다.

그 덕분이었을까. 그때를 기점으로 숨쉬기도 힘들 만큼 가슴을 짓누르던 통증이 하루가 다르게 꼬리를 감추기 시작했다. 또 좋은 일은 원래 함께 오는 법인지, 의사도 정확한 원인을 모르겠다던 내 병이 그제야 '류머티즘'으로 확인되어, 연골과 인대 수술 절차를 밟게 되었다. 이제까지 나를 괴롭히던 통증은 이미 거의 물러난 상태라서, 나는 무통주사도 없이 수술을 받았고 수술 후에도 통증으로 끙끙대는 일 없이 웃는 얼굴로 친구들을 맞았다. 의사도, 친구들도, 그리고 가족들도 모두 놀라워할 뿐이었다.

가장 감사한 것은 지금 이대로의 자신을 사랑하게 되었다는 사실

나는 뇌파진동을 통해 지긋지긋하고 끈질긴 '통증'이라는 괴물을 내 인생에서 떼어냈다. 하지만 그보다 더 감사한 변화는, 내가 지금 이대로의 나 자신을 사랑할 수 있게 되었다는 사실이다. 이십대 청춘을 병원이나 들락거리며 보내는 자신이 초라하고 한심한 나머지, 나는 자괴감으로 스스로를 학대하고 업신여겼다. 언제 터질지 모르는 '다이너마이트'처럼, 세상을 향해 온갖 짜증과 신경질을 부리며 살았다.

하지만 뇌파진동을 만나고부터는 그런 나 자신을 돌아볼 수 있게 되었다. 폭풍우 치던 내 삶에 평온함과 안식이 깃들기 시작한 것이다. 처음 단센터에 다니고서 한 일주일이나 지났을 때였던가. 엄마가 갑자기 한마디를 툭 던지셨다. "네가 요즘 짜증을 안 내니까 내가 아주 살 것 같다." 그냥 가볍게 하신 말씀일 텐데도, 그 짧은 말이 내 가슴에 소용돌이쳤다. 그런 일이 도화선이 되었는지, 하루는 뇌파진동을 하는데 느닷없이 눈물이 주르륵 흘러내리기도 했다. 내면에서 이런 목소리가 들렸기 때문이다. '너는 네 자신을 사랑하지 않는구나. 너 자신부터 사랑해라.'

요즘 나는 회사에 복귀하여, 어느 때보다도 생기와 자신감이 넘치는 하루하루를 보내고 있다. 노동 강도가 높은 업무는 그대로지만, 나의 업무 집중도가 높아져서 야근 횟수를 줄이면서도 무리 없이 일을 해나가고 있다. 예전에는 피곤에 절어서 직장에서 거의 말없이 지냈는데, 요즘엔 내가 먼저 생글거리며 인사도 건네고 농담도 던져서 동료들이 다른 사람 같다고 놀라워한다.

나는 뇌파진동을 하면서 '행복은 제 발로 찾아오지 않으며, 스스로 만들어나가는 것'이라는 사실을 온몸으로 깨달았다. 지금 내 가슴에는 오랫동안 통증에 붙들려 포기할 수밖에 없었던 꿈들이 새록새록 되살아나고 있다. 앞으로 대학원에 진학해서 공부도 더 하고 싶고, 세계 구석구석으로 여행도 많이 다니고 싶다. 이십대보다 행복할 나의 삼십대를 위하여 새롭게 얻은 이 생명을, 이 행복한 느낌을 더 많은 사람들과 나누고 싶다.

10년 묵은 허리 통증이
싹 날아갔지요

안병림 65세, 단월드 안양 중앙센터

나는 10년 넘게 허리 디스크를 앓고 살았다. 앉으나서나 자나깨나 통증으로 끙끙대느라, 지금처럼 편안한 미소를 짓는 내 모습은 한순간도 상상할 수 없었다. 허리 디스크를 앓게 된 뚜렷한 원인 같은 것도 없다. 타고나길 약골로 태어나 늘 병원을 들락거리며 반평생을 살았는데, 쉰 고개를 넘기면서부터 전체적인 건강이 나빠졌다는 게 내가 할 수 있는 유일한 설명이다.

처음엔 사실 허리 디스크인지 뭔지도 몰랐다. 머리부터 발끝까지 안 아픈 곳이 없게 쑤시고 저리는 통에, 어떻게든 살기 위해 온갖 병원을 찾아다니고 이런저런 진통제에 의존하며 병과 사투를 벌였다. 그런데 이런 식으로라도 그럭저럭 생활을 유지하며 살았으면 좋으련만, 그것도 내 마음대로 되지 않았다. 시간이 지날수록 약물에 대한 내성이 생겼기 때문이다.

길을 걷다가도 허리 통증이 와서 오도가도 못하고 그 자리에 털썩 주저앉아버린 것도 수차례요, 아예 꼼짝도 못하고 앓아 누워서 화장실조차 엉금엉금 기어다닌 것도 하루 이틀 일이 아니었다. 사는 게 이 지경이 되니, 양방병원이고 한방병원이고 가릴 것 없이 용하다고 누가 귀띔만 하면 천리 길을 마다하지 않고 찾아다녔다. 또 TV에 소개되는 명의들은 따로 메모해 두었다가 빠짐없이 수소문하여 상담을 받았다. 어찌나 병원 순례가 잦았던지, 나중에는 국민건강보험공단에서 내게 전화하여 몇 가지를 확인하더니 볼멘소리를 남길 정도가 되었다.

하지만 내가 얻은 소득이라고는 내 통증의 원인이 '허리 디스크'라는 걸 안 게 전부였다. 엑스레이에 새까맣게 나온 요추 4번과 5번이 이런 문제를 만들었다고 의사는 내게 알려주었다. 하지만 통증에 대해서라면, 진통제 주사 외에는 뾰족한 해결책을 내놓지 못했다.

3개월만 해보자고 시작한 뇌파진동이 어느새 3년째

허리 통증과 사투를 벌인 지 어언 10년이 되어가자, 이제 이 병은 무얼 해도 안 된다는 생각으로 자포자기하는 심정이 되어갔다. 그때 아는 분의 추천으로 우연히 뇌파진동 공개 강좌에 참석하게 되었다. 이제껏 나의 병원 순례가 그랬듯이, 그저 '몸에 좋은 운동'이라는 말에 혹해서 그게 뭔지도 모르고 찾아간 것이다.

사실 강좌 내용은 내게 너무나 생소해서 들어도 잘 이해가 되지 않았다. 하지만 역시나 '몸에 좋은 운동'이라니까 딱 3개월만 열심히 해보자는 생각으로 단센터에 입회했다. 그런데 그렇게 시작한 단학 수련과 뇌파진동이 벌써 3년째가 되어가다니. 참으로 세상 일이 신기할 뿐이다. 용하다는 병원을 아무리 찾아다녀도 영 차도를 안 보이던 허리 통증이 이런 운동 요법으로 깨끗이 나을 줄이야.

물론 처음 수련을 할 때는 온몸이 쑤시고 저려서 슬그머니 걱정이 될 정도였다. 생각해보라. 움직임도 썩 자유롭지 않은 사람이 몸을 이리저리 굽혔다 폈다, 두들겼다, 흔들었다 하려면 그게 여간 일이겠는가. 이러다가 통증이 악화될까봐 처음 며칠은 불안감도 상당했다. 하지만 통증으로 온몸이 욱신거리는 와중에도 용기를 내게 된 것은 몸이 조금씩 변하는 것이 느껴졌기 때문이다. 전에는 쌀 한 가마니를 지고 있는 듯 몸이 천근만근 무거웠는데, 몸놀림이 조금씩 수월해지고 가벼워지는 기분이 들었다.

나는 불안감을 떨쳐내고 더욱더 뇌파진동 수련에 열중했다. 효과는 그야말로 하루가 달랐다. 정말이지, 수련 후에는 몸이 날아갈 듯이 가벼워졌다. 혼자서 걷다가 괜히 기분이 좋아서 나도 모르게 뛰어보기도 했다. 그 순간만큼은 내가 세상에서 제일 건강한 것처럼 느껴졌다.

생활 신조 - 끼니는 걸러도 뇌파진동은 거르지 말자

뇌파진동 수련을 시작한 지 3년 만에, 허리 통증은 내게 먼 나라 이야기가 되어버렸다. 사실 수련을 시작한 이후로 감기 때문에 병원에 간 적은 있어도 허리가 아파서 간 적은 없다. 수련한 지 얼마 되지 않아 약도 모두 끊었다.

지난 10년 내내 내 인생을 갉아먹었던 허리 통증이 이렇게 사라져 버리다니. 다른 사람은 몰라도 내게 뇌파진동은 '기적의 만병통치법'이다. 주위에서 아무리 이런저런 운동을 권해도, '운동으로 뭐가 되겠어? 병원과 약이 최고지' 하고 믿었던 나였기에 놀라움은 더욱 크다.

이제 내 생활 신조는 '끼니는 걸러도 뇌파진동은 거르지 말자'다. 하지만 그래도 부득이하게 단센터에 빠지게 되는 일이 종종 있다. 그러면 대번에 몸이 무거워지는 신호가 온다. 그러면 거실에서라도 이리저리 고개를 흔들고 몸을 툭툭 털며 진동운동을 한다. 이제는 내가 그러는 모습이 가족들에게도 낯설지 않다. 뇌파진동은 병이 나았다고 그만하는 운동이 아니라, 건강 관리를 위해서 평생 해야 하는 운동이라는 걸 절실히 느낀다.

척추 디스크 수술 후유증,
뇌파진동으로 극복했지요

신동우 39세, 태권도 강사, 김해 삼계동

나는 경상남도 김해에서 태권도장을 운영하고 있다. 태권도 관장이라고 하면 다들 체력도 좋고 건강에는 아무 문제가 없을 거라고 생각하지만, 실상은 그렇지 않다. 운동으로 자기 몸을 단련하는 것에만 집중한다면 모를까. 도장 운영이나 회원 관리에 신경을 쓰다 보면 스트레스가 이만저만 아니다. 또 충분히 몸을 풀어주지 않고 격렬한 동작을 해야 하는 상황도 많아서, 태권도 강사들 중에는 늘 근육통을 달고 살며 척추 쪽에 문제를 호소하는 이들도 적지 않다.

나 역시 별반 다르지 않았다. 특히 몇 해 전 허리에 문제가 생겼을 때는 이대로 태권도 지도자의 삶을 그만둬야 할지도 모른다는 생각에 잠도 이룰 수가 없었다. 아직도 그날을 생각하면 기분이 아찔하다.

수술 후 1년이 넘도록 허리를 움직이지 못하고

4년 전 여름이었다. 태권도 관련 행사가 있어, 도장에 다니는 아이들을 이끌고 부산에 다녀오게 되었다. 컨디션은 최악이었지만, 내가 맡은 일이니 다른 사람에게 부탁할 수는 없다고 생각했다. 전날 저녁부터 시작된 허리 통증이 온종일 이어졌지만, 시간이 지나면 괜찮아지겠지 하고 그냥 참으면서 버텼다.

그런데 그것이 화근이었다. 행사가 다 끝날 때까지도 통증은 줄어들지 않았다. 처음에는 바늘로 콕콕 찌르는 듯했는데, 나중에는 통증이 심해져 열도 후끈후끈 나고 오한이 날 정도가 되었다. 결국 그제서야 병원 응급실로 향했다. 의사는 "이 지경이 되도록 병원에 안 오고 뭘 했느냐"며 나무라듯이 나를 보았다. 머리가 멍했다. 척추 디스크가 터져서 흘러내리는 상황이라니, 너무나도 뜻밖의 일이라 아무 말도 나오지 않았다. 그렇게 디스크가 흘러내린 채 꼬박 사흘 밤을 보내고 나서야 나는 수술대에 오를 수 있었다.

수술은 무사히 잘 끝났다. 나와 아내도 안심했다. 하지만 그때는 몰랐다. 고생은 이제부터가 시작이라는 것을. 척추 디스크 수술 후 1년 동안 나는 허리를 15도 이상 움직이지 못했고, 팔굽혀펴기나 발차기 품새를 하는 건 엄두도 내지 못했다. 명색이 태권도장 관장인데, 생업을 중단할 수밖에 없는 위기가 닥친 것이다. 게다가 진통제 후유증이라는 것도 아주 고약했다. 하루에도 몇 번씩이나 낮잠을 자야 했고, 낮에 그렇게 자고서도 저녁이 되면 기운이 없어서 의식을 한곳에 집중하지 못하고 몽롱해지는 현상이 반복되었다. 하루하루를 이렇게 보내니 나중엔 만성피로에 스트레스까지 겹쳐, 전체적인 기력이 노인네만도 못한 수준으로까지 떨어졌다. 어느 순간, 이대로 가다간 디스크 후유증에 시달리다가 덜컥 암이라도 걸리지 않을까 하는 걱정이 실제적인 두려움으로 와닿았다.

온몸이 후끈후끈해지고, 허리에 힘이 생기다

이렇게 인생을 끝낼 수는 없다는 생각에 지푸라기라도 잡는 심정으로 찾아간 곳이 단센터다. 아는 태권도장의 관장이 내 이야기를 들더니 단학 수련을 적극적으로 권한 것이다. 몸만 아프지 않았다면 다른 운동법 같은 것에 전혀 관심을 갖지 않았을 테니, 돌이켜보면 이런 게 전화위복이 아닌가 싶다.

오랫동안 운동을 해왔기 때문에, 단학이 어떤 특징과 강점을 가진 수련법인지는 금방 알아차릴 수 있었다. 태권도는 발차기를 비롯해 신체를 쭉쭉 밖으로 뻗는 발산형 동작(외공 수련)이 많은 반면에, 단학은 기를 축적하고 통하게 하는 내공 수련이 많았다. 단학의 기(氣) 수련은 척추 디스크 수술 후유증으로 기운이 고갈되고 막혀 있는 내게는 구원의 동아줄이나 다름없었다. 나는 '이거 안 하면 죽는다'는 심정으로 단학 수련과 뇌파진동에 매달렸다. 하루도 거르지 않고 단센터에 나가는 것은 물론이고, 집에 돌아와서도 매일 두 시간씩 그날 배운 수련 동작을 반복했다.

그런 생활이 한 달이나 지났을까. 어느 날 수련을 하면서 강력한 느낌이 왔다. 뇌파진동을 하며 온몸을 진동시키는 수련이었는데, 손끝과 발끝으로 묵직한 뭔가가 빠져나가는 기분이 들었다(나중에 원장님께 여쭤보니 탁한 에너지가 빠져나간 것이라고 설명하셨다). 그와 동시에 온몸이 파스라도 붙인 양 후끈후끈해졌다. 하지만 열이 오른 것처럼 답답하고 불편한 기분은 결코 아니었다. 오히려 구름 위로 둥실 떠오른 것처럼 몸이 가벼워졌다고 해야 할까. 딱딱하고 뻣뻣하던 내 몸이 솜사탕처럼 부드럽고 유연하게 느껴졌다.

나는 혹시나 싶어서 허리를 움직여 보았다. 그랬더니 디스크 수술 후, 고작 15도 정도를 움직이는 게 고작이던 허리가 한 번에 가볍게 굽혀지는 게 아닌가! 내가 동작을 하면서도 믿기지 않았다. 그제서야 처음 입회하던 날 원장님이 하셨던 말씀이 떠올랐다. "기혈 순환이 원활해지고 단전에 축기가 되면, 우리 몸에서 저절로 자연치유가 일어난답니다. 딱 한 달만 저와 열심히 수련해봅시다."

마지막까지 나를 괴롭힌 '원형 탈모'와의 싸움

나는 이 날을 계기로, 뇌파진동과 단학 수련의 효과에 대해서 전폭적인 신뢰를 보내기 시작했다. 자연히 수련에 집중하는 시간도 늘어났다. 허리와 척추는 하루가 다르게 힘이 붙고 유연해졌으며, 얼마 지나지 않아 팔굽혀펴기가 가능한 수준으로까지 발전했다. 어떻게 살아야 좋을지 눈앞이 캄캄하던 내 인생에 새로운 희망이 생긴 것이다.

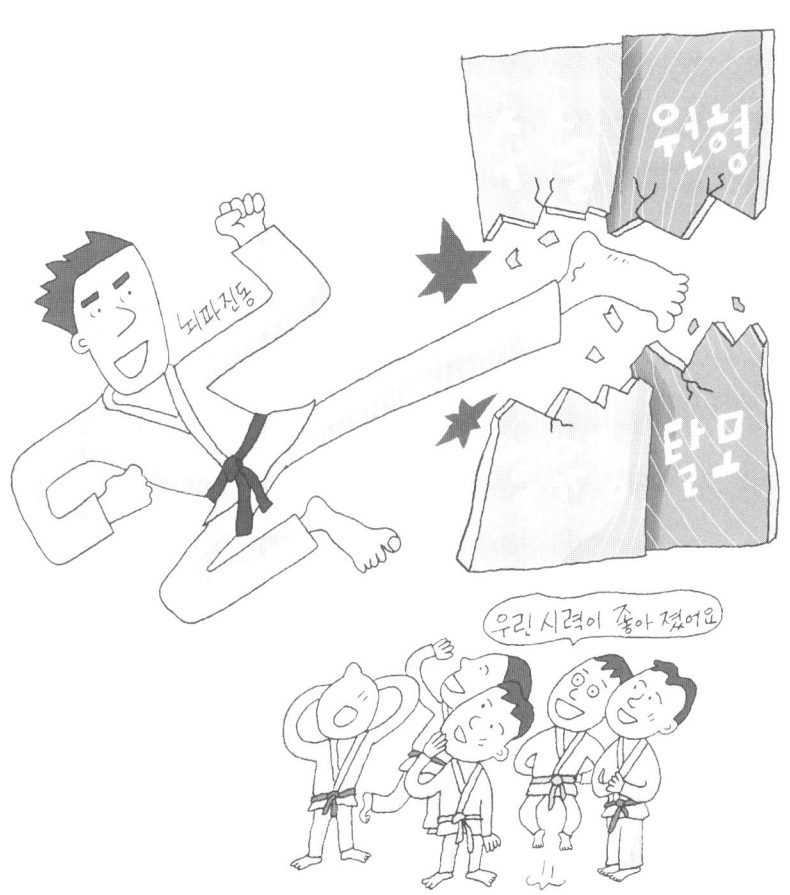

그런 식으로 하루 이틀 수련하는 날들이 늘어나면서, 영원히 나를 놓아주지 않을 것만 같았던 수술 후유증도 차츰 줄어들었다. 하지만 끝까지 나를 붙잡고 괴롭히던 것이 하나 있었다. 바로 '원형 탈모'다. 사실 수련만 부지런히 했다면, 탈모도 깨끗하게 해결할 수 있었을 것이다. 하지만 사람 마음이 어찌나 간사한지, 육체적으로 조금 살 만해지자 먹고 사는 데 바빠 수련을 게을리하게 되었다. 그 바람에 거의 다 나았다 싶었던 탈모가 다시 재발한 것이다.

명색이 태권도장 관장인데, 원형 탈모는 정말이지 부끄러웠고 누가 알까봐 두려웠다. 그래서 원래 짧은 스포츠머리를 좋아하는데도 탈모를 숨기기 위해 머리를 길게 길러야만 했다. 보다 못한 친구가 유명하다는 탈모 전문 병원을 권하기도 했지만, 회원들을 대상으로 건강교실을 운영하는 마당에 그런 방법은 자존심이 허락하지 않았다. 나는 다소 시간이 걸리더라도 뇌파진동과 단학 수련을 통해 스스로 고치기로 결심했다. 원형 탈모보다 더 어렵다는 허리 병도 고쳤는데, 못 할 것이 없다는 자신감이었다.

"그동안 어디 좋은 병원에라도 다니셨어요?"

다음날부터, 나는 원형 탈모를 고치겠다는 일념으로 뇌파진동에 집중했다. 뇌파진동의 강력한 효과는 전부터 이미 실감하고 있던 터였다. 되도록 센터에 매일같이 나가되, 피치 못할 사정이 있을 때는 집에서라도 수련을 빼먹지 않는 것을 원칙으로 삼았다. 과연 이번에도 얼마 지나지 않아 신호가 왔다. 두피에 원인을 알 수 없는 염증이 생긴 것이다.

물론 다른 사람이었다면, 이 염증을 보고 겁이 나서 병원으로 달려갔을지도 모른다. 탈모가 낫기는커녕 다른 병까지 더해졌다고 낙심했을지도 모른다. 하지만 나는 이제까지의 경험으로 미루어보아 몸이 호전되는 과정에서 나타나는 '명현현상'임에 틀림없다고 확신했다. 명현瞑眩현상이란 좋지 않았던 몸이 새로운 체계를 잡으면서 나쁜 기운이 밖으로 나올 때 나타나는 현상이니, 수련이 잘 되고 있다는 증거다. 나는 기대감을 가지고 더욱 열심히 뇌파진동에 매달렸다.

한 달이 지나고 두 달이 지났다. 염증이 저절로 사라진 지는 이미 오래였고, 숭숭 구멍이 뚫렸던 머리에 하나 둘 잔털이 나기 시작했다. 나는 너무나도 기쁜 나머지 단골 미장원으로 달려갔다. 미용사는 눈이 휘둥그레지며 이렇게 말했다. "그동안 어디 좋은 병원에라도 다니셨어요? 원형 탈모가 흔적도 없이 깨끗하게 다 나았네!"

고질병이던 원형 탈모가 깨끗이 나을 정도니, 나의 다른 건강 상태는 말할 필요도 없을 것이다. 배는 따뜻하고 머리는 시원한 '수승화강水乘火降' 상태가 거의 온종일 이어졌고, 허리를 비롯해 몸놀림이 훨씬 가볍고 유연해졌다. 구체적인 변화는 팔굽혀펴기 횟수가 두 배 이상으로 늘었다는 점이다. 전에는 30개만 넘어가도 뇌에서 기혈순환이 안 되는지 머리가 멍하고 얼굴이 뻘겋게 상기되었는데, 이제는 '숙달된 조교'처럼 완벽한 자세로 60개 정도는 여유 있게 해낸다. 물론 이

따금 피곤하거나 무리한 날에는 탈모가 진행되었던 두피 쪽에 뭔가 꽉 막힌 것처럼 답답한 느낌을 받기도 한다. 하지만 이때도 뇌파진동을 한 방(?) 세게 처방하면 씻은 듯이 개운해진다.

0.8이던 시력이 1.5로 좋아지다

얼마 전부터 나는 도장에 오는 학생들과 학부모들에게도 태권도와 함께 뇌파진동을 지도한다. 그런데 시작한 지 한두 달 만에 벌써부터 심상찮은 효과를 보고 있다. 하루는 마무리 운동으로 뇌파진동을 하며 이걸 하면 시력도 좋아질 거라고 했더니, 한 아이가 손을 번쩍 들고서 이렇게 말하는 게 아닌가. "전 벌써 시력이 좋아졌는데요." 놀란 표정을 했더니 다른 아이들로 하나 둘 이구동성으로 말한다. "선생님! 저도 옛날보다 칠판 글씨가 잘 보여요." "전 요새 집에선 안경 벗고 있어요." 확인을 해보니, 시력이 좋아진 아이들이 한둘이 아니고 열 명이 넘었다. 우리 도장의 건강교실에 나오는 어머니 한 분도 0.4였는데 지금은 1.0까지 다 보인다며 놀라워했고, 내 아내도 시력이 0.8에서 1.5로 양쪽 눈이 모두 좋아졌다며 눈이 휘둥그레졌다.

이런 일을 겪을 때마다, 나는 뇌파진동이 마치 내 것이라도 되는 양 마음이 그렇게 흐뭇하고 벅찰 수가 없다. 아무래도 뇌파진동은 단순한 생활의 활력소가 아니라, 나의 나머지 인생을 함께 걸어갈 든든한 동반자인 것만 같다.

수련 노하우 엿보기 | 뻣뻣한 목을 풀어주는 뇌파진동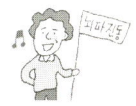

나는 뇌파진동의 핵심이 '경추'와 '척추'를 이완시키는 데 있다고 본다. 허리를 꼿꼿하게 편 상태에서 '목의 척추'라 불리는 경추를 충분히 풀어주면 더 많은 효과를 볼 수 있다. 예를 들어, 코브라 자세에서 '도리도리'를 하거나, 어깨를 최대한 올리거나 반대로 아래로 내려뜨린 자세로 '도리도리'를 해보라. 척추가 반듯하게 교정이 되면서, 등이나 허리가 아픈 것도 없어지고 장시간 일을 해도 쉽게 피로하지 않을 것이다.

나의 건강 비결은
뇌파진동과 발끝 부딪치기

장준봉 73세, 전 경향신문사 사장, 서울 송파구 잠실동

 나이는 들었지만 건강만큼은 자신 있다고 생각한 적도 있었다. 족욕과 골프를 꾸준히 하면서 나름대로 건강 관리에 신경을 써왔기 때문이다. 하지만 세월 앞에는 장사가 없는가보다.
 2005년 가을 휴가에서 돌아오는 길이었다. 친구들과 사나흘 골프 휴가를 즐기고 막 돌아와 골프채를 들고 집안으로 들어오려는데, 갑자기 다리에 스르르 힘이 풀렸다. 나는 앞으로 넘어지듯이 제자리에 주저앉고 말았다. 일흔을 넘기면 무릎도 약해지고 다리 힘도 떨어진다더니, 그게 남의 일이 아니구나 싶었다. 그제서야 근래 들어 지하철 계단을 오르내리는 게 부쩍 힘이 든다 싶었던 것이 기억났다.

글루코사민을 먹을까, 발끝 부딪치기를 할까

어쨌든 다리가 그 모양이라는 걸 알았으니 가만히 있을 수는 없다. 친구들에게 물으니 '글루코사민'이라는 약이 무릎에 좋다며 먹으라고들 한다. 하지만 원체 약이라는 걸 싫어하는 성미라 마음이 영 내키지 않았다. 꾸준히 다니던 단센터의 원장에게 무슨 묘수가 없겠느냐고 조언을 청했다. 그랬더니 집에서 틈틈이 뇌파진동을 할 때 그냥 뇌파진동만 할 것이 아니라, 발끝 부딪치기도 겸해서 해보라는 것이다. 그러면서 시범을 보이는데 방법도 어려울 것이 하나 없었다.

자세는 드러누워도 되고, 팔을 뒤로 젖히고 앉아서 해도 된다. 다리를 쭉 뻗어서 가지런히 모은 다음, 양발의 뒤꿈치를 붙이고 양 엄지발가락이 서로 맞부딪치도록 발을 모았다 벌렸다 하는데 이 동작을 되도록 빨리 해주는 게 요령이다. 한 번에 적어도 200회는 해야 하는데, 그러면 약 2분 정도 걸린다.

처음엔 뒤쪽 허벅지 근육이 당기고, 솔직히 지루한 마음도 없지 않았다. 하지만 이왕 시작했으니 효과를 볼 때까지 해보자는 생각에, 그날부터 뇌파진동을 할 때마다 발끝 부딪치기도 겸해서 했다. 고개를 좌우로 살랑살랑 흔들면서 뇌파진동을 하는 동시에 발끝 부딪치기를 하기도 했고, 발끝 부딪치기를 먼저 하고 나서 온몸이 나른하게 이완되었을 때 차분한 마음으로 뇌파진동에 몰입하기도 했다.

그렇게 해서 두어 달쯤 흘렀을까. 어느 날부터인가 뭔가 달라졌다는 것을 느꼈다. 가장 뚜렷한 변화가 테니스를 하고 나서의 반응이다.

전에는 테니스를 한 차례 치고 나면 허벅지와 종아리가 당기고 다음 날까지도 다리 근육이 뭉쳐서 불편하기 짝이 없었는데, 그런 증상이 모두 사라졌다. 골프를 칠 때도 과연 달랐다. 다리 힘이 좋아져서 그런지 골프의 비飛거리가 10~15퍼센트 정도 늘었다. 마음 놓고 깊은 잠을 잘 수 있게 되었다는 것도 큰 변화다. 그 전까지 나는 밤에 잠을 자다가도 다리에 경련이 와서 곤욕을 치르곤 했다. 그런데 언제부터인가 그런 일이 싹 사라졌다 싶어서 곰곰이 되짚어보니, '발끝 부딪치기'를 시작하고 나서부터 그런 '한밤의 봉변'이 없어진 것이다.

나이가 들수록 혼자만 젊어지는 비결을 공개하라고?

고마운 마음에, 단센터에 가서 바로 이 소식을 알리고 원장에게 감사 인사를 했다. 그랬더니 원장이 '발끝 부딪치기'는 많이 할수록 좋으니 점점 횟수를 늘려보라고 격려를 한다. 그 말을 들으니 더욱 욕심이 났다. 횟수를 200회에서 500회로, 나중에는 1000회까지 늘려나갔다. 그것이 벌써 햇수로 만 3년이 되었고, 지금은 하루에 평균 2000회 이상을 한다.

이제는 뇌파진동만이 아니라 발끝 부딪치기도 집에서 하는 나의 생활 수련의 하나로 확실하게 자리잡았다. 뇌파진동을 하루라도 하지 않으면 목덜미가 뻣뻣해서 자고 나도 머리가 개운하지 않은 느낌이었는데, 발끝 부딪치기도 마찬가지다. 약해지는 무릎 때문에 궁여지책으로 시작하게 된 것인데, 이제는 오히려 하루라도 하지 않으면 다리가 뻣뻣하고 몸이 찌뿌드드하다.

지금은 무릎만 좋아진 게 아니라, 몸이 10년 전보다도 더 건강해진 느낌이 든다. 실제로 배변도 좋아지고 얼굴색도 밝아졌다. 조찬이나 오찬 모임에 나가 지인들을 만나면, 얼굴이 환해졌고 혈색이며 피부도 아주 좋아 보인다며 혼자만 젊어지지 말고 비결 좀 공개하라고 성화들이다. 그때마다 내가 이야기하는 비결은 딱 두 가지다. 뇌파진동과 발끝 부딪치기. 이 두 가지 수련의 장점은 시간에 쫓길 때는 동시에 두 가지를 한꺼번에 할 수도 있다는 것이다.

이때 사람들이 자주 묻는 것 중에 하나는 도대체 1,000번을 언제 세고 있느냐는 것이다. 그래서 이 글에도, 비록 별것 아닌 노하우이긴 하지만 혹시나 참고가 될까 해서 내가 하는 방법을 적어본다. 나는 처음에는 1,000번을 일일이 셌지만 지금은 그렇게 하지 않는다. 1분이면 대략 120회를 하고, 1,000회를 하는 데는 8분 정도가 걸리니 10분 뒤에 알람이 울리도록 시계를 맞춰두는 것이다. 방법이야 자명종을 이용해도 되고, 휴대폰 알람 기능을 활용해도 좋다. 먼저 자신의 속도를 가늠해본 다음, 1000회를 충분히 마쳤을 시점에 알람이 울리도록 설정해두면 편리하다.

31년 동안 써오던 안경을 벗어버리다

나는 매일 밤 잠자리에 누웠을 때 1000번, 아침마다 잠자리에서 일어나기 전에 500번 이상 발끝 부딪치기를 규칙적으로 한다. 물론 이 시간 외에도 틈나는 대로 수시로 한다. 저녁 뉴스 시간에 TV를 시청하거나 라디오의 음악을 들으면서도 발끝 부딪치기를 한다. 이렇게 하면 천천히 해도 3000번 정도는 족히 할 수 있다.

이젠 주변 친구들도 뇌파진동과 발끝 부딪치기의 효과에 감탄한다. 한 친구는 2시간마다 화장실에 가고 싶어 밤마다 잠을 깨곤 했는데, 요즘은 적어도 5시간 정도는 숙면을 취한다며 고마움을 표했다. 또 다른 친구는 머리가 맑아지고 집중력도 좋아져서 예전보다 업무를 빨리 끝낼 수 있다며, 한턱 제대로 낼 테니 시간을 좀 비우라고 반가운 소식을 전했다.

3년을 꾸준히 뇌파진동과 발끝 부딪치기를 했더니, 나에게도 결코 작지 않은 기적이 일어났다. 벌써 1년 전쯤의 일이다. 친구와 바둑을 두기로 약속을 해서 부랴부랴 자동차를 몰고 나갔는데, 대로로 들어서자 마자 이상한 느낌이 들었다. 아뿔싸, 그러고 보니 안경을 두고 나온 것이다. 처음에는 약속에 좀 늦더라도 집에 돌아가 안경을 가져와야지 별 수 없다는 생각뿐이었다. 그런데 놀랍게도 안경을 안 쓰면 거의 보이지 않던 길 건너편 도로 표지판이 선명하게 눈에 들어오는 것이다. 나는 안경 없이 그대로 맨눈으로 운전을 해서 약속 장소로 갔다. 따로 시력을 재보지는 않았지만, 안경을 벗고 다닐 만큼 시력이 좋아졌음을 확인할 수 있었다.

최근 들어서는 31년 동안 써오던 안경을 완전히 벗어버렸다. 안경에 의지해야 즐길 수 있던 테니스와 골프는 물론 자동차 운전도 안경을 쓰지 않고 할 수 있게 되었다. 물론 책도 한두 시간 정도는 아무런 부담 없이 읽을 수 있다. 눈이 뿌옇게 흐려졌다 싶으면, 다시 뇌파진동이나 발끝 부딪치기를 잠시 하면 곧 회복된다. 머리가 시원해지면서 눈도 대번에 밝아진다.

몸이 건강해지는 재미, 마음이 젊어지는 재미

내가 뇌파진동과 발끝 부딪치기를 지속적으로 해오면서 한 가지 느낀 것이 있다. 운동이나 수련도 이것저것 할 것이 아니라, 하나라도 인내심을 가지고 꾸준히 할 때 더 큰 효과를 볼 수 있다는 것이다.

하지만 안타깝게도, 뇌파진동과 발끝 부딪치기를 주위에 권해보면 한두 번 해보고는 지겨워서 못 하겠다는 소리를 하는 사람이 종종 있다. 그런데 그런 마음의 고비를 단 3주 정도만이라도 꾹 참고 견뎌내보기를 바란다. 처음에는 무슨 재미로 할까 싶을지 모르지만, 익숙해지면 그런 말이 쏙 들어간다. 몸이 건강해지는 재미, 마음이 젊어지는 재미가 보통이 아니기 때문이다. 내가 해본 체험이 다른 이들에게도 도움이 되기를 바란다.

15년 묵은 좌골신경통에
20년 묵은 비염까지 털어내고

김지호 49세, 사업가, 단월드 고양 화정센터

나는 단센터에서 수련한 지 10년이 넘는 고참 회원이다. 단센터를 알게 된 계기는 아주 단순하다. 당시 나는 허리가 심하게 아파서 45도 이하로는 몸을 잘 구부릴 수도 없는 지경이었는데, 그나마 따뜻한 물에 몸을 푹 담그고 나면 조금이나마 완화가 되어서 사우나에 자주 다녔다.

하지만 세상 일이 짐을 하나 덜면 다른 짐이 하나 더 생긴다던가. 따뜻한 물로 찜질을 하고 나면 허리가 부드러워지는 것은 좋은데, 기운이 쪽 빠져서 몸이 나른하고 축 처지는 게 고민이었다. 그래서 기운을 차리려면 뭔가 운동을 해봐야겠다고 생각하던 차에, 마침 단골 사우나 근처에 있는 단센터 간판을 발견한 것이다.

하지만 가자마자 덜컥 입회하지는 않았다. 평소 쓸데없는 데 시간 쓰고 돈 쓰는 것을 죽기보다 싫어하는 성미라, 매달 한 번씩 가서 탐색만 하고 돌아오기를 넉 달쯤 하고서야 입회를 했다. 내가 하도 꼬치꼬치 묻고 뜸을 들이는 통에, 아마 원장님도 만만찮은 신입회원이 들어왔다고 속으로 혀를 내두르셨을 것이다.

하루에 세 갑도 모자라던 골초가 담배 맛을 모르겠다고?

그렇게 온갖 탐색전 끝에 입회한 만큼 효과에 대한 믿음도 이미 상당히 쌓여 있었고, 나는 처음부터 반신반의하는 마음 없이 바로 수련에 몰입했다. 기대감이 컸지만, 내게 찾아온 효과는 그 이상으로 강렬했다.

그 즈음 나는 장사를 하고 있었는데, 온갖 손님을 상대하는 게 여간 스트레스가 쌓이는 게 아니었다. 딱 멱살을 잡고 주먹을 날리고 싶은 인간에게 "손님, 죄송합니다" 소리를 연발하려면 소화가 되던 밥알도 다시 곤두설 지경이었다. 나는 그걸 모조리 담배로 풀었다. 온종일 담배를 입에 달고 살았으니 어떨 때는 하루에 세 갑도 모자랐다. 그런데 어이가 없을 정도로 놀라운 것이, 그런 내가 수련한 지 딱 일주일 만에 담배를 입에 댈 수가 없게 되었다는 사실이다. 어느 날 담배 한 개비를 무는데 딱 두 모금 빨아보고는 내려놓을 수밖에 없었다. 그 달고 구수하던 담배에서, 쓰고 역하고 독한 맛이 날 줄이야. 그 후로 지금까지 단 한 번도 담배를 물어본 적이 없다.

그뿐만이 아니다. 45도 이상은 굽혀지지 않던 허리가 180도로 쑤욱 내려갈 만큼 유연해졌고, 통증도 온데간데없이 사라졌다. 15년 동안 지긋지긋하게 나를 괴롭혔던 좌골신경통도 소리 소문 없이 날아가버렸다. 아니, 이렇게 쉽게 고칠 수도 있는 걸 왜 오랜 세월 고생했나 싶은 원망이 들 정도였다. 단학 수련과 뇌파진동은 이렇게 차츰차츰 건강과 습관에 기적을 일으키며 생활의 일부분으로, 내 인생에 둥지를 틀었다.

사실 단센터에 오래 다닌 회원이라면 다 안다. 한두 해도 아니고 수련을 한 연차가 한 10년쯤 되어가면, 아주 건성으로 하지 않은 다음에는 웬만한 병이 다 떨어져나간다. 내 말이 하나도 과장이 아닌 게, 나 역시 허리 통증부터 좌골신경통, 소화불량, 어깨 통증, 만성피로까지 싹 나아서 몸은 깃털처럼 가볍고 피부는 무슨 좋은 로션이라도 바른 양 윤기가 반질반질해졌다. 그런데도 20년 내내 끈질기게 살아남아 나를 괴롭힌 질병이 있었으니 바로 비염이다.

좌골신경통, 허리 통증, 소화불량 다 고쳤는데 비염이라고 안 될까

이놈의 비염은 웬만한 수련으로도 안 되는가 보다 싶어서, 사실 작년까지 이비인후과에서 항생제를 먹으며 치료를 받았다. 하지만 그런데도 별 차도가 없었다. 나중에는 왜 치료가 안 되는지 의사로서도 알 수 없다며 포기를 했다. 의사까지 두 손을 든 마당에 앞으로 이걸 어디서 어떻게 치료해야 좋을지 나는 좀 막막했다. 춥고 건조한 겨울이라 코가 콱 막혀서 숨을 못 쉬는 나머지 잠도 두세 시간밖에 못 잘 지경이라 생활이 점점 엉망이 되어갔다. 설상가상으로 내가 집안 곳곳에서 재채기를 하고 코를 팽팽 풀고 다니는 통에, 아이들도 전염이 됐는지 나와 함께 비염을 앓아서 고민이 더욱 심각해졌다. 고칠 길은 막막하지만 고쳐야 하는 이유는 더욱 절실해진 것이다.

그러다가 결국 결심을 했다. 더 이상 약이나 병원 치료에 의존하지 말고 어떻게든 수련을 열심히 해서 비염을 고쳐보자는 쪽으로. 15년 달고 살았던 좌골신경통도 나았는데, 그까짓 비염이 안 나을 리 없다는 생각이 들었다. 때마침 단센터 원장님께서 '21일 뇌파진동 특별 수련'이 시작되니 함께 해보자고 권유하셨다. 21일 동안 새벽마다 하루도 빠지지 않고 참석해야 하니 보통일은 아니었지만, 병원에서도 두 손을 든 비염을 고칠 수 있는 좋은 기회라는 생각이 들었다.

그러던 어느 날의 일이다. 뇌파진동을 하면서 뇌 혈류 소리를 듣는데(단센터에서 진행하는 뇌파진동 수련 과정의 하나로, 뇌에서 혈액이 흐르는 소리를 음원으로 채취하여 그것을 들으며 뇌파진동 명상을 하는 프로그램 - 편집자 주) 아주 묘한 기분이 들었다. 무언가가 머리에서 이마로, 다시 이마에서 코로 묵직하게 내려오더니 순간적으로 코가 확 뚫리는 느낌이 들었다. 그러고 나더니 그날 저녁부터 온몸이 불덩이처럼 뜨거워지면서 호된 몸살이 왔다.

어찌나 독한 몸살인지, 다음 날 오후까지도 꼼짝 못하고 누워 있어야 했지만 겁이 나거나 하지는 않았다. 오히려 뭔가 좋은 징조라는 생각이 들면서 몸살이 반갑게 느껴졌다. 그동안 몸에서 이런저런 병이 떨어져나가면서 비슷한 명현현상을 경험했기 때문이다. 그래서 뇌파진동 수련을 오래 한 회원들은 이런 몸살을 가리켜 특별히 '기氣 몸살'이라고 부른다. 몸에서 독소를 비롯해 나쁜 기운이 나가고 새로운 좋은 기운이 들어오느라고 앓는 몸살이기 때문이다.

20년 만에 새록새록 느끼는, 코로 숨 쉬는 맛

과연 이틀째 끙끙 앓으며 푹 자고 나자, 그 다음 날로 몸살 기운이 싹 사라졌다. 몸이 아주 가볍고 개운한 것은 두말할 나위도 없다. 더더욱 신기한 것은, 그때부터 아무런 코 막힘이나 훌쩍거림 없이 숙면을 취하게 되었다는 사실이다. 물론 낮 시간에도 콧물이 흐르거나 재채기가 나지 않았고, 코도 막히지 않았다. 코로 숨을 쉬니 산소가 공급되어서 그런지, 늘 무거웠던 머리도 아주 시원해졌다. 장장 20년이나 앓던 비염이 하루아침에 거짓말처럼 사라진 것이다.

나는 요즘 20년 만에 코로 숨쉬는 맛을 새록새록 느끼며 살고 있다. 숨통이 트이니 정말이지 살맛이 난다. 내가 비염을 고치자, 나랑 같이 비염을 앓던 아이들도 덩달아 증상이 호전되어 오랜 미안함도 덜었다. 전에는 밥 먹을 때마다 코를 훌쩍이고 재채기를 하는 통에 아내가 자주 얼굴을 찡그렸는데 이제 우리집 밥상머리에서 그런 풍경은 없다.

비염이 사라지자 나에게는 새로운 수련 목표가 생겼다. "좀더 유연

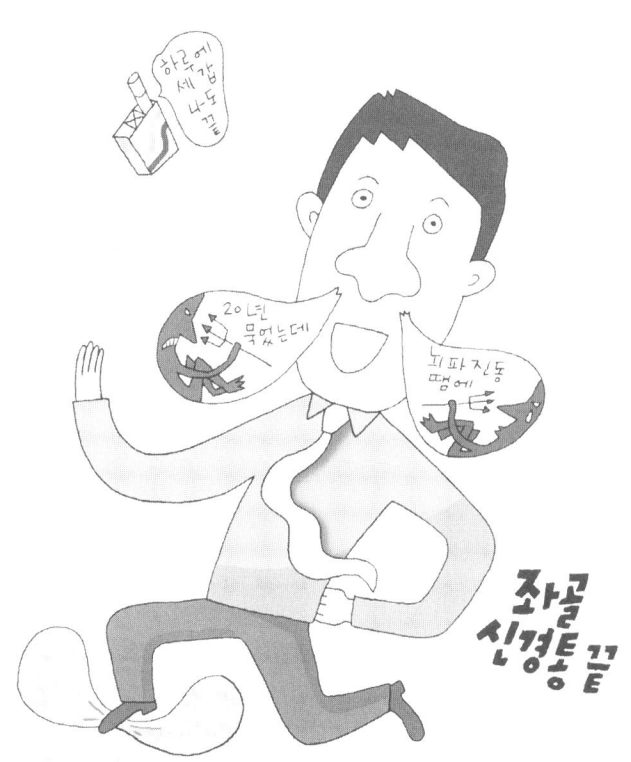

한 사람이 되자"는 게 그것이다. 뇌파진동을 하면서 몸의 독소나 묵은 병만 털어내고 날려버리는 게 아니라, 오랫동안 끌어안고 살아온 나의 딱딱한 고정관념이나 편견도 털어내고 싶다. 아내는 벌써 내 성격이 많이 부드러워진 것 같다며 칭찬을 해준다. 뇌파진동은 몸만 유연하게 해주는 게 아니라 마음까지 말랑말랑하고 유연하게 만들어주는 운동임에 틀림없다.

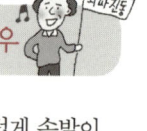

수련 노하우 엿보기 | 막힌 콧속을 뻥 뚫어주는 뇌파진동 노하우

뇌파진동 수련을 하며 온몸을 툭툭 털고 흔들다 보면 자연스럽게 손발이 뜨끈뜨끈해진다. 나는 그러면 뜨거워진 양 손바닥의 한가운데를 양쪽 귀에 슬며시 가져간다. 이때, 완전히 귀에 붙이는 것은 아니고 열기가 느껴질 정도로만 가까이 가져가는 것이 요령이다. 그런 자세로 15분에서 20분 정도 '도리도리 뇌파진동'을 하면, 코 속에서 점막이 움찔움찔하면서 이마에서부터 뭔가 몽글몽글하고 환한 에너지가 흘러내리는 듯한 느낌이 든다. 코 속이 시원하게 뻥 뚫리는 것은 물론이고, 계속하다 보면 온몸 전체가 큰 빛 속에 둘러싸인 것처럼 평온하고 충만한 기분이 된다. 나만의 '에너지 충전' 노하우다.

| 만성질환 | **2**

막히면 죽고
통하면 산다

인체의 첫 번째 건강 원리는 막히면 죽고
통하면 산다는 것이다. 뇌파진동은 생명의 파동을 일으켜
우리 몸의 막힌 곳을 시원하게 뚫어준다.
느린 진동은 허리, 골반, 허벅지, 다리에 공명을 일으키고
빠른 진동은 가슴, 목, 머리 부분에 영향을 미친다.

만성간염도 물리치고,
　　경추협착증도 날려버렸죠

예정옥 60세, 주부, 단월드 부산 좌동센터

처음에는 내가 간염에 걸렸을 줄은 꿈에도 생각하지 못했다. 건강검진을 6개월에 한 번씩 받고 있었기 때문에, 병원에서 아무 소리 안 하면 탈 하나 없이 건강한 줄로만 믿었다. 안색이 어둡고 얼굴에 유난히 기미가 번진다 싶었지만, 나이가 들고 몸이 피곤해서 그런 거지, 하고 말았다.

그러던 어느 날, 식구들과 모처럼 식당에서 생선회를 먹는데 갑자기 온몸에 두드러기가 돋았다. 웬일인가 싶어서, 회를 포기하고 밥이랑 김치만 먹는데도 두드러기가 일어나는 증상이 멈추지를 않았다. 식당을 나와 곧바로 인근 병원에 가서 진찰을 받았다. 그런데 의사의 말이 싱겁기 짝이 없었다. 별 이상이 없으니 집에 가서 푹 쉬면 나을 거라는 게 전부였다. 의사가 그렇다니 그런 줄 믿어야지 별 수 있나. 지금 생각하면 의사의 어이 없는 오진이 병을 키운 것이다.

결국 나중에 황달 증세까지 나타나 심상치 않은 예감에 큰 병원을 찾았더니, 거기서 처음으로 'C형 만성간염'이라는 진단을 받았다. 당시만 해도 'C형 간염'이라는 병명 자체가 우리나라에 생소하던 시절이라, 원인을 밝혀내기까지 이렇게 오랜 시간이 걸린 것이다. 곧바로 입원 수속을 밟으라는 의사의 말에, 그 자리에서 꼼짝 없이 입원해 두 달 넘게 병원 신세를 졌다. 집을 떠나 이렇게 오래 '바깥 잠'을 자기는 내 생애 처음이었다.

20년 고생 끝에 마음 편히 살아보려고 했더니, 만성간염이라니

병실에 쓸쓸하게 누워 있으려니 만감이 교차했다. 내 몸이 어쩌다가 이 지경이 되었을까, 하는 의문만 머릿속에 뱅글뱅글 맴돌았다. '내가 술을 먹기를 했나, 담배를 피우기를 했나?' 하지만 뭔가 짚이는 게 있었다. 사실 내가 지나온 세월을 생각하면, 몸이 이 정도 선에서 버텨준 것만 해도 감지덕지다.

나는 나이 스무 살에 시집와서 정말이지 온갖 궂은 일을 다하며 가정을 지켰다. 남편이 바람이 나서 가산을 탕진하고 집을 나간 바람에, 나 홀로 빈털터리가 된 집을 지키며 애들 셋을 키우고 거동을 못 하시는 시아버지 병수발을 했으니 오죽했겠는가. 돈벌이를 할 수 있는 건 나 하난데 딸린 식구만 넷이나 되니, 횟집 주방 설거지를 하던 내가 횟집 주인이 될 때까지 지난 15년 동안 하루 세 시간 이상은 자 본 적이 없다. 그렇게 열심히 산 덕분에 효부상도 두 번이나 받고, 자식들도 다 훌륭하게 성장하여 이제야 이런 게 '고생 끝에 낙'이라는 건가 보다 하며 살고 있었는데……. 입원 첫날, 나는 고개를 창가로 돌리고 누워 밤새 울었다.

그때부터 온갖 약을 먹으며 간염 치료를 시작했다. 중병에 걸려서 그런지 돈도 굉장히 많이 들어갔다. 음식도 고단백질로 좋은 걸 챙겨 먹어야지, 약도 먹어야지, 매주마다 인터페론이라는 주사도 계속 맞아야지……, 아프고 나니 전부 돈이었다.

나는 그렇게 한두 해가 지나면 나을 줄 알았다. 그래서 병원에 갈 때면 으레 의사에게 재촉하듯이 물었다. "선생님, 전 언제쯤 나을까요? 이 약 다 먹으면 나을까요?" 의사는 겸연쩍은 표정으로 웃기만 했다. 나중에 알고 보니, C형 간염이 한 번 만성화되면 완치가 쉽지 않으며, 더군다나 나같이 오랫동안 치료를 받다 보면 독한 약물로 인한 부작용도 만만치 않다는 것이다. 병원 치료를 계속 받으면 낫는 건 시간 문제라고 생각했는데 이만저만 낙심이 되는 게 아니었다.

"네, 깨끗하게 나았다고요? 제 간이 정말 멀쩡한 건가요?"

긴 병치레에 지쳐서 절망에 빠져 있던 나를, 우리 딸이 일으켜서 데려간 곳이 '단센터'다. 안 그래도 의사가 병원 치료에만 매달리는 내가 딱했던지, 간 기능을 빨리 회복시키려면 운동을 병행하는 게 좋겠다는 소리를 한 적이 있어서 필요성을 느끼고 있던 차였다.

나는 병원 치료를 계속하면서 하루도 빠지지 않고 수련에 매달렸다. 그때는 단센터에서 '뇌파진동' 수련을 시작하기 전이라서, 내가 주로 한 것은 몸을 이완하는 도인체조와 장운동, 다양한 기체조로 이루어진 '단학 수련'이었다. 나는 특히 장운동과 단전치기가 마음에 쏙 들었다.

밥 먹고 더부룩한 느낌이 들 때마다 단전을 툭툭 두들겨주면 몸이 가벼워졌고, 일상생활 중에 틈틈이 장운동을 해주니 얼음장 같던 배가 따뜻해졌다. 또 허리에 힘이 생겨서 그런지 전에는 벽에 기대지 않으면 오래 앉아 있기가 힘들었는데, 장운동을 열심히 하고부터는 허리를 꼿꼿이 세우고 앉는 것이 더 편하게 느껴질 정도가 되었다. 물론 간염 환자들이라면 누구나 겪는 극심한 피로감도 훨씬 덜해졌다.

그렇게 한 달이 지나고, 두 달이 지나고, 6개월이 흘렀다. 처음에는 만성간염을 치료하는 데 도움이 된다니까 억지로 시작한 운동이었는데, 6개월 정도를 하고 나니 설령 간염이 다 낫더라도 건강 관리 차원에서 이 운동은 내가 죽을 때까지 해야겠다는 생각이 들었다. 또, 간염이 완치되느냐 마느냐에 연연하는 마음도 줄어들었다. '내가 일상생활에 지장을 받지 않고 건강하게 잘 살고 있으면 그만이지' 하는 배짱이랄까, 마음의 여유가 생긴 것이다.

그런데 그런 '마음의 여유'가 괜히 생긴 것은 아니었나 보다. 정기검진 결과를 보러 병원에 가보니 의사가 대뜸 축하의 인사를 건넸다.

"축하합니다. 이제 깨끗하게 나았네요." "네? 깨끗하게 다 나았다고요? 정말 제 간이 이제는 멀쩡한 건가요?" 물론 그 전까지도 진료 결과가 좋아서 내심 기대하는 마음은 없지 않았지만, 3년 넘게 끌어오던 만성간염이 이렇게 빨리 완쾌될 줄이야. 의사는 내 말에 너털웃음을 웃었다. "그럼요, 이제 간염이라고는 알맹이 하나도 없습니다." 이러다가 죽는 게 아닐까 싶어서 병실에서 밤새 울던 때를 생각하면, 어깨춤이 덩실덩실 절로 났다.

만성간염이라는 고비를 넘기니, 경추협착증이라는 고비가 오고

그런데 사람 일이 참 얄궂기도 하고, 기가 막히기도 하다. 그렇게 중병에 걸려 고비 하나를 넘겼으니 앞으로 내 인생에 다시는 그런 일이 없을 줄 알았다. 만성간염이 낫고 나서도 꾸준히 해오던 수련을, 5년 전부터 손주를 맡아서 키우느라고 등한시할 수밖에 없었는데 그게 화근이 된 것일까?

어떤 사람은 내 이야기를 듣고 "화장실 들어갈 때 마음하고 나올 때 마음이 다르다더니"하고 혀를 끌끌 찰지도 모르겠다. 하지만 이건 정말이지 핑계가 아니다. 아기를 본다는 게 24시간 한시도 눈을 뗄 수가 없으니 어쩌랴. 그렇다고 금쪽 같은 내 손주를 돈 주고 남에게 맡긴다는 것은 상상도 할 수가 없었다.

사건은 아기를 목욕시키다가 벌어졌다. 아기를 번쩍 안아서 일으키려는데, 갑자기 몸이 돌덩이처럼 딱딱하게 굳어버린 것이다. 딸 내외가 집에 같이 있을 때였기에 천만다행이지, 혼자 있다가 그런 일을 당했다면 어떻게 되었을지 상상만 해도 끔찍하다. 사위의 부축을 받아서 천신만고 끝에 병원에 가서 CT촬영을 했다. 그랬더니 이번에는 듣도 보도 못한 '경추협착증'이라는 진단이 나왔다.

경추협착증이라는 게 대체 뭔가 싶어서 의사의 말을 들어보니, 목에서부터 허리까지 흐르는 척추 신경이 모두 막히고 죽었다는 뜻이란다. 가슴이 철렁했다. 만성간염이라는 산을 하나 넘었다 싶었더니, 이번에는 더 큰 산을 만난 게 아닌가. 순간적으로 눈앞이 캄캄했다. 그러고 보니, 요새 들어 손발이 자주 저렸는데 그 이유가 신경이 막혀서였던 것이다.

병원에서는 막힌 신경을 뚫어야 하니 주기적으로 척추 뼈에 주사를 맞아야 한다고 내게 통보를 했다. 그런데 몇 번 맞아보니, 그 주사가 보통 아픈 게 아니었다. 주사바늘을 척추 뼈 사이에 푹 찔러서 약물을 몸에 주입하는데, 엄살이 아니라 애 낳으러 병원에 들어갈 때도 그렇게 겁이 나지는 않았다. 게다가 약물 치료를 받아보니 다른 문제도 생겼다. 아픈 거야 이를 악물고 참으면 된다지만, 주사를 계속 맞아보니 부작용인지 몸이 자꾸 붓고 살이 쪘다. 결국 나는 다시 단센터를 나가야겠다고 결심했다.

5년 만에 다시 찾은 단센터에서 뇌파진동을 만나다

그렇게 해서, 5년 만에 다시 단센터를 찾았다. 마치 새로 입회를 한 것처럼 모든 것이 낯설게 느껴졌지만, 다시 수련장에 흰 도복을 입고 들어가 단전치기와 장운동을 하니 지난날의 기분이 느껴져 감회가 새로웠다.

'뇌파진동'이라는 새로운 수련 프로그램도 눈길을 끌었다. 고개를 좌우로 살랑살랑 흔들면서 배를 두드리기도 하고, 가슴을 두드리기도 하고, 뇌에 기운을 불어넣기도 하는 운동법인데, 척추 신경이 막혀서 병이 난 나에게는 특히 잘 맞을 것 같다며 원장님께서 강력 추천을 하셨다. 해보니 동작도 쉽고 간단하다. 나는 외우고 자시고 할 것도 없이, 그날 저녁 집에 돌아와서도 고개를 살랑살랑 흔들며 뇌파진동에 열중했다.

그동안 손주 보느라 못 다녔을 뿐이지, 단센터에서 하는 운동은 나에게 여러모로 안성맞춤이었다. 집에서 단센터까지 거리가 빠른 걸음으로 25분 정도인데, 그것부터가 나에게는 좋은 예비 수련이 되었다. 걸어서 센터에 도착하면 이미 땀이 몸에 슬며시 배어 수련하기 딱 좋은 상태가 된다. 그러면 얼른 도복을 갈아입고, 본 수련에 들어가기 전에 단전치기 500번에 장운동 300번을 해서 몸을 완전히 풀어준다. 두 가지 동작을 연달아서 하는 데 대략 20분 정도가 걸리는데, 그러고 나면 배와 손발이 뜨끈뜨끈 해지면서 몸에 땀이 쫙 흐른다. 아, 그 후련하고 개운한 맛은 정말이지 안 해본 사람은 모를 거다.

뇌파진동도 내 몸의 균형을 회복시키는 데 큰 도움이 되었다. 고개를 살랑살랑 흔들면서 몸 전체를 계속해서 흔들어 진동을 시키니, 뼛뻣하던 경추와 어깨의 통증도 많이 누그러졌을 뿐만 아니라 척추 뼈는 물론이고 몸이 전체적으로 반듯해진 느낌이 들었다. 손발이 저리거나 허리가 쑤시는 증세가 차츰 사라진 것은 물론이다. 수련을 마치고 집에 돌아가 거울을 보면, 핏기 없이 어두웠던 내 얼굴이 마치 화장을 한 것처럼 불그스레하니 화색이 돌았다.

이 세상에 수련 이상 가는 보약은 없더라

아무래도 나한테는 수련 이상 가는 보약이 없는가 보다. 이렇게 작정을 하고 수련에 매달리니, 경추협착증도 언제 나았는지 모르게 사라져버렸다. 그래도 불안한 마음에 초반에 6개월간은 뇌파진동을 하면서도 병원 치료를 병행했다. 하지만 그 뒤부터는 주사도 안 맞고, 약도 조금씩 줄이고 있다. 약은 이제 손 저릴 때 먹는 약이 전부인데, 하루에 세 번 먹으라는 것을 평상시에는 하루에 한 번만 먹고, 어쩌다가 날이 궂을 때만 몸이 쑤실까봐 하루에 두 번을 먹는다.

   내가 이렇게 병원 치료에서 한발 두발 물러나니, 하루는 의사가 "왜 약도 안 먹고, 병원도 안 오시냐?"며 "자꾸 그러시면 저희도 모릅니다"하고 꾸지람을 했다. 그래서 "선생님, 운동을 열심히 했더니 이제는 안 아파서요"라고 얘기했더니 눈이 휘둥그레진다. 무슨 운동을 하길래 몸이 그렇게 나았냐는 것이다. 단센터에서 뇌파진동을 한다고 했더니, 신기해하면서 "그렇게 몸에 잘 맞는 운동이라면 진짜 밥 먹듯이 운동하시면 나을 겁니다"하고 격려를 해주었다.

전에는 경추와 척추가 딱딱하게 굳어서 거동도 하기 어려웠는데, 요즘엔 몸놀림이 자유로워져서 예전보다 마음껏 수련을 할 수 있다. 시간이 갈수록 수련하는 재미가 솔솔 난다고 해야 할까. 단센터를 다시 찾았을 때만 해도 몸을 약간만 구부려도 등짝이 쇠고랑으로 잡아당기는 것처럼 아프고 허리도 못 견디게 쑤셨는데, 지금은 그런 증상들이 다 사라졌다. 게다가 예전에 건강할 때보다 몸도 더 유연해졌다. 무엇보다도 큰 위안이 되는 것은, 하루가 다르게 척추 뼈가 반듯하게 제자리를 찾아가고, 막혔던 신경이 다시 뚫리는 게 느껴진다는 점이다.

나는 만성간염과 경추협착증이라는 두 번의 큰 병을 뇌파진동과 단학 수련 덕분에 물리쳤다. 해보고 나니, 이 운동만 열심히 하면 진짜 웬만한 병은 다 나을 수 있겠다는 확신이 든다. 이것은 맹목적인 믿음이 아니다. 내 경험이다.

아니, 척수종양이
사라졌다고요?

박종필 34세, 경영 컨설턴트, 단월드 서울 공릉센터

내 직업은 경영 컨설턴트다. 온종일 고개를 앞으로 빼고 컴퓨터 모니터를 들여다보며 미친 듯이 일을 하다가, 고객들과 회의를 하고, 밤늦게까지 아이디어를 내기 위해 고민하는 것이 매일 반복되는 나의 일과다. 그러니 육체적으로 아주 건강한 컨설턴트란 지구상에 거의 존재할 수가 없다.

작년 3월은 가장 최악이었다. 업무상 중국에서 1년 반쯤 객지 생활을 한 데다가 업무량까지 많아 건강이 극도로 악화되었다. 문제의 그 날도 업무를 하다가 갑자기 목덜미가 뻣뻣하게 굳으면서 통증이 시작되었다. 처음에는 한두 번 그런 것도 아니고 이러다가 말겠지, 하고 크게 걱정하지 않았다. 그런데 그 증상이 하루 이틀도 아니고 무려 2주

넘게 지속되면서 나중에는 어깨와 팔, 손의 움직임까지 둔해지고 통증도 심해지는 것이 아닌가. 그제야 심상치 않은 예감에 덜컥 겁이 났다. 더 이상 미루면 안 되겠다 싶어서 한국으로 돌아와 바로 병원부터 찾았다.

그런데 불안감을 떨쳐버리고 싶어서 서둘러 MRI를 찍고 결과를 묻는 나에게, 의사는 좀 뜻밖의 대답을 했다. "목 디스크보다는 뭔가 좀 큰 게 있는 것 같습니다." 아니, 큰 게 있는 거 같다니. 이렇게 애매모호하게 사람을 불안하게 하는 말이 또 어디 있단 말인가. 나는 의사의 제안대로 조영제를 투여하고 재촬영을 했다. 그런데 그 결과를 보고 의사가 하는 말에 하늘이 무너져 내렸다. "척수에 종양이 있네요. 어서 큰 병원으로 가보십시오."

나는 소위 '큰 병원'에 달려가 최고의 전문가로 꼽히는 의사를 지정하여 진료 예약을 했다. 아니나다를까, 예약이 꽉 찬 상태라 간호사에게 통사정을 한 끝에야 2주 후로 날짜를 잡을 수 있었다. 내게는 정말이지 20년보다 긴 2주였다.

함부로 수술도 할 수 없는 병이라니 더욱 낙심이 되고

2주 후, 나는 거의 넋 나간 사람처럼 충격을 받은 아내와 함께 다시 병원을 찾았다. 그런데 의사의 진단 소견이 나를 더 어찌할 줄 모르게 만들었다.

"척수 3번과 4번에 종양이 있는 것은 맞습니다. 그런데 문제는 이 부위를 수술한다는 것 자체가 신경에 큰 손상을 줄 수 있어서 너무 위험하다는 것입니다. 자칫하면 신경을 잘못 건드려서 더 큰 후유증이 생길 수 있습니다. 일단은 팔과 손이 저리는 것 정도는 참고 사시는 게 낫지 않겠습니까?"

함부로 수술을 받을 수도 없는 병이라니 더욱 낙심이 되었다. 하는 수 없이 3개월 후에 다시 MRI를 찍기로 하고 병원을 나섰다. 의사가 마지막으로 해준 충고가 내내 귓전을 맴돌았다.

"어느 날 갑자기 아침에 눈을 떠보니, 몸이 완전히 마비되어 있을 수도 있다는 점을 항상 염두에 두십시오."

그 말은 내가 언제 죽을지 모르니 마음의 각오를 하라는 소리처럼 들렸다. 몸이 완전히 마비되어 거동도 못 하고 누워 있으면, 아내는 내 병수발만 들면서 살아야 한다는 것인가? 아이들은 또 누가 어떻게 키운다는 말인가?

나는 절망적인 심정이 되어 한의사 친구를 찾아가 하소연 겸 상담을 했다. 친구는 손 저림에는 두 가지가 있는데, 하나는 근육에 핏줄이 눌려 피가 안 통해서, 또 하나는 종양이 척수신경을 눌러서 그럴 수 있다며 목 주위에 침을 놔주었다. 기분 탓인지 목과 팔이 한결 부드러워진 느낌이었다. 그리고 나서, 진료실에서 창문 밖을 보는데 딱 맞은편에 단센터 간판이 눈에 들어왔다. 지푸라기라도 잡아보고 싶었던지, 나도 모르게 "나도 저기 가서 기 수련이나 한번 해볼까?" 하는 소리가 나왔다. 친구는 좋은 생각이라고 대번에 반색을 했다.

곧장 나는 단센터에 가서 등록을 했다. 그리고 한의사 친구에게 매일 침도 맞으며, 뇌파진동 수련을 시작했다. 과연 뇌파진동과 침이 상승작용을 일으켰는지 손 저림은 일주일이 채 지나지 않아서 사라졌다. 그런데 손 전체가 찌릿찌릿해지는 증상은 수련을 하고 나서 오히려 더 심해졌다. 고개를 좌우로 흔들 때 목을 살짝 숙이면, 목 근육이 신경을 눌렀는지 순간적으로 엄청 강하게 찌릿한 전기 같은 게 어깨에서 팔을 타고 손끝으로 쭉 내려왔다. 혹시 이러다 증상이 더 악화되면 어쩌나 걱정하는 마음도 들었다. 하지만 통증이 큰 것도 아니고, 한의사 친구 말이 낫는 과정에서 그럴 수 있다고 하여 믿음을 가지고 계속 수련을 지속해나갔다. 그렇게 하루에 3시간씩 수련하면서 한 달 반이 지나자, 전기가 오는 듯이 찌릿찌릿하게 신경을 거슬리던 증상도 모두 없어졌다.

하루 수련 3시간이 만들어낸 기적에 의사도 놀랐다

회사에는 병가를 내고, 오로지 건강에만 집중하며 보낸 지가 어느새 훌쩍 3개월이 지났다. 병원에서는 예정된 날짜가 되었으니 MRI를 찍으러 오라고 통보를 해왔다.

나는 다시 고민에 빠졌다. 사실 결과는 둘 중의 하나다. 종양이 더 커졌거나, 아니면 그대로 있거나. 만약 그대로라면 의사가 그냥 견디면서 살라고 할 테고, 더 커졌다면 수술을 하긴 해야 하는데 이런저런 위험성이 있다며 이러지도 저러지도 못하는 고민 속으로 나를 몰아넣을 것이다. 나는 그런 혼란스러운 상황에 휘둘리고 싶지 않았다. 이제 겨우 뇌파진동을 하면서 목도 좀 풀리고 손 저린 것도 없어져서 살 것 같은데, 더 이상의 하나 마나 한 고민으로 죽음 앞에 다다른 듯 절망적인 심정이 되고 싶지 않았다. 그래서 검사를 다시 3개월 뒤로 연기했다.

나는 검사를 연기한 후 뇌파진동 수련에 집중했다. 그만큼 효과에 대한 강한 확신이 생긴 것이다. 그렇게 열심히 했더니, 과연 주위 사람들도 한눈에 알아볼 정도로 눈에 띄게 변화가 나타났다.

그 중에서 가장 반가운 것은 체중이 늘어난 점이었다. 20대 초반에만 해도 키 180센티에 몸무게가 75킬로그램으로 건장한 체격이었는데, 언제부터인가 "왜 그리 말랐어?" 하는 소리를 들으며 내심 스트레스가 쌓였던 것이다. 더군다나 건강이 악화되면서부터는 무려 64킬로그램까지 살이 빠져서, 보는 사람마다 "쯧쯧, 너무 말라서 어떡해"가 인사를 대신하게 되었다. 하지만 지금은 어딜 가도 "딱 좋아 보인다"는 소리를 듣는다. 먹는 걸로 그렇게 살을 찌우려고 할 때는 꿈쩍도 안 하던 체중이, 오히려 운동을 하면서 살이 붙을 수도 있다는 게 참 신기하다. 뇌파진동으로 근육이 이완되고 뱃속이 편안해지면, 말랐던 사람은 살이 붙고 뚱뚱하던 사람은 살이 빠지면서 저절로 보기 좋은 몸매가 되는가 보다.

이런 나의 변화를 보고 아내도 좋았던지 하루는 내게 이런 소리를 했다.

"당신이 하루하루 크게 고통스럽지 않은 것만 해도 얼마나 감사한지 모르겠어요. 큰 병인데도 아픈 증상이 별로 없으니 이것도 얼마나 다행이에요. 난 이것만으로도 만족해요."

나는 이 좋은 걸 혼자만 해서는 안 된다는 생각이 들어, 바로 아내와 두 아들도 단센터에 등록시켰다. 내 병명을 들은 날로부터 매일 불면증에 시달리던 아내는, 수련을 시작한 지 한 달 만에 처음으로 잠을 푹 잤다며 환하게 웃었다.

아내와 아이들, 이제는 어머니까지 함께 뇌파진동을

작년 9월, 나는 드디어 미뤄두었던 정기검진을 받았다. 처음으로 '척수내종양' 판정을 받은 지 6개월이 지난 시점이었다. 또 무슨 청천벽력 같은 소리를 할지 조마조마했지만, 한편으로는 그동안 내 몸에 어떤 변화들이 생겼을지 무척 궁금했다. 초기 증상이었던 목 통증이나 손 저림이 사라졌으니, 설령 의사가 수술을 제안한다고 해도 나는 담담하게 거절할 각오였다.

MRI를 찍고 나서 일주일 후에 결과를 보러 갔다. 그런데 의사가 고개를 갸우뚱하며 입을 열었다. "참, 내가 뭐라고 말을 못 하겠네요. 종양이 그냥 없어져버렸는데, 의학적으로는 도저히 뭐라고 설명을 드릴 수가 없습니다." 나는 그렇다면, 혹시 초기 진단이 잘못된 것은 아니냐고 재차 물었다. 하지만 의사는 그렇다고 해도 도무지 말이 안 된다는 것이다. 설사 '척수종양'이 아니고 '척수염증'이었다고 해도 이렇게

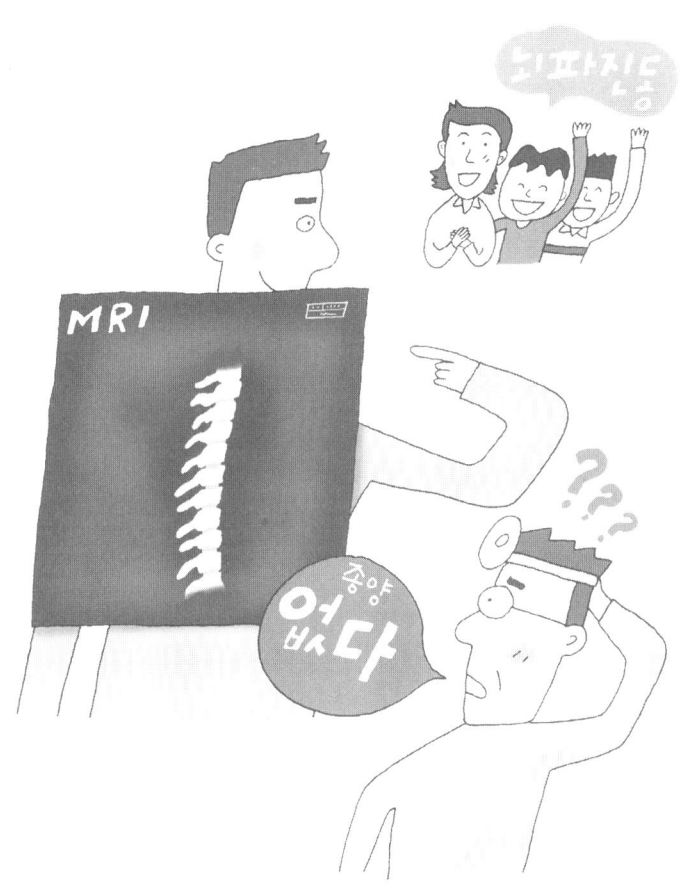

감쪽같이 사라지는 일은 있을 수 없다고 설명했다.

의료계에 있는 친구들에게 소식을 전해도 반응은 마찬가지였다. 정말 잘됐다고 축하와 격려를 하면서도, 이건 '기적'이라고밖에는 설명할 말이 없다는 것이었다. 뇌파진동의 효과가 강력하다는 것은 알고 있었지만 이 정도일 줄이야. 나는 일생 동안 뇌파진동을 거르지 말아야겠다고 다짐하기에 이르렀다.

또 아내와 아이들만이 아니라 어머니께도 이 사실을 말씀 드리고 단센터에 등록시켜 드렸다. 어머니는 심장에서 뇌 쪽으로 가는 동맥이 막힌 '뇌경동맥폐쇄'라는 질환을 앓고 계신데, 이 병이 곧 뇌졸중으로 발전할 수 있어 가족들의 염려가 크다. 하지만 뇌파진동을 하시면서부터는 별다른 증세 없이 아주 건강하게 잘 지내고 계신다. 나나 어머니나 만약 뇌파진동을 만나지 못했으면 어떻게 됐을지 상상하면 아찔할 뿐이다.

건강에 대한 염려를 넘어, 이제는 꿈을 향해 뇌파진동을 한다

나는 이제 회사에 복귀하여 다시 왕성하게 일을 하고 있다. 경영 컨설턴트를 오래 하려면 무엇보다 체력이 좋아야 한다. 체력이 받쳐줘야 고객들을 대하면서도 감정을 조절할 수 있고, 새벽 두세 시까지 계속되는 야근도 버틸 수 있다. 고도의 집중력과 판단력을 위해서도 강한 체력이 필요한 것은 물론이다.

이런 나에게 뇌파진동은 무엇보다도 강력한 무기다. 중국에 있을 때는 목이 뻣뻣해지면 목 부위만 전문적으로 마사지를 받거나 한 달에 두세 번씩 발과 어깨 마사지를 받으며 건강을 챙겼는데, 뇌파진동을 하고부터는 따로 마사지를 받아본 기억이 없다.

  지금도 회사에 가면, 책상 앞에 앉아 틈틈이 5~10분 정도 천천히 목을 좌우로 흔들며 뇌파진동을 한다. 두세 시간씩 마라톤 회의를 하고 나면 정말 피곤한데, 그때는 화장실에 앉아서 목을 풀어주기도 한다. 그 정도만 해도 뻣뻣하던 근육이 풀리면서 눈도 환해지고 머리도 시원해진다. 무슨 운동이든 20~30분 정도를 해서 땀을 흘릴 정도가 돼야 효과가 있다는데, 뇌파진동은 잠깐만 해도 몸이 좋아하는 것을 느낄 수 있으니 나 같은 처지에 있는 사람에게는 정말 더 이상 바랄 것이 없는 운동법이다. 이제는 건강에 대한 염려를 넘어, 내 인생의 진정한 소망을 위해 뇌파진동을 하고 싶다.

신경성 질환이 앗아간
나의 30년 세월을 뒤로하고

우노미 65세, 주부, 단월드 부산 만덕센터

이 글을 쓰기 위해 지나온 세월을 돌이켜보니, 무려 30년이나 되는 투병 기간을 내가 어떻게 견뎠을까 싶은 생각이 든다. 나는 극심한 신경성 질환으로 한 달에 채 3일도 밤잠을 이루지 못했다. 사람들이 들으면 "에이, 그렇게 잠을 못 자고도 사람이 살 수 있어요?"라며 내 말을 곧이듣지 않는데, 정말 밤새도록 잠을 자려고 노력해도 10분도 채 못 자는 날이 허다했다.

약도 먹어봤다. 처음에는 그런 대로 약발이 받아서 잠시라도 눈을 붙일 수가 있었는데 그것도 얼마 가지 않았다. 처음에는 한 첩 먹고 자던 게, 나중에는 세 첩을 먹고 누워도 잠이 오지 않았다. 그런 날에는 하룻밤이 한 달처럼 길었다. 더군다나 잠을 계속해서 이루지 못하자 나중엔 다른 병까지 달라붙었다. 우울증이 찾아와 매사에 의욕이 없어지더니, 위장이 차츰차츰 나빠지고, 나중에는 힘이 없어서 대변은 물론이고 소변조차도 한참을 용을 써야 간신히 보았다. 신경은 날카로울 대로 날카로워져서 누가 말을 붙이는 것도 귀찮고 아무도 상대하기가 싫었다.

 신경성 질환이라는 것도 나를 심리적으로 곤혹스럽게 만들었다. 모르는 사람들은 불면증에 우울증이라고 하면 "팔자가 좋아서 생기는 병"이라며 "하도 한가해서 그러니, 그런 사람은 온종일 바쁘게 뺑뺑이를 돌려야 해"라는 식으로 반응을 해서 말 그대로 억장이 무너져 내렸다. 그때 심정 같아서는, 차라리 다리라도 콱 부러져서 아픈 거라면 좋겠다는 생각이 들었다.

 투병 기간이 30년이니 사실 안 해본 것 없이 다 해봤다고 해도 과언이 아니다. 남편과 부산 시내에 안 가본 병원이 없고, 용하다는 소리만 들리면 서울이고 대전이고 어디고 할 것 없이 찾아 다녔다. 하지만 별다른 진전은 없었다. 오죽하면 나중에는 점집을 다 찾아 갔겠는가. "귀신 병이 들린 것 같다"는 점쟁이의 말에 무당을 불러 굿도 여러 번 했지만, 그것도 아무런 소용 없이 돈만 날리고 끝이 났다.

"죽긴 왜 죽어? 그런 각오로 이 운동을 하면 못 고칠 병이 없다"

몸이 피폐해지자 정신도 점점 온전하게 유지되지 않았다. 어떤 때는 몽유병 환자처럼 밖으로 뛰어나가고 싶은 충동에 사로잡혔다. 실제로 집에 혼자 있다가, 기어가다시피 밖으로 뛰쳐나가서 병원에 실려간 적도 있다. 입원하고 이틀이 지나서야 집 전화번호가 생각날 만큼 정신적으로도 상태가 심각했다.

그러고 나서 한 달 만에 집에 돌아오니, 마음이 더할 수 없이 참담했다. 거실에 혼자 앉아 창 밖을 바라보는데, '저기 높은 데 올라가서 툭 떨어지면 이 모든 게 끝나지 않을까?' 하는 생각밖에는 들지 않았다. 나는 마지막이라는 심정으로 대구에 사는 언니에게 전화를 걸었다. 울먹이며 "언니, 미안해. 내가 아무래도 더는 못 버티겠어"라고 말을 꺼냈더니, 언니가 내 목소리에서 심상치 않은 분위기를 느꼈는지 "네가 이러면 안 된다"며 흐느껴 울기 시작했다. 그러면서 "죽을 때 죽더라도 마지막으로 내 얼굴은 보고 죽어야지"라며 꼼짝 말고 가만히 있으라는 것이다.

언니는 눈물 자국도 채 지우지 못한 얼굴로 한걸음에 달려왔다. 언니를 보자 참고 참았던 눈물이 왈칵 쏟아졌다. 그날 언니를 끌어안고 얼마나 울었는지 모른다. 세상 모든 일이 다 서럽고 괴로웠다. 가족들을 생각해서라도 약한 마음을 먹어서는 안 된다는 것을 알지만, 더 이상은 내게 버틸 힘이 없었다. 그런데 언니는 한참을 울고 난 내게 뜻밖의 말을 꺼냈다. 나와 같이 갈 곳이 있다는 것이다. 나는 이때까지만 해도 언니가 드라이브를 시켜주려는가 보다, 정도로 생각했다. 그런데 그것이 단센터에 가는 것일 줄이야.

나는 언니가 시키는 대로 그날 바로 회원으로 등록하고, 이튿날부터 수련을 시작했다. 다른 때 같으면 "해봤자 소용도 없는 걸 가지고, 괜히 사람 괴롭히지 말라"고 쏘아붙이고 말았을 것이다. 하지만 더 이상은 물러설 곳도 없는 낭떠러지에 선 기분이었기에 정말 마지막이라는 심정으로 해보기로 했다. "죽기살기로 이 운동을 하면 못 고칠 병이 없다"는 언니의 말이 크나큰 자극과 격려가 되었다.

몸놀림이 불편한 신경성 질환자에게는 뇌파진동이 구세주

첫날엔 아무것도 모르고, 남들이 하는 대로 그저 시늉만 내기에도 바빴다. 그런데 신기한 게, 고작 그 정도 수준에서 어설프게 따라했는데도 가슴에 뭔가 '탁'하고 와닿는 게 있더라는 것이다. 수련을 시작할 때는 사실 아무런 의욕도 없었는데, 한 시간을 엉거주춤 따라하고 났더니 나도 모르게 '이 운동을 정말 열심히 해봐야겠다'는 생각이 들었다. 내가 그런 생각을 하고 있다는 게 스스로도 좀 우습고 의아했다.

아마 여태껏 단센터를 찾은 회원 가운데 나만큼 아픈 몸을 이끌고 온 사람도 없을 것이다. 말이 운동이지, 처음에는 거의 누워 있다시피 했다. 부원장님이 아무리 친절하게 가르쳐줘도 도무지 따라할 수가 없었다. 눈으로 방금 본 것도 불과 몇 초 만에 잊어버리니, 그냥 멍하니 있다가 다시 그 자리에 드러눕는 게 다반사였다. 모르긴 몰라도, 부원장님이나 원장님께서 나 때문에 속깨나 태우셨을 거다.

그런데 그런 수준에서나마 계속 몸을 움직여주고 흔들어주니 차츰차츰 호전되는 기미가 나타나기 시작했다. 전에는 잠을 못 자니 밥도

통 먹을 수가 없고, 그러다 보니 배설 문제가 심각했는데, 밥을 조금씩 넘길 수 있게 되자 배설 기능도 점차 나아졌다.

특히, 내게는 뇌파진동이 구세주였다. 다른 동작은 보자마자 까먹어버려서 당최 나로서는 따라할 수가 없었는데, 뇌파진동만큼은 부원장님이 앞에서 시범을 보이자 '아, 이거라면 나도 해볼 수 있겠다'는 자신감이 들었다. 물론 신경에 문제가 있는 처지라, 막상 해보니 몸이 내 생각처럼 움직여지지 않아 애를 먹긴 했지만.

수련 3개월, 30년 동안 먹어온 약을 모조리 끊다

뇌파진동도 쉽게 따라할 수 없어서 애를 먹었다는 내 말에, 그렇게 쉬운 뇌파진동 동작에서 애를 먹을 대목이 대체 어딜까 싶은 의문이 들지도 모르겠다. 그런데 나한테는, 이를테면 아랫배 단전을 두드리면서 하는 '정충 뇌파진동'도 쉽지가 않았다. 남들은 배를 두드리면서도 고개를 살랑살랑 잘도 흔드는데, 나는 손놀림과 고갯짓이 따로 놀았다.

손으로 배를 두드리려고 하면 고갯짓이 멈추고, 고갯짓이 잘 된다 싶어서 배를 두드리려고 하면 손이 계속 머뭇대기만 할 뿐 이 두 가지 동작을 동시에 할 수가 없었다. 그렇게 어설프게 엇박자를 내며 따라하다가, 어느 순간 손놀림과 고갯짓이 자연스럽게 맞물려서 동시에 돌아가게 되자 어찌나 기쁘던지. 남들은 이해할 수 없는 나만의 발전이요, 기쁨이었다.

뇌파진동은 나에게 많은 자신감과 의욕을 불어넣어주었다. 이거 하나라도 내가 세대로 할 수 있다는 게 어찌나 뿌듯했던지, 집에 와서 TV를 보면서도 하고, 음악을 들으면서도 하고, 밤에 잠자리에 누워서도 배와 가슴을 두드리며 뇌파진동을 했다. 나중에는 병문안을 온 친척들과 얘기를 하다 말고 나도 모르게 습관적으로 고개를 살랑살랑 흔들어서, 사람들이 아무것도 모르고 "몸에 어디 문제가 생긴 게 아니냐?"며 깜짝 놀란 적도 있다. 내가 좋은 운동을 알게 되어 그걸 노상 하다 보니 습관이 되어서 그렇다고 해명을 하자, 다들 가슴을 쓸어내리며 껄껄 웃었다.

수련한 지 3개월째 접어들면서부터는 내가 좀더 용기를 냈다. 그동안 먹던 약을 전부 끊어버린 것이다. 약의 종류도 엄청나게 다양했다. 수면제, 신경성 질환 약, 위장약, 비뇨기과 약, 이비인후과 약 등등 지난 30년 동안 먹어온 약을 전부다 끊겠다고 결심하기까지는 나도 망설임과 두려움이 아주 없지는 않았다. 남편도 내 용기와 결단에 박수를 보내면서도, "그래도 신경성 질환 약이랑 비뇨기과 약은 당분간 먹어야 하지 않을까?"라며 조심스러워 했다.

하지만 뇌파진동을 통해 내 몸을 짓누르고 있던 온갖 증상들이 호전되는 것을 경험하면서, 나에게는 이미 자신감과 확신이 있었다. 이 병을 운동으로 한번 이겨보겠다는 각오가 생긴 것이다.

왜 그렇게 오랜 세월, 우울증과 불면증으로 헛고생을 했을까?

그게 벌써 1년 전 일이다. 30년 동안 먹어온 온갖 약을 다 끊고서도,

나는 지금까지 멀쩡하게 살아 있다. 아니, 그냥 살아 있기만 한 수준이 아니다. 육체적으로도, 정신적으로도 전보다 훨씬 건강해졌다.

뇌파진동을 하면서 배를 하도 두드렸더니 장이 튼튼해졌는지, 밥도 잘 먹게 되었고 대소변도 쉽게 볼 수 있게 되었다. 그렇게 오지 않던 잠도 이제는 솔솔 잘만 온다. 설령 잠이 잘 오지 않더라도 전처럼 전전긍긍해 하지 않는다. 발끝 부딪치기를 한 200번쯤 하거나, 침대 위에 누운 상태에서 팔과 다리를 번쩍 들고 탈탈 털어주는 '모관운동'을 하면 바로 졸음이 몰려오니까. 아니, 이렇게 한 1년 뇌파진동만 해도 호전될 수 있는 병을 가지고 30년 동안 왜 그렇게 엉뚱한 데 돈을 써가며 별별 고생을 다하고 살았는지 억울할 지경이다.

성격도 명랑하고 쾌활해졌다. 최근에 만난 사람들은 내가 우울증으로 고생했다는 게 도무지 믿기지 않는 눈치다. 당연하다. 단센터에 가서도 내가 먼저 다가가서 인사를 건네고, 헤어질 때는 "사랑합니다, 또 만납시다!"하고 사람들을 꼭 끌어안아주니까. 전에는 사람이라면 가족도 귀찮고 나를 그토록 극진히 보살펴주는 남편에게도 쌀쌀맞았는데, 요즘에는 입에서 "사랑한다"는 말이 절로 나온다.

사실 지나온 30년, 나도 나지만 남편도 온갖 고생을 다했다. 나 대신 밥하고 빨래하고 살림살이를 혼자 도맡아서 하는 걸로도 모자라, 까다로운 내 비위를 맞추며 병수발을 하느라 마음고생도 많이 했을 것이다. 이제는 건강해졌으니, 내가 남편에게 은혜를 갚을 차례다. 피곤해하는 것 같으면 센터에서 배운 활공도 해주고, 집안일도 하나하나 내 손으로 해주려고 한다. 남편 역시 나이가 있으니, 더 노쇠해지기 전에 뇌파진동을 알려주는 것도 빼놓을 수 없는 나의 책임이다.

나 같은 사람도 다시 살아났는데 못 고칠 병이 있겠는가

그래서 요즘엔 집에 있을 때는 혼자 수련하지 않는다. 꼭 남편이랑 손녀랑 셋이서 수련을 한다. 수련 프로그램은 간단하다. 내가 좋아하는 것 세 가지, 단전치기와 장운동, 그리고 뇌파진동을 차례차례 연달아서 하는 것이다. 특히 잠자리에 들기 전에는 단 10분이라도 꼭 하고서 잔다.

아무리 좋은 약을 먹어도 안 낫던 병이 뇌파진동으로 나았으니, 나에게는 세상에 이것만한 보물이 없다. 나는 누가 뭐래도 뇌파진동이 제일이다. 내가 이걸 몰랐더라면, 지금 이 순간 여기에 없었을지도 모르기 때문이다. 나는 그래서 누가 아프다는 소리를 들으면 '어서 뇌파진동을 해야 할 텐데' 싶은 생각밖에는 들지 않는다. 30년 동안 병마로 신음한 나 같은 사람도 살아났는데 못 고칠 병이 어디 있겠는가. 우리 언니의 말대로, 죽을 각오로 이 운동을 하면 못 고칠 병이 없다.

※ 위 사례에서 의료 기관의 처방에 반하는 내용은 체험자의 선택일 뿐, 단센터의 입장과는 일치하지 않음을 밝힙니다. 이런 경우, 위험이 따를 수도 있으므로 주의하시기 바랍니다.

20년 앓은
안면마비를 뿌리 뽑다니

전영기 52세, 건설업, 단월드 대구 성당센터

벌써 20년 전 일이다. 사업을 하는데 자금이 달려서 한창 전전긍긍하던 시기였다. 그날도 어디서 어떻게 돈을 끌어다 댈지 온갖 궁리를 하며 저녁을 먹느라, 밥이 입으로 들어가는지 코로 들어가는지도 분간하지 못한 채 정신없이 숟가락을 놀리고 있었다. 그러다가 갑자기 목구멍으로 넘어갔어야 할 찌개 국물이 입가에서 주르륵 흘러내렸다. 영문을 몰라서 얼굴을 만져보니 얼굴 한쪽이 뒤틀리면서 마비가 온 것이다.

함께 식사를 하던 어머니도 이런 나를 보고 깜짝 놀랐다. 무슨 '귀신병'이 붙었다며, 액땜을 해야 한다고 곧장 마당으로 나가서 대추나무 가지를 잘라 오셨다. 그러고는 그 대추나무 가지로 입 가리개 같은 걸 만들어서 내 귀에 걸어주셨다. 이렇게 조치를 해두고 딱 일주일만 기다리면, 귀신이 대추나무 사이로 빠져나가면서 마비가 풀릴 거라는 것이다. 병원에 데려갈 생각은 안 하고, 아주 비과학적인 처방만 한 셈이다. 물론 그런 어머니 말을 곧이곧대로 믿지도 않으면서 병을 방치한 내 잘못도 있지만.

일주일이 지나고 열흘이 지나도록 안면마비는 풀리지 않았다. 뒤틀린 얼굴을 하고 열흘을 넘게 지냈으니, 충격적이다 못해 우스꽝스러운 꼴이 되었다. 나는 한 달 동안 바깥출입도 포기하고 집 안에만 틀어박혀 있었다. 뒤늦게나마 병원에 가서 다소 회복되긴 했지만, 결국 그 뒤 20년 동안이나 달고 산 지병이 되었다. 몸의 컨디션이 나쁘거나, 겨울철이 되어 찬바람을 맞으면 바로 얼굴 한쪽이 딱딱하게 굳어지는 안면마비 증상이 찾아왔기 때문이다.

전에 없던 콤플렉스도 생겼다. 사업상 손님 접대라도 할라치면 항상 얼굴 때문에 신경이 쓰였다. 왼쪽 눈은 자연스럽게 깜박거리는데 오른쪽 눈은 감기지 않아서 계속 멀뚱멀뚱 뜨고 있으니, 상대방이 보면 얼마나 놀라겠는가. 대화를 나눠도 가능한 한 정면으로 마주보는 각도를 피했고, 마주 앉아서 밥을 먹을 때는 상대방과 눈을 마주치지 않기 위해 고개를 푹 숙이고 빨리 먹어 치우는 버릇이 생겼다.

단센터에서 1시간, 다시 집에 와서 1시간…… 뇌파진동에 공을 들이다

그러다가 올해 들어 우연히 단센터를 알게 되고 뇌파진동을 접하게 되었다. 처음 해보고 나서 바로 좋은 느낌을 받았다. 이걸 한번 제대로 해봐야겠다는 생각이 들었다. 단센터에서 1시간 수련하고, 집에 와서 다시 1시간 더 수련하기를 매일같이 두 달이 넘도록 지속했다.

동작은 간단했지만, 처음에는 기본형인 '도리도리 뇌파진동'을 하는 것도 쉽지 않았다. 나도 수련을 하고서야 알게 되었는데, 목이 돌처럼 딱딱하게 굳어 있었기 때문이다. 고개를 흔들려고 목을 약간만 돌려도, 이마와 눈썹에서부터 목덜미, 등줄기, 새끼손가락에 이르기까지 근육들이 마치 한 줄로 연결된 것처럼 팽팽하게 당기면서 통증이 왔다. 어찌나 아픈지 10~30분 정도는 가볍게 목을 풀어줘야 고개를 살랑살랑 흔들 수 있었다.

나는 수련 초기에 단전을 두드리면서 하는 '정충 뇌파진동'을 주로 했다. 1시간 동안 주먹으로 아랫배 단전을 치면서 온몸을 부드럽게 이완한 다음 고개를 좌우로 살랑살랑 흔들면, 머리 쪽으로 상기되었던 기운이 아랫배 단전으로 차곡차곡 쌓이는 것이 느껴진다. 단전이 바위같이 단단해진다. 단전의 뜨거운 기운이 회오리를 치듯이 온몸으로 퍼져나갈 때의 개운한 맛은 안 해본 사람은 모른다.

집에서 수련을 할 때는 내가 수련하는 소리에 행여 식구들이 깰까 봐 방문을 꼭 닫아두고 했다. 보통 새벽 다섯 시에 일어나 음악을 나지막이 틀어놓고 뇌파진동을 하는데, 우연히 잠을 깬 식구들이 내가 뭘 하는지 궁금했던지 초기에는 방문을 열어보는 일도 잦았다. 하지만 나중에는 웬일인지 방문 여는 횟수가 뜸해졌는데, 그 이유를 알고 좀 얼굴이 붉어졌다. 그 이유인즉 "방문을 열면 온갖 악취가 진동해서 도저히 문을 못 열겠더라"는 것이다. 그러고 보니 나도 짐작이 되는 바가 있었다. 전신을 두드리고 흔들면서 뇌파진동을 하니 몸 속에 있던 독한 가스(?)들이 수시로 빠져 나왔고, 온몸이 땀에 젖어서 좁은 방 안이 땀 냄새로 진동했다.

안면마비 증상이 완쾌되면서 혈압 약도 끊게 되고

하지만 땀으로, 방귀로 체내의 독소가 엄청나게 빠져나가면서 몸은 하루가 다르게 좋아졌다. 20년 동안 나를 가장 애먹이던 지병인 안면마비 증상도 한 달 만에 완전히 사라졌다. 경직된 피부와 근육, 신경계가 부드럽게 풀어지고 막혔던 경락이 통하면서 얼굴에도 효험을 발휘한 모양이다.

또한 앞에서 채 밝히지는 못했지만, 나이가 들면서 점점 심각해져 가던 혈압도 정상치로 돌아왔다. 집안 어른들이 모두 고혈압으로 고생하다 돌아가셔서 안 그래도 신경이 쓰이는 판에, 형제들 중에서 내가 가장 혈압이 높으니 걱정을 안 할 수가 없었다. 평균치 혈압이 220~230 정도라서 항상 약을 챙겨 먹어야 했고, 그것도 남들은 그저 한 알 정도 먹는 혈압 강하제를 나는 하루에 세 알씩 삼켜야 했다.

그런데 안면마비 증상이 완쾌된 것과 동시에 혈압도 120~90 정도 수준으로 완전히 뚝 떨어졌다. 고혈압은 한 번 약을 먹으면 계속 먹으면서 관리하는 수밖에 없다고들 하는 현대인의 난치병인데, 어떻게 한순간에 이렇게 좋아질 수 있는지 신기하기만 하다.

나는 이렇게 신기한 일을 스스로 체험하고서부터 '아, 뇌파진동을 하면 정말 안 낫는 병이 없겠다'는 강력한 확신을 가지게 되었다. 중요한 것은 그 사람이 얼마나 확신을 가지고 노력하느냐에 달렸을 뿐이다. 다시 찾은 건강한 몸과 마음으로, 앞으로도 인생을 더욱 활력 있게 살고 싶다. 그리고 주위에 있는 모든 사람들에게, 내가 발견한 최고의 건강 노하우인 '뇌파진동'을 알려주고 싶다.

뇌졸중으로 주저앉았던 내가
다시 걷기까지

엄영자 67세, 주부, 단월드 안양 중앙센터

누구나 병이 자신에게 날벼락처럼 떨어지기 전까지는 나름대로 건강하다고 생각하며 산다. 나도 그랬다. 내 자부심에는 이유도 있었다. 좋은 운동이라고 손꼽히는 수영을 10년이 넘도록 꾸준히 해왔기 때문이다. 건강 관리를 꾸준히 했으니, 나이에 비해 몸매도 좋은 편이고 혈색도 좋았다. 그런데 그게 모두 부질없는 착각이었던가 보다.

그날이 언제였는지, 아직 날짜까지도 생생하다. 2005년 4월 18일, 나는 여느 때처럼 수영장에 들어가려고 샤워를 하고 있었다. 그런데 기분이 이상했다. 이상하게 물에 들어가기 싫었다. 하지만 내 스스로 괜히 꾀가 나서 그러나 보다 싶어서 꾹 참고 수영을 시작했다.

자유형을 다섯 바퀴 돌고 접영을 세 바퀴째 돌려고 하는데, 몸에서 느닷없이 '뚝' 하고 소리가 났다. 순간적으로 모골이 송연했다. 하지만 수심이 2미터나 되는 풀장 한복판에서 수영을 멈출 수도 없는 노릇이라 억지로 사지를 놀려 바깥쪽으로 나아갔다. 지켜보던 사람들도 이상한 낌새를 차리고 "빨리 나오라"고 고함을 지르는 한편, 내 곁으로 다가와 내 몸을 물 밖으로 끌어내기 위해 안간힘을 썼다. 나는 간신히 풀장 밖으로 나갔다. 그러고는 이내 정신을 잃었다.

날마다 하는 생각이라고는 '여기서 떨어지면 죽을 수 있을까?'

나는 쓰러진 지 8일 만에 깨어났다. 검사 결과는 '뇌졸중'이었다. 오른쪽 뇌 혈관이 터져서, 몸의 왼쪽이 완전히 마비된 상태였다. 왼쪽 팔다리를 전혀 움직일 수가 없는 것은 물론이고, 생각이나 기억도 뭔가가 떠오를 듯하다가도 아득하게 멀어졌다. 방금 내가 무슨 말을 했는지, 무슨 말을 하려고 했는지조차 기억하기 어려웠다. 또 사람들의 말은 알아듣겠는데, 내 생각을 입 밖으로 끄집어내는 건 도무지 할 수가 없었다. 서 있는 건 말할 것도 없고 앉아 있지도 못했다. 가족들이 나를 일으켜서 앉혀 놓으면 버티지 못하고, 금세 앞으로 고꾸라지거나 뒤로 쓰러졌다.

사실 사람이 한 달만 이 지경이 돼도 "못 살겠다"는 소리가 절로 나온다. 그런데 나는 아무런 차도도 없이 그 상태 그대로 2년에 가까운 시간을 흘려 보냈다. 남들이 권하는 병원에서 일 년 반 이상 꾸준히 물리치료도 받아봤지만 별반 달라지지 않았다. 몸을 벽에 기대 세워

놓으면 스르르 넘어졌고, 손잡이를 쥐고 걷는 연습을 해도 다섯 발자국도 옮기지 못한 채 내 발에 걸려 넘어졌다.

정말이지 하루하루가 지옥이었다. 내 몸을 내 뜻대로 쓸 수 없을 뿐만 아니라 정신력도 사리 분별을 할 수 없을 만큼 떨어졌다. 집안 살림은 모두 딸이 도맡게 되었다. 나는 마치 갓난아기가 된 것처럼 딸이 해주는 밥을 먹었고, 딸이 입혀주는 옷을 입었다. 처음에는 이런 나 자신을 받아들이기가 쉽지 않았다. 특히, 남편과 딸이 모두 출근하고 나면 종일 혼자 있는 그 시간이 너무나 고통스러웠다.

우울증도 뼛속까지 파고들었다. 아파트 7층 베란다에서 아래를 내려다보며 매일 죽고 싶다는 생각만 했다. '내가 여기서 떨어지면 죽을 수 있을까? 괜히 죽지도 못하고 식구들만 더 고생시키는 건 아닐까? 지금이야 아픈 지 얼마 안 되니 식구들이 이렇게 안타까워하면서 살뜰히 보살펴주지만 이 시간이 길어지면 누가 나를 좋아할까?' 등등 우울한 생각만 꼬리에 꼬리를 물고 일어났다.

이렇게 움직여라, 저렇게 움직여라 …… 고통과 서러움을 이기고

그러던 어느 날 우연히 '단센터'에 대한 소문을 들었다. 딸의 친구가 우리 집에 놀러 왔다가, 자기 친척도 뇌졸중으로 쓰러졌다가 단센터에 다니면서 몸이 굉장히 좋아졌다는 소리를 했다. 물론 이전 같으면 나도 "그거야 그 사람 얘기지"하고 흘려 들었을 것이다. 하지만 지금 내게는 도저히 흘려 들을 수 없는, 귀가 번쩍 뜨이는 소식이었다.

딸은 바로 인터넷을 검색하여 집에서 가장 가까운 단센터를 찾았다. 그리고 그날 저녁, 나를 그리로 데려갔다. 사실 나는 그때까지도 몸도 못 가누는 내게 그런 운동법이 가당키나 한 일일까 싶은 의구심을 떨칠 수가 없었다. 하지만 딸은 나보다 더 절박한 심정이었던가 보다. 한 3개월만 해보자는 나의 만류를 물리치고, 곧바로 나를 평생회원으로 등록시켰다.

처음 해본 '뇌파진동' 수련은 기가 막혔다. 몸도 제대로 못 가누는데 원장님이 앞에서 자꾸 이렇게 움직여라, 저렇게 움직여라 하니 힘들기도 하고 서럽기도 했다. 다른 사람들과 자꾸 비교가 되니 속상하고 우울한 마음이 깊어졌다. 수련을 하면서 울고, 집에 오면서 또 울었다. '왜 내 돈 내고 이렇게 속상하고 불쾌해져야 하나?' 싶은 생각에 수련 중간에 자리를 박차고 나오고 싶었던 적도 한두 번이 아니었다. 하지만 딸이 내 준 돈이 아깝기도 하고, 날마다 자동차로 나를 단센터에 실어 나르는 남편에게 미안하기도 해서 어금니를 악물고 버텼다. 뭐 하나 제대로 할 수 있는 동작이 없었지만, 원장님의 말씀대로 내가 할 수 있는 만큼만 최선을 다했다.

수련한 지 6개월, 처음으로 혼자 걸을 수 있게 되다

그런데 지성이면 감천이라고 했던가. 언제부터인가 내 몸에서 이상한 현상이 일어났다. 뇌파진동을 하면서 몸을 움직일 때마다 손끝에서 뭔가가 쑥쑥 빠져나가는 느낌이 드는데, 그런 느낌이 오고 나면 몸이

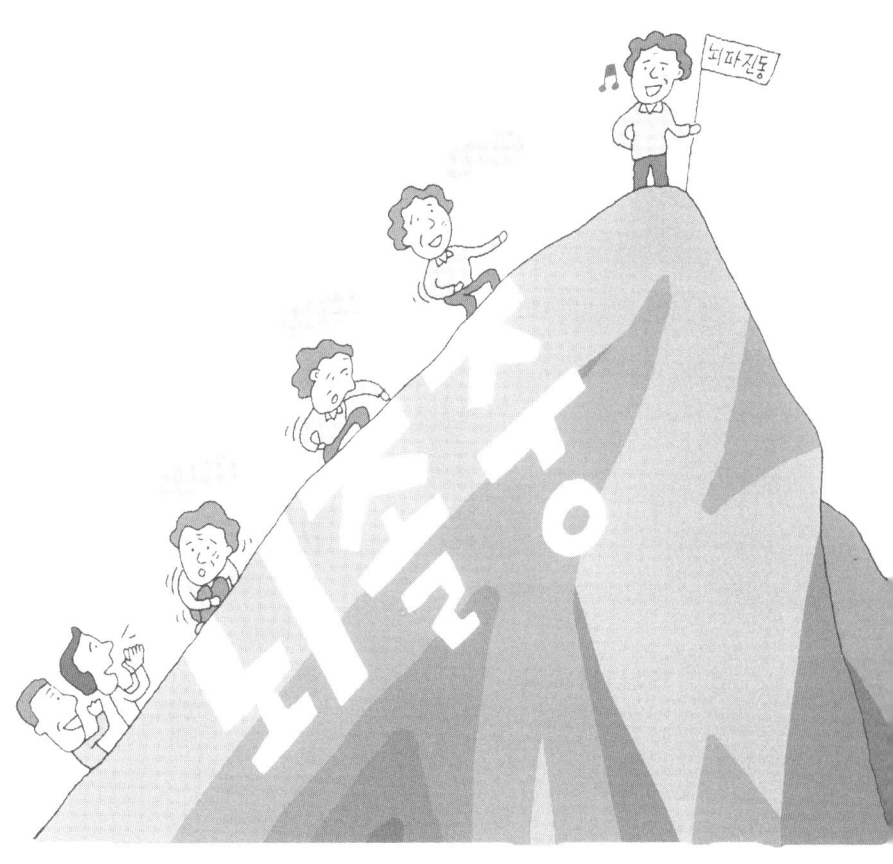

한결 가벼워지는 것이다. 내가 이 말씀을 드렸더니, 원장님께서는 "몸 안에 쌓인 독소나 탁한 기운이 드디어 빠져나가는 것"이라며 뛸 듯이 기뻐하셨다. 예전 같으면 터무니없는 소리라고 생각했겠지만, 내가 직접 경험하고 나니 믿지 않을 수가 없었다. 그렇게 묵직한 뭔가가 손끝으로 빠져나가고 나면, 꼼짝도 안 하던 왼쪽 팔이 조금씩 움직여졌기 때문이다.

왼쪽 마비로 움직임이 자유롭지 못한 나에게 뇌파진동은 점점 큰 힘이 되어주었다. 사실 나 같은 사람이 할 수 있는 운동이 뇌파진동 말고 뭐가 있겠는가? 물리치료가 고작이다. 그런 이유에서, 갖가지 질병이나 장애로 재활 치료를 하는 사람이라면 나는 뇌파진동을 강력히 권하고 싶다. 고개를 흔들면서 하는 도리도리 뇌파진동, 아랫배 단전을 두드리면서 하는 정충 뇌파진동을 하고 나면 몸이 가벼워지고 정신도 맑아졌다. 시간이 흐를수록 집중하는 힘도 높아져서, 나중에는 뇌파진동을 할 때면 내가 아프다는 사실도 잊고 동작에 몰입하게 되었다.

수련을 시작한 지 6개월 남짓 되었을 때, 나는 마침내 혼자 걸을 수 있게 되었다. 벽을 붙잡거나, 누군가의 부축을 받지 않고서도 말이다. 물론 왼쪽 다리를 절룩거리기는 했지만, 그래도 다른 사람의 도움 없이 혼자 두 발로 걷게 되었다는 게 어딘가. 전에는 당연하게 여겼던 그 사실이 눈물 나게 고맙고, 흥분이 되어 잠도 오지 않을 정도로 기뻤다. 지금도 코스모스가 한창이던 가을 무렵의 안양천변을 절룩거리며 걷던 기억을 생각하면 가슴이 벅차 올라서 눈물이 고인다. 내가 다시 걸을 수 있다니! 이렇게 강가에 나와 꽃구경을 할 수 있다니! 한 걸음 한 걸음이 기적처럼 느껴진다.

뇌졸중 환자들이여, 포기하기엔 아직 이르다

기적은 계속되었다. 1년 정도가 지나자 오그라들어 있던 왼손 손가락을 모두 펼 수 있게 되었고, 왼쪽 팔을 가볍게 돌릴 수 있을 만큼 회복되었다. 그리고 걸음을 오래 걷지 못하고 넘어지곤 하던 내가, 집에서 단센터까지 1킬로미터가 넘는 거리를 매일 걸어서 다닐 수 있게 되었다. 내 기사 노릇을 하느라 날마다 적잖은 시간을 할애해야 했던 남편에게 이제야 마음의 짐을 덜게 된 것이다. 재미있는 사실은 집에서 단센터까지 갈 때는 30~40분이 걸리는데, 단센터에서 집으로 돌아올 때는 언제나 20분이면 충분했다는 점이다. 한 시간 수련의 '약발'이 그 정도나 즉각적이고 강력하다니 놀랍지 않은가.

지금 내 몸의 회복 정도는 대략 90퍼센트 수준이다. 팔은 완전히 회복되어 자유롭게 움직일 수 있고, 다리는 완쾌되기까지는 아직 시간이 필요하지만 웬만한 거리를 걸어 다니는 데는 별 어려움이 없다. 딸에게 전부 맡겨 놓았던 집안 살림도 하나하나 내가 되돌려 받을 작정이다. 날마다 베란다 난간에 서서 아래를 내려다보며 '여기서 떨어지면 어떻게 될까?' 하고 절망을 곱씹던 나에게 이런 인생이 펼쳐지다니 감사할 뿐이다.

끝으로 나와 비슷한 증상을 가진 분들께 한마디 당부를 드리고 싶다. 단센터에는 나 말고도 뇌 질환으로 거동이 불편한 분들이 이따금 찾아와 수련을 시작하셨는데, 안타깝게도 다들 2~3개월 만에 그만두셨다. "할 만큼 했는데도, 별 효과가 없다"는 이유에서였다. 하지만 내가 볼 때는 좀더 진득하게 참고 하면 분명히 변화가 있을 텐데, 너무 쉽게 포기하는 것 같아 속상하고 안타까웠다.

나 역시 수련 초기에는 하루에도 수십 번씩 그만두고 싶었고, 수련을 하다가도 그만 집으로 돌아가고 싶을 정도였다. 하지만 그때 포기했더라면 어떻게 되었을까? 지금과 같은 내 모습은 상상도 할 수 없었을 것이다. 정말로 간절하게 원하고 열심히 공을 들여 수련을 하면, 분명히 기적이 찾아온다. 내 체험이 뇌졸중 환자나 그 가족들에게 도움이 되기를 진심으로 바란다.

'땜빵 할머니',
20년 만에 당뇨를 극복하다

윤간란 67세, 주부, 단월드 구리센터

시작은 그러니까 당뇨부터야. 벌써 20년 전 일이지. 1988년도에 교회에서 헌혈을 하다가 당뇨가 있다는 걸 처음 알았어. 그래도 다 죽게 되기 전까지는 생전 제 발로 병원에 가는 법이 어디 있나? 요즘 사람들이야 비웃겠지만, 우리는 다들 그렇게 살았어. 1년 동안은 '에이, 그까짓 것' 하고 대수롭지 않게 넘겼다니까. 그런데 자꾸 기운이 없어지더니 툭하면 길바닥에 쓰러져 눕는 일이 생기는 거야. 자칫하면 자식들 망신시키겠다 싶어서, 그제서야 별 수 없이 병원에 갔지. 혈당 수치라는 게 대번에 200이 나오데. 그래서 그날부터 지겨운 당뇨 약을 쉬지 않고 먹게 된 거야.

그런데 알고 보니까, 큰 병이 하나 생기면 그게 두세 개로 늘어나는 건 시간문제라며? 당뇨 약을 한 10년쯤 먹었더니, 이번에는 혈압이 따라오데. 뒷목이 무슨 쇳덩어리처럼 뻣뻣해지면서 또 쓰러졌어. 병원에 갔더니 이제부터는 당뇨 약만 먹지 말고 혈압 약도 먹으래. 그런데 약만 먹는다고 되는 게 아니야. 하도 오래 먹었더니 약이 슬슬 안 듣기 시작하는 거야. 한 알 먹던 게 두 알 되고 세 알이 되는데도 안 들어서 나중에는 하루에 여섯 알을 먹었어. 그런데 그래도 소용이 없더라구. 그래서 4개월에 한 번씩 약 대신 링거를 맞게 됐지.

"할머니, 혈당 수치가 안 내려가면 합병증으로 죽어요."
이쯤 되자 의사도 슬슬 걱정이 됐나봐. 하루는 진료를 받고 났더니 이런 소리를 하는 거야. "할머니, 약으로는 한계가 있습니다. 운동을 하셔야 병을 이길 수가 있어요. 혈당 수치가 조절이 안 되면 합병증으로 죽어요." 그러면서 날더러 수영이나 걷기 운동을 하래. 난 물은 질색이거든. 그래서 하루에 2시간씩 매일같이 걷기 시작했지. 하지만 그러면 뭘 해? 혈당 수치는 영락없이 300~400이 나오는데. 혈당이 높으니까 나중엔 다리가 아프고 온몸에 혹이 달린 것처럼 그렇게 결리고 아파. 하지만 살려고 하루 4시간씩 산을 오르내리며 갖은 애를 써봐도 허무할 정도로 혈당이 그대로인 거야. 그러면서 자꾸 세월만 간 거지.

나중에는 병이 대여섯 가지로 불어났어. 당뇨에, 혈압에, 골다공증에, 퇴행성 관절염에, 위염에……. 시간이 갈수록 병이 낫기는커녕, 점점 하나 둘 늘어나니 자식들도 걱정이 이만저만 아니지. 딸이 전화로

협박을 하더라고. "엄마, 그러다가 쓰러지면 어쩌려고 그래요? 엄마가 쓰러져도 우리는 몰라요. 먹고살기 바빠서 엄마 못 보살핀다고요. 그러니까 엄마 병은 제발 엄마가 알아서 해요."

그 소리를 들으니 정말 걱정이 되데. 이미 온갖 병이 종합선물세트로 들어찼는데 여기에 중풍 하나만 더 들어오면 내 인생이고 자식들 인생이고 완전히 엉망진창 되는 거 아냐? 그래서 딸한테 그랬지. "나도 한다고 하는데도 그런 걸 어떡하니? 엄마가 어떡하면 살 길이 있는지만 알려다오. 그러면 내가 니 말대로 다 할게." 그랬더니 딸이 이미 작정한 게 있었던가봐. "정말 내 말대로 할 거지?" 하고 다짐을 받더니, 오후 3시까지 어디어디로 나오라고 하더라고. 그렇게 해서 날 데려간 곳이 단센터야.

매일같이 울면서 배운 단학 수련과 뇌파진동

어휴, 처음 한 달 동안은 말도 하지마. 동작 하나하나 따라하는 게 어찌나 아픈지 날마다 울면서 했다니까. 1시간 하고 나면 집에 가서 끙끙 앓아 눕고 그랬지. 마음 같아선 너무 아플 때는 하루쯤 쉬고 싶기도 했지만 딸 눈치가 보여서 그럴 수도 없었어. 나더러 "엄마, 아프다고 꾀부리면 안 돼. 안 쓰던 근육을 쓰니까 처음에는 많이 아플 거야. 그래도 열심히 해서 어서 건강해져야지. 하루라도 빼먹으면 안 돼!" 하고 신신당부를 했거든. 너무 아프니까 나중에는 아픈 것도 포기랄까 체념이 되데. '이까짓 것, 수련장에서 죽으나 집에서 죽으나 매한가

지인데 죽기살기로 해보자. 여기서 죽는 건 차라리 행복이다' 이런 생각이 든 거지.

　뇌파진동 수련은 어땠느냐고? 그건 그나마 내 체력에도 어렵잖게 따라할 수 있어서 좋았어. 그냥 하는 것보다 입으로 마치 구령을 하듯이 '뇌파진동 천지기운, 뇌파진동 천지기운, 뇌파진동 천지기운……' 하면서 장단을 맞춰서 하니까 더 쉽게 따라할 수 있던걸. 그런데 신기한 건 뇌파진동을 하고 나면, 쑤시고 결리던 목이랑 어깨, 등짝이 파스라도 붙인 것처럼 서늘해지더라는 거야. 원장님께 말했더니, 이게 다 몸에 묵은 탁기가 나가느라고 그런 거라며? 그래서 그런지 정말 뇌파진동 하고서 1주일 만에, 잠도 못 자게 사람을 잡던 근육통은 좀 가라앉았지.

　그런데 더 신기한 일은 열흘 뒤에 벌어졌어. 단센터에 다닌 지 열흘쯤 지나서, 약이 똑 떨어져서 병원엘 갔거든. 그랬더니 의사가 검사 결과를 보더니 깜짝 놀라는 거야. "할머니, 도대체 그동안 뭘 했어요? 뭘 했길래 이렇게 수치가 뚝 떨어졌어요?" 나도 눈이 휘둥그레졌지. 세상에, 산에 그렇게 기를 쓰고 오르내려도 300~400으로 꼼짝 안 하던 당뇨 수치가 115가 나왔으니 신기하다는 말밖에는 할 말이 없는 거야. 어찌나 놀랬던지 갑자기 '뇌파진동'이라는 말도 안 떠올라서 그냥 "왜, 이렇게 고개 흔드는 운동 있잖아요?" 그랬다니까. 그런데 내가 몰라서 그렇지 이 운동이 유명한가봐. 의사가 대번에 알더라고. "아, 뇌파진동이요" 그러던데.

"도대체 뭘 했길래 이렇게 수치가 뚝 떨어졌어요?"

그때부터 차츰차츰 당뇨 약을 줄일 수 있게 됐지. 아침, 점심, 저녁에 각각 세 알씩 여섯 알을 먹던 걸 조금씩 줄여서, 6개월이 지난 요즘에는 아침에만 먹을 수 있게 됐어.

그뿐인가. 혈당 수치가 내려가니까 골다공증하고 관절염은 자동으로 떨어져 나가버리데. 사실 그때까지 당뇨도 당뇨지만, 골다공증하고 관절염 때문에도 고생을 많이 했거든. 오죽하면 우리 손주가 날더러 '땜빵 할머니'라고 불렀겠어. 아, 그 별명이 어떻게 생긴 거냐 하면, 내가 맨날 몸이 쑤시고 저리니까 몸에 온통 파스로 도배를 하고 살았거든. 그걸 보더니, 하루는 녀석이 "할머니는 완전 땜빵 할머니야" 이러더라고. 그 놈 말이 맞지. 온몸을 파스로 '땜빵'하고 살았으니까.

그런데 혈당이 내려가니까 이게 다 저절로 없어져버리데. 8년 동안 먹던 골다공증 약하고 관절염 약을 지금은 아예 안 먹는다는 거 아냐. 하루는 정말 나았는지 나 스스로 시험해보고 싶어서, 17층이나 되는 우리집을 일부러 계단으로 올라온 적도 있어. 그런데도 말짱해. 끄떡없어. 요새는 친구들한테도 아주 노래를 부르듯이 그러지. 아프다고 징징대지 말고, 단센터 다니라고.

아, 그러고 보니 좋아진 게 또 있어. 좀 부끄러운 얘긴데, 지난 일이니까 다 털어놓지 뭐. 사실 수련하기 전에는 내 허리 사이즈가 34인치나 됐어. 어찌나 뚱뚱한지, 의사가 툭하면 내 배를 꾹꾹 누르면서 이거 빼야지 혈당 수치가 내려간다고 얼마나 구박을 했는지 몰라. 장장

20년 동안 말도 못 하게 구박을 받았지. 그런데 아무리 운동을 해도 안 들어가던 배가 단센터 다닌 지 6개월 만에 쏙 들어가는 거야. 친구들이 "간란이 배, 어디 갔나?" 하고 물으면 "아직도 몰라? 단센터 가서 해산했잖아" 그러지.

온몸을 파스로 땜질하며 살았던 '땜빵 할머니' 노릇은 끝났다

나는 매일 새벽에 단센터에 가서 수련을 해. 하루를 그렇게 시작하기로 아예 내 마음에 법으로 정해놨어. 몸이 아무리 좋아진다 싶어도 절대 게으름 안 피우고 죽을 때까지 이 수련을 할 작정이야. 왜냐면 한번 꾀를 부렸다가 된통 혼난 적이 있거든. 딱 1주일 단센터를 못 나갔는데, 그게 그렇게 표가 날 줄이야 누가 알았겠어. 당뇨 약을 타러 병원 갔다가 의사한테 제대로 걸렸잖아. 의사가 결과를 보더니 대번에 그러더라고. "할머니, 수치가 '168'이 뭡니까? 잘 나가시다가 갑자기 왜 그러세요? 요새 운동 안 하고 게으름 부렸죠?"

그 뒤로는 하루라도 빼먹어 볼까, 이런 생각은 절대 안 한다니까. 게다가 의사도 나를 보고 자극을 단단히 받았나봐. 지난 달에 병원에 갔더니 의사 양반이 그러대. "할머니 좋아지는 거 보고, 저도 이제 단센터 다녀요." 그 말 듣고 병원 문을 나서는데, 어찌나 뿌듯하던지.

내가 건강해지니까 자식들이 얼마나 좋아하는지 몰라. 병원비다 약값이다, 나도 자식들한테 짐 지우는 게 미안했는데 그게 확 줄어서 이제 한결 떳떳해졌지. 이 달치 진료비하고 약값하고 모두 뽑아보니까 달랑 1만5천 원이 전부더라고. 그동안 매월 약값만 30만 원도 넘게 나갔는데. 그러니 얼마나 이익을 본 거야. 나도 모르게 하루에도 몇 번씩 뇌파진동을 개발하셨다는 이승헌 박사님을 생각하면서 "아이고, 이박사님 감사합니다. 정말 감사합니다" 하고 인사를 드릴 정도지.

뇌파진동 덕분에, 나이 예순일곱에 찾아온 새로운 꿈

수련하고서 내 몸이 이렇게 달라지니까, 아프다는 사람을 보면 안타까워 죽겠어. 뇌파진동을 배우면 될 텐데. 그걸 모르고 사는 게 남의 일인데도 너무 속상해.

  며칠 전에도 새벽에 수련하고 집에 돌아가는데 아파트 놀이터에 할머니들 대여섯 명이 의자에 앉아 얘기하는 소리가 들려. 그런데 하는 말이 죄다 "다리가 아파 죽겠다. 난 허리가 아파서 끊어질 거 같다……" 뭐 그런 소리야. 내가 구변이 좋으면 달려가서 뇌파진동을 가르쳐줄 텐데 싶더라고. 이런 일이 몇 번 반복되니까 요즘은 나도 목표가 생겼어. 뭐긴 뭐야? 뇌파진동 강사가 되는 거지. 그리고 보면 뇌파진동이 좋기는 진짜 좋은 운동 아니야? 내가 나이 예순일곱에 이런 꿈을 다 갖게 됐으니 말이야.

※ 위 체험기는 윤간란 할머니께서 구술하신 내용을 편집부에서 정리했습니다.

'레트 증후군'을 떨치고
세상 속으로 걸어 나온 내 딸

애나 콘트래라스 45세, 서비스업, 단월드 미국 라스베가스센터

세상 모든 부모가 그렇겠지만, 아넷은 하나님께서 내게 주신 가장 귀한 선물이다. 아넷을 낳았을 때 나는 세상을 다 얻은 듯했다. 다른 산모들은 산후 우울증을 겪기도 한다는데, 나는 아넷을 쳐다만 보고 있어도 하루가 짧을 만큼 고물고물한 딸아이의 모습에 폭 빠져 있었다. 아넷은 그렇게 사랑을 듬뿍 받으며 쑥쑥 자라주었다. 그런데 하늘이 우리 모녀 사이를 시샘이라도 한 것일까. 세 살 된 딸아이는 어느 날 아침, 갑자기 몸을 일으키지도 움직이지도 못하게 되고 말았다.

레트 증후군, 통나무처럼 뻣뻣하게 굳어버린 내 딸 아넷

그 끔찍한 날 아침도 햇살은 눈부시게 밝았다. 유달리 늦잠을 잔다

싶어 아이 방으로 깨우러 가니, 아넷은 잠들 때의 모습 그대로 눈만 말똥말똥 뜬 채 얌전히 침대에 누워 있었다. 방으로 들어오는 나를 빤히 쳐다보면서도 일어나지를 않길래 어디가 아픈가 하고 침대 가에 앉아 머리를 짚어보아도 열은 없었다. 그 순간, 아이가 갑자기 왼손을 뒤틀기 시작하더니 알아들을 수 없는 비명을 지르며 경련을 일으키는 게 아닌가. 너무 놀란 나는 아이를 품에 안고 근처 병원으로 달렸다. 병원으로 달려가는 동안 내 정신이 아니었다. 의료진에게 아이를 넘기고도 한동안 진정하지 못하자 간호사가 한참 동안이나 내 등을 어루만져주어 겨우 진정할 수 있었다. 그렇게 병원에 입원해서 검사 결과를 기다리는 며칠 동안에도 아넷은 여전히 움직이지 못했다. 세 살배기 아이의 몸이 마치 통나무처럼 뻣뻣하게 굳어갔다.

'레트 증후군(Rett Syndrome)', 아넷의 병명이었다. 유전으로 인한 염색체 손상 장애로 1만5천 명 중에 1명꼴로 나타나는 희귀병이란다. 아이의 뇌 발달이 멈추고 근육 저하로 움직이는 것이 어려워질 뿐 아니라 의사소통 장애도 심각할 거란다. 아이의 증상을 설명하는 의사의 말을 듣고도 도저히 믿을 수가 없었다. 어제까지만 해도 멀쩡하게 아무 탈 없이 잘 뛰어놀던 아이가 하루아침에 어떻게 이럴 수가 있단 말인가. 내가 그럴 리가 없다고 하자 의사가 나무라듯이 말했다. "하루아침이 아닙니다. 아이가 눈을 잘 맞추지 못하거나 안아줘도 별 반응이 없거나 손을 뒤틀거나 하는 초기 증세가 있었을 텐데요. 엄마라는 사람이 어떻게 아이가 이 지경이 되도록 모를 수가 있어요, 그래?"

의사의 이 말은 큰 대못이 되어 내 가슴에 박혔다. 아넷의 병이 유전에 의한 염색체 이상이라는 것도 엄마로서 씻을 수 없는 죄인데, 그토록 애지중지하던 딸아이가 그 지경이 되도록 병을 키우는 동안 난 도대체 뭘 했단 말인가! 딸아이에 대한 죄책감으로 난 아넷이 19살이 될 때까지 하루도 편한 잠을 자본 날이 없다.

자기만의 세계에 갇힌 유리 인형 같은 아이

아넷이 12살이 될 때까지 9년 동안 나는 아넷의 병을 고치기 위해 백방으로 뛰어다녔다. 수많은 의사를 만났고, 온갖 치료법을 다 섭렵했지만 하늘도 무심하지, 아넷의 증세는 전혀 차도가 없었다. 오히려 나이가 들수록 척추는 굽고 팔다리뿐 아니라 몸통까지 흔들거려 다른 사람의 도움 없이는 서지도, 앉지도 못했다. 그나마도 다른 사람의 도움을 받아 몇 발짝 걷는 걸음은 관절이 뻣뻣한 나머지 로봇처럼 걷는 바람에 동네 아이들의 놀림감이 되기 일쑤였다.

가장 가슴 아픈 일은 내 딸 아넷이 숨만 쉬고 있는 인형처럼 느껴질 때였다. 맛있는 걸 먹어도, 예쁜 걸 봐도, 슬플 때도, 행복할 때도 아무런 감정을 표현하지 않는 아이, 초점 잃은 눈동자와 무표정한 얼굴을 한 아이는, 결코 내가 닿을 수 없는 단단한 유리벽 속에 혼자 웅크리고 있는 것처럼 느껴졌다. 입가에 엷은 미소로라도, 그것도 아니면 눈빛으로라도 '엄마, 좋아요' '엄마, 슬퍼요'라고 표현해주면 얼마나 좋을까. 그러면 이 엄마는 네 엷은 미소, 네 작은 눈짓 하나에도 시린 가슴을 녹이고 태산 같은 희망을 품을 텐데…….

사람과 사람이 날마다 얼굴을 마주보고 살면서도 실낱 같은 감정조차 교류할 수 없다는 게 얼마나 막막한 고통인지 겪어보지 않은 사람은 상상도 못할 것이다. 내가 살던 브라질은 장애인에 대한 편견이 심한 곳이었다. 아넷이 이대로 말하지도, 움직이지도 못하고, 아무런 감정도 교류할 수 없는 채로 평생 주위의 따가운 눈총을 견디며 살아갈 생각을 하니 하늘이 원망스러울 뿐이었다.

그러던 즈음, 이웃에 살던 장애인 남자아이가 길거리에서 아이들에게 봉변을 당하는 사건이 발생했다. 그 사건 이후, 우리 가족은 아넷의 장래를 위해 지체 없이 절차를 밟아 미국으로 이민을 감행했다. 미국은 사회적인 분위기가 장애인을 '낙오자'로 보는 게 아니라 단지 불편할 뿐인 사람들로 받아들인다고 들었기 때문이다.

과연 미국행은 아넷을 위해서는 후회 없는 선택이었다. 그러나 이민자 생활이 녹록치는 않았다. 브라질에서는 헬리콥터 조종사로 일했지만 미국에서는 소용이 없었다. 9.11사건 이후로 면허를 연장해주지 않았기 때문이다. 나는 아넷의 치료비와 생활비를 벌기 위해 무슨 일이든 해야 했다. 아무 연고도, 가진 것도 없는 이민자가 할 수 있는 일이 많지 않다 보니 하루에 12시간을 서서 일하는 웨이트리스 자리도 거절할 입장이 아니었다.

그렇게 8년을 버티는 동안 나는 하루하루 지쳐가고 있었다. 낯선 타국 생활에 적응하랴, 꼼짝도 못하고 자리에 누운 아넷을 돌보랴, 게다가 이런 상황을 견디기 힘들어 했던 남편과의 이혼까지 겹쳐 내 몸과 영혼은 금방이라도 부서져내릴 것처럼 지칠 대로 지쳐 있었다.

뇌파진동의 기적 - 서고, 걷고, 14년 동안 닫힌 말문이 트이고

퉁퉁 부은 다리를 이끌고 퇴근하던 어느 가을밤이었다. 한 발짝도 더 옮길 수 없을 만큼 지친 나머지, 문 닫힌 어느 가게 앞에 앉아 다리를 쉬고 있는데 바람이 휭 불자 인적 드문 거리에 어지럽게 광고 전단지들만 날아다녔다. 그때 내 옆으로 광고지 하나가 날아와 떨어졌는데, 한 여성이 반가부좌를 한 채 눈을 감고 앉아 있는 모습이 말할 수 없이 평화로워 보였다. 단센터와의 인연은 그렇게 운명처럼 시작되었다.

다음날 나는 라스베가스 단센터를 찾아가 회원으로 등록했다. 아넷을 더 잘 보살피기 위해서라도 나부터 몸과 마음을 추슬러야 했다. 수련을 시작하자 스트레스로 지친 몸과 마음이 급속도로 회복되었다. 특히 뇌파진동은 정말 효과가 좋았는데, 수련을 하면 할수록 아넷의 얼굴이 떠올랐다. 뇌파진동처럼 쉽고 강력한 수련법이라면 아넷에게 시켜보아도 좋을 것 같았다.

그날부터 나는 아넷에게 간접적으로 뇌파진동을 시켰다. 딸아이를 앉힌 후 손으로 뒷목을 붙잡고 좌우로 흔들어주기도 하고, 양쪽 어깨를 잡고 앞뒤로 흔들어주기도 했다. 움직이지 않아서 굳은 등과 엉덩이도 주무르면서 두드려주고, 고관절을 비롯해 딱딱하게 굳어버린 관절들도 모두 풀어주었다. 하루에 12시간을 서서 일하고 나면 몸은 이미 파김치가 되기 일쑤지만, 단센터에서 수련을 하고 차린 기운으로 집에 오면 빠뜨리지 않고 아넷에게 뇌파진동을 시켰다. 아넷이 자고 있으면 깨워서라도 수련을 하게 했고, 어깨를 잡고 흔들어주다가 내가 지쳐 깜빡 졸기도 했다.

그렇게 한 달이 채 되기도 전에 아넷에게는 기적 같은 변화들이 나타나기 시작했다. 운동량이 적다 보니 소화기관도 약해진 아넷은 변비가 심해서 화장실도 1주일에 한 번씩 가곤 했는데 뇌파진동을 하고부터 하루 혹은 이틀에 한 번씩 주기적으로 변을 보기 시작했다. 또 운동실조 증세로 서 있으면 팔다리뿐 아니라 몸통까지 흔들리던 예전에 비해 서 있을 때도 조금도 흔들림이 없고, 걷는 모습도 무릎을 굽히며 한결 자연스럽게 걷는 것이 아닌가. 또 한번 침대에 누우면 밤새 절대 움직이지 못하던 아이가 혼자 일어나서 허리를 꼿꼿이 세우고 앉아 있는 모습을 보고 내 눈을 의심하기도 했다.

그뿐 아니다. 5살 이후로는 아예 말을 못 했던 아이가 뇌파진동을 한 지 3주쯤 지나자 말을 시키면 간단한 단어로 대답을 하기 시작했다. 오랜만에 같이 외출하는 차 안에서 내가 창밖을 보고 혼잣말처럼 "저기, 남자아이가 울며 지나가네" 했더니, 아넷이 "왜?"라고 묻는 바람에 얼마나 놀라고 기뻤는지 모른다.

혼자만의 벽을 허물고 세상 속으로 걸어 나온 아넷

이제 아넷은 뇌파진동 수련을 한 지 10개월쯤 되었다. 수련 후 2개월 동안은 몸의 변화로 나를 놀라게 하더니 지금은 정신적인 변화로 나를 감동시키고 있다. 영영 자기만의 세계에 갇혀 세상 밖으로 나올 것 같지 않던 아넷이 달라지기 시작한 것이다.

여느 때처럼 휴일을 맞아 함께 산책을 나간 날, 오랜만의 휴식이라 나도 하늘을 보고 바람을 느끼느라 아넷의 손을 잡은 채 잠시 한눈을 팔고 있었다. 그때 아넷이 멈춰선 듯해 무슨 일인가 하고 돌아본 순간, 나는 그만 주체할 수 없는 기쁨으로 펑펑 울고 말았다. 아넷이, 표정도 감정도 없는 유리 인형 같기만 하던 내 딸 아넷이 길가에 핀 꽃을 사랑스럽게 바라보며 웃고 있는 게 아닌가! 그날 아넷은 지나가는 개나 고양이와도 눈을 맞추며 스무 살의 한가로운 산책을 마음껏 즐겼다.

아넷은 이제 싫으면 싫다, 좋으면 좋다를 분명하게 표현하는 깍쟁이 같은 아가씨가 되었다. 나는 요즘도 뇌파진동 수련을 할 때마다 상상한다. 아넷이 누구의 도움도 없이 혼자 씩씩하게 걷는 모습, 양손을 다시 쓸 수 있게 되어 자기 힘으로 물도 밥도 마음껏 먹는 모습을. 그리고 요즘은 날로 행복해 하는 아넷을 바라보며 더 큰 꿈을 꾸고 있다. 멕시코에 단센터를 열어 아넷을 비롯한 많은 사람들이 뇌파진동 수련을 하는 바로 그 모습이다. 멋지지 않은가!

뇌파진동 덕분에 진통제 없이 항암 치료를 받았어요

김영순 40세, 주부, 단월드 대구 청구센터

내가 '유방암 3기말'이라는 판정을 받은 건, 2007년 5월이다. 지금도 그날의 기억이 생생하다. 남편은 너무 충격을 받아서 깊은 시름에 빠져 아무 말도 못 하고, 온 집안이 초상집 분위기가 되었다. 가족들의 침통한 표정과 걱정을 달래주려고, 내가 오히려 식구들을 위로했다.

물론 말은 그렇게 했지만, 그건 내게도 일생일대의 큰 충격이었다. '왜 하필이면 나한테 이런 일이 생겼을까? 내가 무슨 죄를 지었다고?' 라며 원망도 했다. 하지만 그런 마음 한구석에서 신기하게도 이런 평온한 생각도 들었다. '맞아, 이것도 다 무슨 이유가 있겠지.' 마치 남의 일처럼 무심하고 담담하게 바라볼 수 있었기에, 내가 절망감에 휩싸이지 않고 스스로 마음을 추스를 수 있었던 것 같다.

8번의 항암 치료와 32번의 방사선 치료

다행히 유방 절제 수술은 성공적으로 끝났다. 하지만 유방암과의 긴 싸움은 그때부터 시작이었다. 수술 이후에 시작된 항암 치료의 고통은, 그 어마어마한 수술조차 아무것도 아닌 걸로 느껴질 만큼 힘겨웠다. 특히, 유방암은 수술이 성공해도 주변 조직으로 전이되거나 재발할 가능성이 높기 때문에 항암 치료 과정이 더욱 길고 혹독했다.

나는 수술 후, 8번의 항암 치료와 32번의 방사선 치료를 받았다. 항암 치료는 21일 주기로 이루어졌다. 처음 열흘 정도는 약 기운에 완전히 짓눌린 나머지 '이러다가 내가 결국엔 죽겠구나' 싶은 생각마저 들었다. 구토와 어지럼증으로 심신을 가눌 수가 없었고, 전신이 욱신욱신 쑤시는 근육통 때문에 너무 아파서 음식을 입에 댈 수도 없었다. 그런 상태로 하루 종일 꼼짝도 못하고 누워 있을라치면, 꿈인지 현실인지 분간할 수도 없이 머릿속으로 내내 악몽이 펼쳐졌다.

몰골도 말이 아니었다. 아침에 일어나면 머리카락이 한 움큼씩 빠져 있고, 눈썹도 형체가 안 보일 지경이었다. 손발톱도 모두 빠지고, 피부는 전신이 모두 까맣게 타들어갔으며, 얼굴은 새까맣다 못해 푸르딩딩했다. 암세포를 죽이려고 항암제를 몸 속에 집어넣으니, 암세포와 더불어 피부 세포 등 다른 세포들까지 함께 죽을 수밖에 없었다. 나는 글자 그대로 '죽음'을 끌어안고 사투를 벌이고 있었다. 암세포가 죽기 전에 내가 먼저 죽을 것만 같은 심정이었다. 이렇게 5번의 항암치료를 내리 받고 나니, 나는 완전히 기진맥진한 상태가 되었다.

예전의 환한 웃음을 되찾을 수 있으리라는 희망으로

하지만 탈진한 채로 쓰러져 있을 수만은 없었다. 항암 치료에 지친 몸과 마음을 회복시키기 위해, 나는 잠시 병원을 떠나 암 환자를 위한 전문 요양원에 다녀오기로 했다. 그곳 원장님도 예전에 암을 앓으셨고, 17년이 지난 지금까지 재발하지 않고 건강하게 잘 지내고 계셔서, 그 모습만으로도 내게는 대단한 용기가 되었다. 나는 병원과는 대조적인 밝고 활기 있는 요양원에서 지내며 긍정적인 마음과 희망을 다시금 회복할 수 있었다. 그리고 마음에 새로운 희망이 싹트자 저절로 한 가지 '좋은 생각'이 떠올랐다.

나는 요양원에서 돌아오자마자 가장 먼저 '단센터'를 찾았다. 이런저런 생활이 바빠 잠시 수련을 등한히 하긴 했지만, 몇 년 전까지만 해도 나는 수련하는 재미에 푹 빠져 살지 않았던가. 그리고 이유는 잘 모르지만, 이미 내게는 단센터에 가면 예전 같은 환한 웃음을 되찾을 수 있을 거라는 단단한 믿음이 자리잡고 있었다.

하지만 몇 년 만에 수련을 다시 시작한 첫날, 나는 바닥난 체력 상태를 씁쓸하게 재확인해야 했다. 팔만 들어올려도 등줄기로 식은땀이 흐르는데 무슨 수련을 할 수 있단 말인가. 몸이 너무나도 굳은 나머지 아주 쉬운 기체조 동작조차 내게는 불가능했다. 그러나 실망하는 나에게 단센터 원장님은 '뇌파진동'을 소개해주셨다. 고개만 살랑살랑 흔들어도 우리 몸의 파동을 건강하게 회복시켜 자연치유력을 극대화해준다니, 이것은 정말이지 나를 위해 생긴 수련법이구나 싶었다. 나는 편안한 마음으로, 내 몸이 허락하는 만큼만 몸을 가볍게 흔들면서 뇌파진동 수련에 집중했다.

뇌간에 잠들어 있는 자연치유력을 깨우다

그 후 나는 지푸라기라도 잡는 심정으로 뇌파진동에 매달렸다. 그리고 뇌파진동을 하면서 '내 몸이 좋아진다, 점점 좋아진다……'라는 말을 마음속으로 계속 되뇌었다. 몸을 가볍게 진동시키면서 뇌파진동의 느낌에 집중하는 것이 익숙해지자, 그 다음에는 마음속으로 의념을 하면서 몸 전체를 리드미컬하게 두드리는 동작을 시도했다. 그랬더니 평소에는 몸이 조금만 부딪쳐도 아파서 어쩔 줄을 몰랐는데, 뇌파진동을 하면서 두드릴 때는 신기하게도 전혀 통증이 느껴지지 않았다. 게다가 어디서 힘이 솟는지 지치지도 않고 꽤 오랜 시간을 집중할 수 있었다. 그렇게 한 시간을 두드리고 나면 온몸이 땀으로 흠뻑 젖고 막힌 곳이 뻥 뚫린 듯 후련해졌다. 그런 식으로 매일 아침 정규 수련을 1시간 하고, 수련 후에 다시 개인 수련을 1시간 더 하고서야 집으로 돌아왔다. 물론 집에서도 아침저녁으로 틈틈이 수련을 계속했다.

그러던 어느 날이었다. 나는 평소처럼, 두뇌 깊숙한 곳에 자리한 생명력의 보고라는 '뇌간'에 의식을 집중하고 뇌파진동 수련을 했다. 단센터의 원장님으로부터 뇌간이 자연치유력을 주관하는 핵심 부위라는 설명을 듣고부터는, 뇌간을 의식하며 수련에 임할 때가 많았다.

나는 몸에서 자연스럽게 흘러나오는 리듬을 타며 온몸을 구석구석

두드리기 시작했다. 그런데 그날따라 오른손에 힘이 들어가는 것이 느껴졌다. 어찌나 세게 두드리는지. 나중에 보니 손바닥이 지나간 자리마다 시퍼런 멍이 들어 있었다. 그것을 알아차린 순간. 나는 정신이 멍해지면서 머리칼이 쭈뼛 섰다. 문제는 멍 때문이 아니었다. 오른팔을 함부로 놀려서는 안 된다는 병원 측의 경고가 떠올랐기 때문이다.

사실 유방암 수술을 하면서 나는 오른쪽 겨드랑이의 임파선을 제거한 상태였다. 병원에서는 그 때문에 되도록 오른팔을 쓰지 말라고까지 지시를 내렸다. 무거운 물건을 들거나 팔을 많이 쓰면, 임파선 부종으로 팔이 퉁퉁 붓거나 썩을 수도 있으니 당연한 경고였다. 그래서 나 또한 뇌파진동을 할 때도 아주 가벼운 동작만 조심스럽게 하곤 했는데, 수련에 집중한 나머지 한순간에 금기를 무너뜨리고 만 것이다.

뇌파진동 덕분에 진통제 없이 항암 치료를 받다

순간적으로 겁이 덜컥 나면서 오른팔이 잘못 되지나 않을지 마음이 조마조마했다. 하지만 마음 한구석에서는 이런 근거 없는 기대감도 있었다. '이렇게 시원하게 온몸을 두들겨 깨웠으니, 암 수술 후 내 몸에 막혀 있던 곳이 시원하게 뚫리지 않았을까?' 이 생각이 아주 근거 없는 것만은 아니었다. 뇌파진동 수련을 하면서, 난 이미 자연치유력이 살아나고 있다는 걸 날마다 느끼고 있었기 때문이다. 다행히 며칠이 지나도, 오른팔이 붓거나 통증이 생기는 일은 나타나지 않았다.

기적은 그로부터 한 달 뒤에 일어났다. 6차 항암 치료를 받는 과정에서 혈액 검사를 하다가, 내 눈을 의심할 수밖에 없는 일이 벌어졌다. 이제까지 4000을 간신히 넘겼던 백혈구 수치가 무려 7500까지 늘어났기 때문이다. 백혈구는 우리 몸에 침입한 세균과 싸우는 역할을 하기 때문에 백혈구 수치는 면역력과 직결된다. 뇌파진동이 잠들어 있던 인체의 자연치유력을 회복시켜줄 거라는 나의 믿음은 단순한 기대감이나 공상이 아니었던 셈이다.

뇌파진동에 대한 자신감과 믿음이 생긴 나는 더 이상 진통제를 먹지 않았다. 5차부터 맞는 항암주사는 극심한 뼈와 근육의 통증을 유발하기 때문에 진통제를 먹지 않을 수가 없다. 진통제는 통증은 잡아주었지만 맞고 나면 음식을 먹는 대로 토해서 거의 먹지도 못하고 십여 일을 축 처진 채로 일어날 수도 없는 몽롱한 상태로 지낼 수밖에 없다. 그런데 6차, 7차, 8차 항암 치료를 할 때에는 뇌파진동 덕분에 진통제 없이도 거뜬하게 통증을 견뎌낼 수 있었다. 마음에 힘이 생기자 몸은 그냥 따라오는 것 같았다. 암 환자는 암 때문에 죽는 것이 아니라 암 선고를 받는 순간 암에 대한 두려움 때문에 죽는다는 말이 실감 났다.

뇌파진동이 가르쳐준 깨달음

뇌파진동에 대한 강력한 확신이 생기자, 나는 장소를 불문하고 하루도 빼먹지 않고 뇌파진동 수련에 몰입했다. 그만큼 몸이 회복되는 것에도 점점 가속도가 붙었다. 빠진 손톱과 발톱 자리에 새로운 손발톱

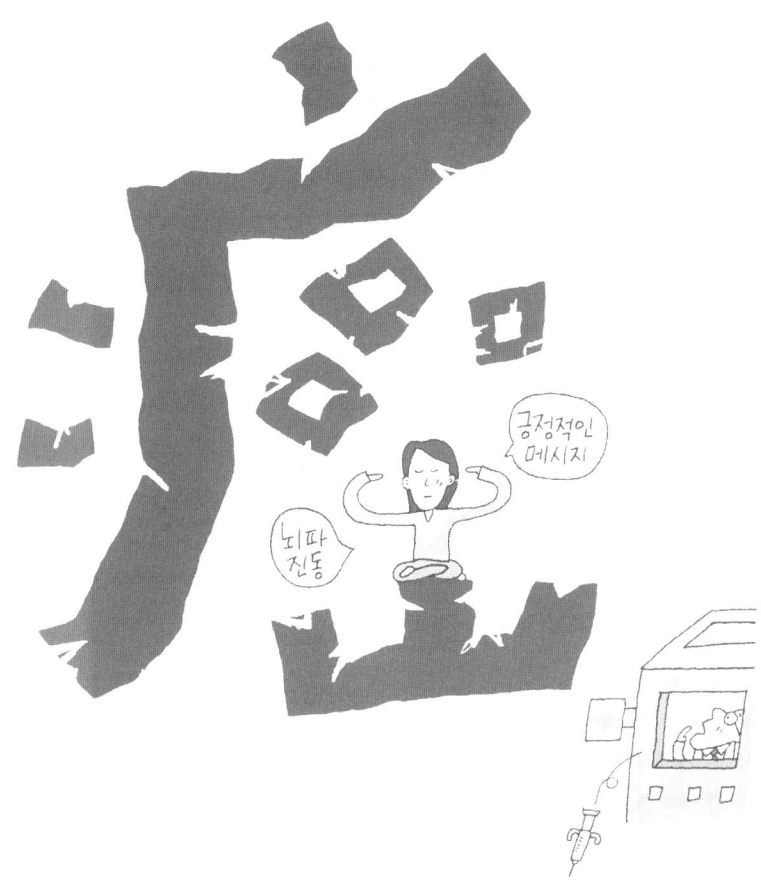

이 빠르게 제자리를 잡았고, 머리카락도 다른 환자들보다 훨씬 빠른 속도로 자라나기 시작했다. 또 차츰 다리에 힘이 붙기 시작하더니 어느새 등산을 할 만큼 튼튼해졌다.

나는 최근에 2년 여에 걸친 모든 항암 치료를 마쳤다. 그리고 떨리는 마음으로 건강검진을 받았다. 아무런 이상 없이 깨끗하게 나온 검사 결과지를 내가 몇 번이나 확인하고 또 확인했는지 모른다. 그동안 잘 버텨준 내 몸에게 고마웠고, 내 몸이 버틸 수 있도록 생명 에너지를 끄집어내준 뇌파진동에게 고마웠다. 뇌파진동을 하면서 나는 자연치유력이라는 게 누가 만들어주는 것이 아니라, 자기 자신을 믿고 실천했을 때 내 몸에서 저절로 우러나온다는 것을 알게 되었다. 그것은 병을 이긴 것 못지않게 소중한 깨달음이었다.

나는 요즘도 날마다 뇌파진동을 한다. 하지만 이전과 다른 점은, 이제 혼자서 하는 수련이 아니라는 것이다. 공원에서 무료로 기체조와 뇌파진동을 지도하는 것이 나의 중요한 일과가 되었다. 또 최근에는 '방과 후 학교 프로그램'에도 참여하여, 특수학교에 다니는 장애아들에게 뇌교육을 지도하고 있다.

뇌파진동이 내 삶에 일으킨 기적을 생각하면 가슴 깊은 곳에서부터 고마움이 밀려온다. 이제 나도, 예전의 나처럼 고통에 처한 사람들에게 희망을 주는 사람이 되고 싶다. 병과 싸우느라 잠시 잊었던 꿈과 희망이 다시 새록새록 샘솟는 것을 느낀다. 어쩌면 이것은 유방암을 통해, 그리고 뇌파진동을 통해 인생이 나에게 준 선물이 아닐까?

17년 먹은 중풍 약을 끊었더니
죽은 감각이 다시 살아나

정진현 62세, 단월드 서울 양재센터

소뇌경색, 쉽게 말해서 중풍이라는 날벼락 같은 일이 나에게 닥친 것은 지금으로부터 17년 전, 내 나이 마흔다섯 살 되던 해의 일이다. 마흔다섯이면, 누구나 연륜도 생길 만큼 생겼고 체력도 아직 왕성해서 한창 눈코 뜰 새 없이 일할 나이다. 나에게도 남들 못지않은 정도가 아니라 그 이상 가는, 일에 대한 포부와 희망과 의지가 있었다. 하지만 건강을 잃으면서 그 모든 것은 나를 더욱 비참하게 만들며 물거품이 되어버렸다.

17년 전, 나는 광명과 강화도, 의정부에 모두 세 개의 전기 회사를 경영하고 있었다. 추석 연휴가 시작될 무렵이었는데, 느닷없이 체한 것처럼 어지럽고 속이 울렁거렸다. 안 되겠다 싶어서 강화도 회사에서 광명에 있는 집으로 서둘러 차를 몰았다. 그런데 조짐이 심상치 않았다. 자꾸만 눈앞이 흐려지고 의식이 가물가물해져서, 갓길에 잠시 차를 세우고 쉬었다가 다시 가기를 몇 차례나 반복해야 했다.

결국 나는 그날 집에 돌아와서 쉬다가 의식을 잃고 구급차에 실려 병원에 갔다. 나중에 들으니, 검사를 마친 의사가 아내에게 "회생 가능성이 희박하니 마음의 준비를 하라"며 "설령 살아도 식물인간이 될 것"이라는 말을 전했다고 한다. 나는 의식을 잃은 지 21일 만에야 깨어났다. 그러나 혼자 힘으로는 아무것도 할 수 없는, 의사 말대로 이미 '식물인간'이나 다름없었다.

"회생 가능성이 희박합니다. 설령 살아도 식물인간입니다"

아내에게서 병명을 듣고 기가 막혔다. 소뇌경색, 흔히 하는 말로 중풍이었다. 나이 마흔다섯 살에 중풍이라니……. 신체의 우측이 모두 마비되어 오른쪽 팔다리는 꼼짝할 수가 없고, 눈도 침침해서 앞이 잘 보이지 않았다. 또 이유는 모르지만 혀가 입천장에 찰싹 달라붙어서, 말을 하려고 입을 우물거려봐도 바람 소리만 새어 나왔다. 목젖도 반쪽이 딱딱하게 굳어버렸다. 그래서 밥은커녕 물도 넘길 수가 없어서, 콧속으로 호스를 연결하여 음식물을 섭취했다.

내 상태가 이 지경이니, 병원에서도 딱히 해줄 치료가 없었다. 한 달이 지나자 이제는 환자의 의지로 운동을 하는 방법 외에는 없다면서 퇴원을 종용했다. 하지만 그 당시 내가 혼자 힘으로 할 수 있는 건 고작 요구르트를 마시는 게 전부였다. 나는 휠체어에 실려 집으로 돌아왔다. 그리고 병원에서 주는 약에 의지해, 몽롱한 의식 속에서 하루하루를 견뎠다. 그것이 무려 17년 동안이나 반복된 나의 생활이 되었다.

물론 죽기살기로 물리치료를 하며 사투를 벌이기도 했다. 4년이라는 시간 동안 처절한 노력을 기울인 결과, 벽을 잡고서나마 혼자 걸을 수 있게 되었다. 아내는 애들이 걸음마를 처음 뗄 때보다 더 기쁘다며 눈물을 흘렸다. 나도 기뻤다. 하지만 문제는, 긴긴 투병 기간 동안 이렇다 하게 증세가 호전된 것이 이게 전부라는 사실이다. 지금 생각하면 왜 더 일찍 단센터와 뇌파진동을 만나지 못했는지 야속할 뿐이다.

올해 1월, 큰아들 내외가 내게 《뇌파진동》이라는 책을 선물해주었다. 마음에 와닿는 내용이 어찌나 많던지, 나는 연거푸 내리 두 번을 읽었다. 특히, 가수 김범룡 씨의 체험기가 눈길을 끌었다. 나도 오랜 시간 목소리를 낼 수가 없어서 답답했기 때문이다. 그 책을 계속해서 읽다 보니, 나도 왠지 뇌파진동만 하면 목소리는 물론이고 건강도 다시 회복할 수 있지 않을까 하는 희망이 싹텄다.

아들 내외가 선물한 한 권의 책, 〈뇌파진동〉에서 희망이 싹트다

책에 나온 뇌파진동 동작을 하나하나 따라해보기 시작했다. 처음 했을 때는 5분도 안 되어 속이 메스껍고 어지러웠다. 하지만 그 정도로 포기할 수는 없었다. 메스꺼움이 느껴질 때마다 잠시 쉬었다가 다시 하는 식으로 조금씩 수련 시간을 늘려나갔다.

확실히 뇌파진동을 하고 나면 몽롱하던 머리가 한결 시원해지는 기분이 들었다. 또 어수선하고 복잡하던 생각들도 차분하게 가라앉았다. 그렇게 시작된 혼자만의 뇌파진동 수련이 열흘이 넘도록 반복되면서 어느새 30분 정도를 해낼 수 있게 되었다. 그렇게 한 차례 뇌파진동을 하고 나면, 내 속의 뭔가가 '반짝반짝' 하면서 감각이 살아나는 듯한 느낌이 들었다.

하지만 그때까지만 해도 단센터에 나가서 수련을 한다는 건 생각지도 못했다. 그런데 이런 나를 지켜보는 아내의 생각은 달랐나 보다. 내가 뇌파진동에 열중하면서 그나마 활력이 생기는 것 같다고 느꼈는지, 단센터에 가서 수련을 해보자고 제안했다. 듣고 보니 '이런 몸을 가지고 어떻게……'라는 마음에 지레 포기했던 내가 너무 나약했다는 생각이 들었다. 나도 흔쾌히 그러자고 동의했다. 그렇게 해서 올해 2월부터 나는 정식으로 뇌파진동을 배우게 되었다.

나는 수련 첫날부터 강한 느낌을 받았다. '앞으로 내가 해야 할 운동이 바로 이것이로구나!' 하는 확신이 들었다. 쓰지 않던 근육과 신경이 모두 자극을 받으면서, 내 몸의 감각과 약물로 몽롱해졌던 감정도 생생하게 깨어나는 느낌이 들었다. 내가 살려면 앞으로 죽기살기로 이 운동을 해야만 한다고 그날부로 결심했다.

약물에 취해 마비되었던 감각과 감정, 생각이 깨어나다

뇌파진동으로 깨어난 건 비단 감정과 감각만이 아니었다. 약물에 취해 마비되었던 나의 생각도 깨어났다. 수련을 시작하고서 17년 만에, 나는 처음으로 매일 12시간 자야 하는 내 인생을 심각하게 되돌아보게 되었다. 그전까지는 환자니까 어쩌겠냐는 심정으로 당연하게 받아들여 온 일이었다. 하지만 정신을 가다듬고 내 생활을 보니, 그것은 죽은 것이지 잠을 자는 게 아니라는 생각이 들었다.

나는 차츰차츰 병원에서 하라는 대로 내맡겼던 나의 투병 방법에 회의를 품게 되었다. 수련을 시작하고 2주가 흘렀을 때는 마음 한 켠에서 이런 강력한 외침이 들렸다. '같은 약을 17년이나 복용했다면, 그것은 더 이상 약이 아니다! 넌 이미 환자가 아니다!' 생각이 거기에 미치자, 내 몸을 살리고 싶다면 이제부터라도 약을 끊어야 한다는 결심을 하기에 이르렀다.

나는 마음먹은 바로 그날부터 하루에 세 번 먹던 약을 두 차례로 줄였다. 지난 17년 동안 한 번에 10~12알씩 하루 세 번을 먹던 약을 줄이자 몸에서 일어나는 저항이 이만저만 아니었다. 이미 각오한 일인데도 적잖은 괴로움이 뒤따랐다. 약에 지탱해오던 몸은 나사가 풀린 것처럼 중심을 잃고 제멋대로 움직였다. 통증도 혹독했다. 하지만 아픈 것까지는 어떻게든 참아보겠는데, 밤에 잠을 잘 수 없다는 게 가장 큰 괴로움이었다.

오로지 약을 끊겠다는 의지와 정신력으로 괴로움을 견뎠다. 뇌파진동 수련을 하며 버텼기에 가능한 일이었다고 생각한다. 뇌파진동을 하면서, 내 몸 안에 병을 치유할 수 있는 '자연치유력'이라는 큰 힘이

있다는 것을 알게 되었고, 내가 뇌의 주인임을 확신하게 되었기 때문
이다. 그리고 뇌파진동을 통해, 내 나름대로 고통을 달래며 잠을 이루
는 방법도 터득했다. 심호흡으로 숨을 고르고 나서, 마음속으로 천천
히 '나는 잠들 수 있다, 나는 잠들 수 있다……'를 되뇐 다음, '잠, 잠,
잠……'을 되도록 천천히 반복한다. 그러면 호흡에 따라 통증이 완화
되면서 잠을 이룰 수 있었다.

병원 의사보다는 내 몸 속의 명의 '자연치유력'에 기대를 걸고

그렇게 하루 세 차례 먹던 약을 두 차례로 줄이고 일주일이 지났다.
이번에는 다시 그것을 하루에 한 번으로 줄였다. 그랬더니 아내가 "도
대체 어쩌려고 그러냐?"며 걱정이 되어 야단이었다. 약 기운이 떨어질
때마다, 몸도 가누지 못하고 고통으로 끙끙 앓는 내 모습을 봤기 때문
이었다. 아내는 제발 천천히 시간을 두고 약을 줄여 나가자고 눈물로
나를 설득했다.

하지만 이미 내 마음은 확고했다. 아내의 염려를 모르는 것은 아니
지만, 약에 의한 부작용을 경험할 만큼 경험했기 때문에 돌이킬 생각
은 추호도 없었다. 약을 먹는 내내 눈은 늘 충혈이 되거나 백태가 끼
어서 제대로 뜨지도 못할 때가 많았고, 의식은 늘 가수면 상태를 헤맸
다. 사고나 감정, 감각 기능도 점차 훼손되어 갔다. 아무리 먹어도 배
가 부르다는 감각이 없어서 계속 먹기도 했고, 장인어른의 장례식에
갔는데도 눈물은커녕 슬픔 자체를 느낄 수가 없었다. 이것은 목숨만

붙어 있을 뿐 '인간의 삶'이 아니라고 나는 판단했다.

나는 약을 하루에 한 번으로 줄이고 다시 일주일을 혹독한 고통 속에서 보냈다. 하지만 그것으로도 만족할 수가 없었다. 그리고 나서 일주일 뒤에는 다시 하루 한 차례 먹던 약마저 끊어버렸다. 17년 동안 하루에 30알도 넘게 먹었던 약을, 뇌파진동 수련을 시작하고서 한달도 채 안 되어 전부 끊은 것이다. 나는 약에 의존하지 않고 2주일을 버틴 후에 의사에게 면담을 청했다.

하지만 의사의 반응은 냉담하기만 했다. 약을 끊어선 안 된다는 말만을 반복하다가 급기야는 "죽고 싶으면 마음대로 하라"며 화를 버럭 냈다. 그동안 내가 겪은 약의 부작용과, 2주 동안 약에 의존하지 않고 지내온 과정을 모두 설명해도 소용이 없었다. 고통스럽지만 몸의 감각이 살아나는 것 같다는 말에도 들은 척을 하지 않았다. 나는 그런 의사의 모습을 보면서, 하나밖에 없는 귀중한 내 목숨을 지난 17년 동안 이 사람에게 맡긴 것이 원통하고 억울한 생각마저 들었다. 이런 의사보다는 차라리 뇌파진동이 알려준 내 몸 속의 명의, 자연치유력에 기대를 걸기로 했다.

뇌파진동 수련 6개월 만에 일어난 몸과 마음의 기적

뇌파진동을 시작한 지 이제 불과 6개월이 지났다(이 원고를 접수한 시점은 2009년 8월입니다-편집자 주). 17년이나 되는 투병 기간에 비하면 턱없이 짧은 시간이다. 하지만 그 짧은 시간 동안 내 몸과 마음에 일어난 변화는 실로 크다.

큰소리 한번 제대로 낼 수 없었던 목소리도 거의 회복이 되었고, 늘 충혈되어 남의 시선을 외면하게 만들었던 두 눈도 여느 사람처럼 맑은 빛을 띠게 되었다. 걷는 능력은 정말 많이 향상되었다. 비뚤어진 체형이 바로잡히면서 걷는 자세에도 힘이 생겼고. 지금은 달리기는 물론이고 양발을 모아서 뛸 수도 있다. 나 자신도 믿기 어려울 만큼 회복 속도가 빠르다.

나는 뇌파진동 수련을 할 때 마음속으로 끊임없이 이런 메시지를 되뇐다. '나는 건강하다, 더 이상 환자가 아니다, 나는 건강하다, 나는 건강하다……' 안 믿어도 할 수 없지만, 나는 이 메시지에 몸이 반응하는 것을 정말로 느낀다. 그리고 그때마다 내 안에 있는 자연치유력이 점점 강력하게 작동하는 것도 느낀다. 이처럼 뇌파진동은 나의 삶에 엄청난 변화를 일으키고 있다. 모쪼록 나의 이 경험담이 누군가에게 도움이 되기를 간절히 기도한다.

※ 위 사례에서 의료 기관의 처방에 반하는 내용은 체험자의 선택일 뿐, 단센터의 입장과는 일치하지 않음을 밝힙니다. 이런 경우, 위험이 따를 수도 있으므로 주의하시기 바랍니다.

뇌혈관이 깨끗해지고
뇌동맥류도 호전됐지요

카야키 쿠니코 73세, 단월드 일본 텐노지센터

나는 뇌동맥류를 앓는 환자다. 일반적으로 뇌경색이나 뇌출혈에 대해서는 많이들 알지만 뇌동맥류에 대해서는 잘 모르는 것 같다. 나 역시 이 병을 진단받기 전까지는 몰랐으니까. 뇌동맥류는 뇌혈관 벽이 꽈리처럼 바깥으로 부풀어 나온 것으로, 언제 터질지 알 수 없는 시한폭탄을 뇌 속에 달고 사는 셈이다. 이 혈관이 터질 경우, 두 명 중 한 명 꼴로 사망하고, 혹 살아남더라도 정신이나 신경에 장애를 남겨 완전한 치유를 장담키 어려운 무서운 질병이다.

나는 뇌동맥류가 2개 있다는 진단을 받았는데, 하나는 4밀리미터 크기이고 하나는 그보다 작았다. 그런데 문제는 왼쪽 눈 안쪽의 뼈와 뼈 사이에 있어서 수술할 수 없다는 것이었다. 수술을 해도 완치를 보장키 어려운 마당에 수술조차 할 수 없는 상황이라니, 기가 막힐 따름이었다. 게다가 뇌동맥류 환자들은 격심한 두통을 겪는데, 내 경우엔 호흡곤란까지 겹쳐 길을 걷다가 발을 헛디뎌 넘어지는 바람에 대퇴부가 골절되기까지 했다. 그러니 지팡이가 없이는 걸을 수도 없고, 무릎을 굽혀 앉을 수도 없었으며, 바닥에 앉을라치면 혼자서는 도저히 일어날 재간이 없었다. 뇌동맥류가 언제 터질지 모르는 불안감에 하루하루 살얼음판을 딛는 심정으로 살아가자니 딱 죽을 맛이었다.

잠자리에서도 나쁜 에너지가 빠져나가는 상상을 하며 뇌파진동을 하다

그러던 2007년 여름, 우연히 들른 서점에서 《뇌호흡》을 보고 텐노지에 있는 단센터를 찾아갔다. 당시만 해도 뇌파진동 수련이 나오기 전이라 뇌호흡과 몸을 이완하는 기체조만 열심히 했는데도 1개월 만에 지팡이 없이도 걸을 수 있게 되었다. 또 무릎을 굽혀 책상다리를 하고 앉을 수도 있게 되었고, 바닥에 앉았다가 엉덩이를 들어올리며 일어설 수도 있게 되었다. 지팡이를 짚고 다니면서 체중을 팔에 싣자니 어깨 통증도 심했는데 놀랍도록 가벼워졌다.

한창 수련에 재미를 붙여가던 즈음, 센터에서 뇌파진동 수련을 하기 시작했다. 처음 수련을 해보고 나는 이 수련의 매력에 흠뻑 빠졌다. 칠십을 넘긴 나이다 보니 사실 센터에서 하는 수련을 따라가기가 쉽지만은 않았는데, 뇌파진동은 나 같은 노인네가 따라하기에도 무리가 없을 만큼 정말 쉽고 간단한 동작이었기 때문이다. 특히 도리도리 하듯이 머리를 흔들어주는 것이니 뇌 혈류를 개선하는 데에도 크게 도움이 되겠다 싶었다.

뇌파진동을 믿고 열심히 해보기로 결심한 후, 나는 하루하루를 뇌파진동과 함께 보냈다. 개인적인 사정상 센터에는 주 2회밖에 나가지 못했지만, 언제 어디서든 뇌파진동에 매달렸다. 집에서는 따로 수련을 하는 1시간 외에도 짬이 날 때나 고개를 흔들 수 있을 때, 심지어 잠자리에서도 나쁜 에너지가 빠져나가는 상상을 하면서 "뇌파진동, 뇌파진동~" 하고 되뇌며 머리를 흔들었고, 집 밖에서는 머리를 흔들지는 못해도 계속 "뇌파진동, 뇌파진동~" 하고 되뇌며 부풀어 오른 뇌혈관이 정상적으로 가라앉아 피가 쌩쌩 도는 모습을 상상하며 다녔다.

뇌동맥류는 호전되고, 깨끗해진 혈관에 피는 쌩쌩 돌고

그렇게 두어 달쯤 지났을까. 내 얼굴을 유심히 보던 아내가 "요즘 당신, 머리 아프다고 안 하네요. 식사도 맛나게 드시는 것 같고"라고 말하는 게 아닌가. 아, 그렇구나! 그러고 보니 요즘은 아침에 일어날 때도 머리가 산뜻했고, 전에는 뭘 먹어도 입안이 깔깔해서 억지로 삼키곤 했는데 근래에는 입안에 단 침이 고이는 것이 밥이 맛있어졌다.

그러자 왠지 뇌동맥류도 나아졌을 것 같아서 병원에 들러 검사를 했더니, 4밀리미터였던 건 3밀리미터로 작아졌고, 또 하나는 완전히 없어진 게 아닌가! CT촬영을 하면서 뇌혈관이 깨끗해져 피가 잘 흐르고 있는 모습을 본 순간은 말 그대로 감동이었다. 의사 선생님도

"도대체 그동안 뭘 했기에 이렇게까지 좋아진 거죠?"라며 놀라움을 금치 못했다.

  나는 요즘 새로운 인생을 살고 있다. 날마다 언제 죽을지 몰라 두려움에 떨었는데 이제는 죽는 날까지 내 건강을 스스로 지킬 자신이 생겼기 때문이다. 아직도 3밀리미터짜리 뇌동맥류가 남아 있지만 이것 역시 뇌파진동을 통해 머지않아 나아지리라고 믿는다. 수련을 그만두려고 할 때마다 용기를 주고 이끌어주신 원장님께 진심으로 감사를 드린다.

| 다이어트와 미용 | **3**

피부가 고와지고
뱃살이 사라졌다

뇌파가 조절되면 인체는 저절로
자기 신체 조건에 맞는 적당한 체중을 찾아간다.
뚱뚱한 사람은 날씬해지고, 마른 사람은 살이 오르며,
혈행이 개선되고 장기가 건강해져 피부도 고와진다.

걸핏하면 욱하던 성격,
이제는 말랑말랑하답니다

오대식 34세, 자영업, 단월드 부산 남포동센터

나는 체질부터가 태양인이다. 그것도 트리플 A급 수준인지, 화끈하다 못해 맵고 독하다고들 한다. 나와 십여 년을 함께 지낸 아내와 아이들, 친구 녀석들이 이구동성으로 하는 말이니, 아니라고 발뺌할 수도 없다. 나 역시 그 화끈한 성격 때문에 살면서 여러 차례 고비를 넘겼다.

감정을 드러내서는 안 되는 자리에서도 화가 나면 얼굴이 대번 '불타는 활화산'이 되니, 나 때문에 주위 사람들이 좌불안석이 되었다. 또 일단 화가 나면 상대가 누구든 간에 폭발하지 않고는 못 배겼다. 설령 옆에 직장 상사가 있어도, 있는 성질을 다 부리고 나야 잠잠해졌다. 물론 나 역시 사람이니, 정신을 차리고 나면 후회가 물밀듯이 몰려온다. 등에서는 식은땀이 나고, 누가 나를 말려주지 않은 것이 야

속하기도 하다. 하지만 나도 안다. 인사불성이 되어 화를 내는 불한당 같은 사람을 누가 말릴 수 있으랴. '엎질러진 물은 다시 담을 수 없다'는 말은 아마 나 같은 사람 때문에 만들어진 것일 게다.

게다가 엎친 데 덮친 격으로 인상까지 험악하게 생겨먹었다. 처음 본 사람들이 나를 건달이나 술집 사장 정도로 여겨서 마음 상한 적도 많다. 뭐, 오해는 오해니까 풀면 된다고 치자. 문제는 내가 인상을 조금만 써도 효과가 백만 배라는 사실이다. 눈에 살짝 힘만 줘도 상대방이 필요 이상으로 발끈하며 대거리를 하니, 가볍게 언쟁 정도 하고 넘어갈 일도 내가 끼면 목소리가 높아지면서 분위기가 살벌해진다. 아, 난 정말 그럴 생각이 아니었는데······.

욱하는 성질머리를 운명으로 받아들이고 살던 내게 찾아온 기회

나 역시 그놈의 욱하는 성질머리를 고쳐야겠다고 결심한 것이 어디 한두 번이랴. 평소 말하는 것부터 좀 천천히 해볼까? 성질이 난다 싶을 때 심호흡을 하면 좀 누그러진다던데, 그렇게 할까? 웃는 연습을 하면 인상도 좋아지고 마음도 너그러워진다던데, 거울 앞에서 날마다 웃는 연습을 해볼까?

하지만 억지로 노력을 하는 것도 하루 이틀이지, 얼마 안 가서 다 도로아미타불이 되어버렸다. 노력을 꾸준히 했다 싶다가도, 막상 화가 끓어오르면 당최 아무 생각도 안 난다는 것도 문제였다. 아니, 앞에 있는 사람이 누군지도 까먹어버리는데 그 판국에 심호흡 열 번을 어떻게 한단 말인가? 다른 일에 그렇게 집중력이 높으면 얼마나 좋을까마는, 나는 분노에 대한 집중력만 무지하게 높았다.

그 욱하는 성격을 운명으로 받아들이고 살아가던 나에게 뜻밖의 기회가 왔다. 온몸에 종기가 난 것이다. 물론, 종기 자체가 기회가 되었다는 소리는 절대 아니다. 종기 때문에 괴로워하다가 그걸 고칠 방법을 백방으로 수소문하게 되었고, 그러다가 '뇌파진동'과 '단센터'를 알게 되었다는 뜻이다.

모르는 사람들은 종기가 났다고 하면 대수롭지 않게들 여긴다. 하지만 그건 뭘 모르는 소리다. 나처럼 몸에 열이 많은 사람은 툭하면 종기가 나곤 하는데, 그 고통은 이루 말할 수가 없다. 밤이면 끙끙 앓느라 잠을 못 잘 정도다. 여러 차례 이런 일을 겪다 보니, 내 나름대로 할 수 있는 방법이란 방법은 다 써봤다. 그런데도 차도가 없어서 고민을 하다가 수소문 끝에 단센터를 찾게 된 것이다. 아직 해보지 않은 터라 반신반의하는 심정이긴 했지만, 나는 지푸라기라도 잡는 심정으로 뇌파진동에 입문했다.

이렇게 고개만 살랑살랑 흔들어서야 언제 종기가 낫는단 말인가?

처음 뇌파진동을 배우던 때가 생각난다. 고개만 살살 흔들라니, 이렇게 해서 언제 병이 나을지 답답한 마음을 감출 수가 없었다. 그래서 예의 뚱한 표정으로 원장님께 물었다.

"이렇게 흔들어서 어디가 어떻게 좋아진다는 거요?"

원장님은 시큰둥해 하는 내게 웃으면서 일단 21일만 해보라고 권하셨다. 21일 동안 해보라는 까닭은, 새로운 습관을 체질로 만드는 데 걸리는 최소한의 시간이 21일이기 때문이라는 설명도 덧붙이셨다. 21일 동안 해보고도 아무런 차이가 없으면 그때 가서 수련을 그만둬도 좋으니, 일단 효과가 있는지 없는지 확인하기 위해서라도 21일은 해봐야 한다는 것이다. 일리 있는 말씀이라는 생각이 들었다. 효과적인 방법을 눈앞에 두고도, 내 선입견이나 인내심 부족 때문에 알아보지 못한다면 얼마나 억울한 노릇이겠는가.

나는 매일 30분 이상 뇌파진동을 꾸준히 해보기로 작정했다. 하필이면 목에도 큰 종기가 나서 고개를 흔들 때마다 고통스러웠지만, 그래도 꾹 참고서 뇌파진동을 하루도 거르지 않았다. 그러기를 한 열흘쯤이나 됐을까. 어느 날 뇌파진동을 하는데, 몰입하는 정도가 여느 때보다도 훨씬 강렬했다. 종기로 인한 통증을 까먹는 정도가 아니라, 아예 종기가 있는지조차 잊어버릴 정도였다. 몸이 점점 가벼워지더니 나중엔 육체가 그대로 사라져버린 느낌이었다고 하면 상상이 될까?

그런데 수련 후에 거울을 보고 깜짝 놀랐다. 목에 난 종기가 터져 있는 게 아닌가. 종기가 터졌는데도 아무런 통증이 없었다니 희한할 뿐이었다. 집에 가서 살펴보니, 허벅지를 비롯해 몸에 난 다른 종기들도 마찬가지였다. 이미 터졌거나, 아니면 터질 듯이 짓물러져 있었다. 나는 상처 부위를 깨끗이 소독하고 솜으로 닦아주었다. 잊을 만하면 찾아와 나를 괴롭히곤 하던 '종기'란 놈을 이번에는 완벽하게 퇴치할 수 있을 것 같은 흐뭇한 예감이 들었다.

종기 고치러 왔다가 성격까지 고치게 될 줄이야

종기는 수련한 지 열흘 만에 꼬리를 슬슬 내리기 시작하여 보름이 지나자 완쾌되었다. 그런데 뇌파진동으로 거둔 나의 수확은 단지 그것만이 아니었다. 전혀 예상하거나 기대하지도 못했던 '마음의 변화'까지 함께 일어났다.

가장 큰 변화는, 전에는 걸핏하면 화를 내서 그런지 늘 머리가 뜨끈뜨끈했는데 어느 순간부터 머리가 시원해졌다는 점이다. 머리가 시원해지자 저절로 마음이 차분하고 편안해졌다. '아, 마음이 편안해진다는 게 이런 거로구나' 싶었다. 또 고삐 풀린 망아지처럼 날뛰던 분노를 조절할 수 있는 마음의 여유까지 생겼다. 업무에 대한 집중력이나 무언가를 꾸준히 할 수 있는 인내심도 강해졌다. 평상시 표정이 밝아지고, 대인관계가 원만해진 것은 말할 것도 없다.

그러고 보면 성격 문제는 정신적인 거니까 육체적인 건강과는 아무 상관없다고 생각해온 것이 얼마나 어리석었나 싶다. 체액이나 호르몬을 비롯해 기혈순환이 원활하지 않거나 몸의 균형이 무너지면 마음의 조절 능력도 떨어지고 그것이 성격적인 기질로 드러날 수밖에 없는데, 사람들은 성격이 무슨 불치병도 아니고 성격이니까 고치면 된다고들 쉽게 생각한다. 하지만 그것은 어느 선사가 말했듯이, 날뛰는 호랑이 위에 올라타고 비명을 지르는 사람에게 시끄러우니 제발 조용히 하라고 나무라는 격이다. 비명을 지르지 않게 하려면 다그칠 것이 아니라, 그가 호랑이 위에서 내려올 수 있도록 도와야 한다.

뇌파진동으로 이룬 '오대식표 기적 창조' - 이제 또 다른 기적을 꿈꾼다

요즘 나는 부산 광일초등학교에서 틈틈이 '방과 후 교사'로 일하고 있다. 과목은 '뇌교육'이다. 예전에 나를 알던 사람들에게 이 소식을 전하면 모두 놀라서 입을 다물지 못한다. 걸핏하면 욱하는 기질 때문에 사고를 치던 내가 초등학교 조무래기들을 가르친다는 것부터가 상상도 못 할 일인데, 그 내용도 '뇌교육'이라니 더욱 기가 막힌 것이다.

물론 나도 내가 여기까지 해낼 수 있을 줄은 몰랐다. 뇌파진동을 하다 보니 뇌의 중요성에 대해 스스로 공감하게 되었고, 그러다 보니 한창 자라는 아이들에게 뇌교육을 알리면 참 좋겠다는 생각이 저절로 들었다. 그러다가 기회가 닿아 이왕 관심을 가진 거, 교사 교육이나 한 번 받아보자고 생각했는데, 그것이 '방과 후 교사'로까지 이어진 것이다. 자격이 저절로 주어진 것도 아니고, 초등학교를 방문하여 면접을 보고 당당히 합격한 거라서 내심 더욱 자랑스럽고 뿌듯하다.

처음에는 어떻게 대해야 좋을지 막막하고 두렵기만 했던 아이들이 이제는 한 명 한 명 모두 사랑스럽다. 시간이 갈수록 내가 아이들을 가르치는 것이 아니라 아이들이 나를 가르치고 있다는 것을 실감한다. 학생들이나 동료 교사들이 나를 "선생님!" 하고 부르면, 그 말이 쑥스러우면서도 얼마나 듣기 좋은지 모른다.

뇌파진동 덕분에 나는 이제야 날뛰는 호랑이 위에서 내려와 땅에 편안하게 안착한 기분이다. 죽을 때까지 짊어지고 살 수밖에 없다고 생각했던 못된 성질머리를 이렇게 쉽게 고칠 수 있다니! 나는 이것을 뇌파진동을 통해 이루어낸 '오대식표 기적 창조'라고 부른다. 나는 앞으로도 안 된다는 생각으로 지레 좌절하지 않고, 날마다 새로운 기적을 창조하며 살아갈 것이다.

| 수련 노하우 엿보기 | 뇌파진동, 딱 21일만 해보라니까요~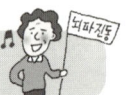

음식은 먹어봐야 맛을 알고 수련은 해봐야 효과를 안다. 하지만 얼마나 해봐야 해봤다고 말할 수 있는 것일까? 뇌파진동을 달랑 10분 해보고, 효과가 있느니 없느니 하는 것은 말이 안 된다. 하지만 그렇다고 그걸 한두 달씩이나 해봐야 효과를 논할 수 있다면 너무 지루한 일이다.

내가 뇌파진동 초심자들에게 권하고 싶은 기간은 딱 21일이다. 나도 원장님께 들어서 알게 된 사실인데, 21일이란 원하지 않는 기존의 습관을 정화하고 원하는 습관을 몸에 배게 하여 체질로 만들 수 있는 최소한의 시간이라고 한다. 우리나라 전통에 산모가 아이를 출산하고 나서 삼칠일(21일)간 금줄을 치고 몸조리를 하던 것도 다 여기서 비롯한 지혜라고 한다. 또 과학적인 효율성을 중요시하는 서구에서도 마약이나 도박, 알코올 등 각종 중독자들을 위한 재활 치료 기간을 정할 때 21일 단위로 프로그램을 운영한다니, 솔깃하지 않은가. 비단 뇌파진동만이랴. 담배 끊기, 일기 쓰기 등등 낡은 습관을 떨쳐내고 새로운 습관을 들이고 싶을 때 꼭 '21일'을 기억하라.

아토피야, 안녕~
'굴 껍데기' 피부야, 안녕~

김한라 16세, 고등학생, 단월드 대구 성당센터

나는 태어날 때부터 아토피를 달고 나왔다. 갓난아기가 피부가 벌겋게 부어 올라서 밤새 엉엉 우는 것을 보면, 엄마 아빠도 가슴이 미어져서 나중에는 함께 우셨다고 한다. 아들도 아니고 딸아이의 피부가 그러니, 어떻게든 고쳐야 한다는 생각에 엄마는 어릴 때부터 나를 데리고 전국 각지의 병원을 발이 부르트도록 찾아다니셨다. 어디가 잘 고친다더라, 어느 집 약을 먹고 효험을 봤다고 하더라, 하는 소리를 들으면 곧장 전화로 예약을 해서 진찰을 받지 않고는 못 배기셨다.

하지만 그 모든 노력에도 불구하고 나의 피부는 야속할 정도로 차도를 보이지 않았다. 만사를 내팽개치고 아토피만 붙잡고 씨름을 할 수도 없는 노릇이고, 엄마 아빠도 나중에는 치료에 회의를 느끼시고 속앓이만 하셨다. 결국 내가 초등학교 4학년이 될 무렵, 엄마는 더 이상 병원을 찾아 다니지 않기로 결심을 하신 것 같다. 대신에 집에서 아토피에 좋다는 음식을 골라서 챙겨주고, 피부가 지나치게 간지럽거나 쓰라릴 때는 직접 연고를 발라주셨다.

단기적인 처방으로 병을 낫게 할 수는 없으니, 집에서 할 수 있는 대안적인 치료를 하며 천천히라도 회복되기를 기대하는 쪽으로 방향을 선회한 것이다. 나에게도 그 편이 훨씬 마음 편했다. 엄마 아빠를 좇아서 병원을 찾아 다니는 일이 버겁기도 했지만, 나 때문에 괴로워하는 부모님의 모습을 보며 모종의 죄책감이랄까 미안함이 차곡차곡 쌓여가고 있었기 때문이다.

"피부가 왜 이래? 너, 진짜 세수하고 온 거 맞아?"
하지만 시간이 아무리 흘러도 아토피 증세는 좀처럼 개선되지 않았다. 이제 내 나이도 열여섯 살, 본격적인 사춘기에 접어들어 또래 친구들은 가벼운 화장을 하고 다니기도 하건만, 나는 이 (귤 껍질보다도 못한) 굴 껍데기 같은 피부 때문에 늘 고개를 땅에 파묻고 다녔다. 자고 나면 얼굴이 땡땡 붓고, 어찌나 건조한지 로션을 아무리 발라도 피부가 당기다 못해 쪼글쪼글하고 울긋불긋했다.

무엇보다도 힘들 때는 밤에 잠자리에 누웠을 때다. 원래 잠이 들 때는 체내에 있던 열이 몸 밖으로 배출되기 때문에, 아토피가 있는 사람은 피부가 간지러워서 참을 수가 없게 된다. 물론 기를 쓰고 참아보려고 끙끙거려 보지만, 결국 못 견디고 조금씩 긁다 보면 밤새 온몸을 긁어 대느라 잠 한숨도 자기 어렵다. 그런데 문제는 이것으로 끝나지 않는다. 아침이 되어 일어나면 몸과 얼굴이 가관이 아니다. 속옷과 이불에는 지난 밤 전투의 흔적처럼 피 섞인 진물이 묻어 엉망진창이 되어 있고, 얼굴에는 아직도 핏물이 고여 뚝뚝 흐른다. 아, 이 몰골로 어떻게 학교에 가야 하나, 참담하고 막막할 뿐이다.

어찌어찌 등교를 하고 나서도 문제는 이어진다. 친구들 보기 부끄럽다는 고민은 여기에 비하면 사치스러울 정도다. 지난 밤의 상처가 채 아물지 않았기 때문에, 오금이나 사타구니, 팔꿈치 안쪽이나 무릎 바깥쪽 등 살이 접히는 부분은 약간만 미세하게 땀이 나도 견딜 수 없이 간지럽기 때문이다. 참아보려고 애를 쓰지만, 내 손이 언제 그리로 갔는지도 모르게 가서 긁고 있는 수준이다. 억지로 교실에 앉아 있다 뿐이지 선생님 얼굴도, 칠판에 적힌 글자도 무엇 하나 눈에 들어오지 않는다. 머릿속에 꽉 찬 생각이라고는 오로지 이것뿐이다. '간지럽다. 참아야 한다. 너무 간지럽다. 참아야 한다. 계속 간지럽다. 그래도 참아야 한다……'

게다가 이따금 나를 결정적으로 울컥하게 만드는 사건도 벌어진다. 내가 아토피인 걸 잘 모르는 친구들이 "어머, 피부가 왜 이래? 너 진짜 세수하고 온 거 맞아?" 하고 장난을 걸기 때문이다. 걔네 생각에는 농담이고 장난이겠지만, 나는 한번씩 그런 일을 겪고 나면 집에 가서 얼마나 펑펑 우는지 모른다. 울고 나면 얼굴이 더 쓰라린데도 불구하고.

별 기대 없이 시작한 뇌파진동으로 피부가 좋아질 줄이야

태어나서 이제껏 달고 살았던 아토피였기 때문에, 사실 엄마가 뇌파진동을 권했을 때도 별 기대를 하지 않았다. 그냥 마음 속으로, '어, 이번엔 병원이나 한약방이 아니네' 하고 좀 의외라는 생각만 살짝 했을 뿐이다. 하지만 엄마가 그동안 내게 기울인 지극 정성을 알기에, 함께 뇌파진동을 해보자는 엄마의 말에 바로 그러겠다고 고개를 끄덕였다.

사실 처음에는 좀 지루하기도 했다. 어쩌면 엄마와 함께 다니지 않았다면 일주일에 하루쯤은 슬쩍 땡땡이를 쳤을지도 모른다. 하지만 늘 엄마와 함께 수련을 하니, 아예 그런 쪽으로는 일찌감치 단념을 했다. 엄마는 이 운동하고서 피부가 좋아진 사람들 얘기를 자주 들려주었다. 난 솔깃하기도 했지만 '피부가 그냥 안 좋은 거랑 아토피랑 같을까?' 하는 의구심도 들었다. 기대와 포기를 반복하며 지친 세월이 그만큼 길었던 것이다.

그런데 뇌파진동을 시작한 지 한두 달이 지나자, 차츰차츰 뭔가 달라지는 것이 느껴졌다. 햇빛을 약간만 쬐어도 금세 따가워지던 피부가 웬일인지 잠잠해졌다. 밤에 잠자리에 들 때도 달랐다. 간지러움이 한결 덜해서, 참자고 이를 악물면 안 긁고도 견딜 수 있을 정도가 되었다. 밤마다 아토피와의 전투를 벌이느라 날밤을 새다시피 했는데, 정말 오랜만에 잠을 푹 자고 얼마나 행복했던지!

그 다음부터는 마치 도미노 게임처럼 모든 것이 자동으로 이루어졌다. 가려움이 덜해지니 숙면을 취하게 되고, 숙면을 취하게 되니 피부

상태가 더욱 좋아지고, 피부 상태가 좋아지니 화낼 일도 줄고 성격도 긍정적으로 변하고, 성격이 긍정적으로 바뀌니 수련도 더욱 열심히 하게 되고…….

아빠의 민망한 칭찬, "예쁜 우리 딸, 오늘은 더 예뻐졌네!"

나는 그제서야 '이거다!' 싶어서 틈나는 대로 뇌파진동에 열중했다. 수련 시간의 집중도도 높아졌을 뿐만 아니라, 공부하다가 책상 앞에서도 하고 주말이면 엄마랑 같이 거실에서 음악을 틀어놓고서도 했다. 원래부터 춤과 노래를 좋아하는 성격이라 그런지, 어떤 형식에 얽매이지 않고 자유롭게 몸 가는 대로, 마음 가는 대로 할 수 있다는 점에서 뇌파진동은 하면 할수록 내 스타일에 꼭 맞았다.

수련에 열중해서 그런지 아토피가 개선되는 속도도 훨씬 빨라졌다. 단센터에 다니기 시작한 지 4개월 만에 얼굴에서 아토피의 흔적은 거의 사라졌다. 더욱이 놀라운 사실은 키도 넉 달 만에 3센티미터나 자랐다는 점! 솔직히 지난 3년 동안 키가 제자리걸음이라서 은근히 신경이 쓰였는데, 이렇게나 빨리 자랄 수 있다는 걸 알았다면 진작에 뇌파진동을 하지 않은 것이 후회가 될 정도다.

나의 이런 변화에 부모님도 떨 듯이 기뻐하신다. 한 달에 한 번 만나는 아빠는 볼 때마다 내 얼굴을 들여다보며 "예쁜 우리 딸, 오늘은 더 예뻐졌네" 그러시는 통에 민망한 나머지 손발이 오그라들 지경이다. 피부가 몰라보게 깨끗해졌다며 놀라워 하는 사람들에게 엄마는 수련 전문가처럼 이런 설명을 들려 주셨다.

"아토피라는 게 아직 원인이 규명된 질병은 아니지만 폐와 대장이 약한 사람들에게 주로 나타나는 증상이라고 하더라고요. 그런데 이 수련을 해보셨으니 아시겠지만, 내장기관의 기능이 전체적으로 향상되니 증세가 호전될 수밖에 없는 거지요. 또 뇌파진동은 신체의 자율신경계를 강화하고 호르몬의 균형을 잡아주는 데도 도움이 된답니다. 그래서 아토피를 비롯해서 피부 관련 질환에 효험을 보신 분들이 많지요." 와, 뇌파진동 이거 정말 대단하잖아!

아토피와는 작별, 이제는 다이어트에 도전하련다

이제 나는 더 이상 여름이 두렵지 않다. 다른 친구들처럼 반팔 옷에 짧은 반바지 차림으로 얼마든지 활보할 수 있기 때문이다. 친구들이랑 바다 여행도 가고, 그동안 아토피 때문에 못 먹었던 해산물도 마음껏 먹을 생각을 하면 벌써부터 내년 여름이 기다려진다.

나는 내년 여름을 멋지게 맞이하기 위해, 최근에 스스로에게 또 다른 미션도 부과했다. 좀 쑥스럽지만, 이 자리를 빌려 고백하자면 모든 여성의 소망인 '다이어트'다. 아토피 때문에 살이 쪘는데, 아토피가 개선됐으니 날씬하게 변신하는 것도 시간 문제라고 생각한다. 물론, 앞으로도 지금처럼만 뇌파진동을 열심히 한다면 말이다.

유전성 탈모야,
　　이제 안녕~

이창종 38세, 회사원, 단월드 수월 상현센터

처음부터 머리숱이 적었던 것은 아니다. 이마가 훤한 아버지에, 나이 오십에 대머리가 되어가는 큰형을 보고 자라면서도 그게 나에게 벌어질 일이라고는 꿈에도 생각하지 못했다. '나야 뭐, 머리숱이 많으니까'라고 자신감을 가진 것이다.

심상찮은 조짐이 내 머리칼에 찾아온 것은, 지금으로부터 십 년 전인 이십 대 후반부터였다. 자고 일어나면 베개며 이부자리에 흐트러져 있는 머리카락의 숫자가 어느덧 분대 병력에서 소대 병력을 거쳐, 중대 병력에 육박하기 시작했다. 나는 하늘이 무너지는 것처럼 앞이 캄캄했지만 역시 가족들의 반응은 침착했다. 말없이 머리카락을 주워담는 어머니의 표정은, 이 모든 일을 가족 모두에게 예고된 운명이라고 받아들이는 듯했다. 사실 우리 가족 모두 나이가 들면서 눈에 띄게 숱이 줄어드는 현상을 경험해왔기 때문이다.

하지만 아직 결혼도 못 한 총각에게 탈모는 너무나도 가혹한 일이다. 나는 이 운명을 거슬러보려고 온갖 몸부림을 치기 시작했다. 그리고 십 년이라는 엄청난 시간과 시행착오를 거쳐서 가까스로 '뇌파진동'이라는 정답을 발견했다. 이제 그 얘기를 좀 차근차근 해보도록 하겠다.

아, 눈물 없이는 읽을 수 없는 '탈모 치료의 연대기'

탈모와 싸우기 위해, 내가 처음으로 택한 방법은 고가의 전용 샴푸를 쓰는 것이었다. 가장 일반적인 처방이고 손쉬운 방법이기도 하다. 하지만 열광과 감탄을 쏟아내는 사용 후기가 몇 백 개씩 달린 제품을 구입해봐도, 내 머리칼에는 영 차도가 없었다. '고객 감동'이란 나에게는 먼 나라 이야기일 뿐이었다. 좋다는 두피 마사지 제품이나 클리닉 제품도 대동소이했다.

그 다음에는 역시 병원 치료가 확실하지 싶어서 전문 병원을 드나들었다. 주사기로 두피에 약물을 주입하는 방식으로 치료를 받았는데, 역시 효과는 확실했다. 그 기간 동안은 머리칼이 빠지는 양이 현저하게 줄었다. 하지만 효과만큼이나 부작용도 확실했다. 약이 독해서 그런지, 멀쩡하던 몸이 붓고 얼굴에는 때 아닌 여드름이 독버섯처럼 돋아났다. 식구들 말이, 차라리 머리숱이 부족한 게 보기에 낫겠다고 할 정도였다. 결국 이것도 중단했다.

약물 치료 부작용에 시달리고 나니, 역시 더디 가더라도 '자연치료'가 좋겠다는 생각이 들었다. 그래서 택한 방법이 '식이요법'이다. 그쪽 전문가들이 권하는 대로, 몸이 산성화되지 않도록 육식을 줄이고 채식 중심으로 식생활 패턴을 바꿨다. 식구들이 비웃건 말건 그렇게 하고 지낸 지 어언 1년 반. 확실히 몸은 좋아지고 머리가 맑아졌다. 하지만 탈모는 요지부동이었다. 줄기차게 빠지는 머리칼을 건지며 1년 반을 기다렸는데, 이건 아니다 싶어서 결국 식이요법도 중단했다.

다음에 매달린 것은, 어머니가 수소문해서 알아냈다는 민간요법이다. 싸리나무의 줄기와 뿌리를 삶아서 그 물로 머리를 감으면 탈모에 효험이 있다는 것이다. 밑져야 본전인데, 안 할 내가 아니다. 몸에서 싸리나무 향이 진동할 정도로 머리를 열심히 감고 또 감았다. 하지만 이번에도 실패. 나에게는 이제 탈모를 고칠 수 있다는 희망을 갖고 사는 게 더 힘든 일이 되어버렸다. 나는 희망을 포기하고, 다른 모든 치료도 포기했다. 그저 담담하게 탈모가 더디게 진행되기만을 바랄 뿐이었다.

200개도 넘게 빠지던 머리카락이 15개 수준으로

이런 나에게 다시 희망을 준 것이 바로 '뇌파진동'이다. 하지만 내가 어떤 사람인가. 남의 말에 혹해서, 좋다는 방법이라면 별별 탈모 치료를 다 해본 사람 아닌가. 사실 처음엔 반신반의하는 마음이 없지 않았다. 하지만 단센터 원장님의 설명을 듣고 보니, 뇌파진동이 머리와 목에 직접적으로 작용하는 수련법이라서 머리 쪽에는 좀더 강력하게 작용하지 않을까 하는 기대감이 생겼다. 스스로 놓아버렸던 희망이 새롭게 싹트는 순간이었다.

처음에는 뇌파진동이 쉽지만은 않았다. 목과 어깨 관절이 굳었는지, 목에서 뚝뚝 소리가 날 때도 많았고 머리가 어지럽기도 했다. 하지만 이왕 시작한 거, 꾸준히 해봐야겠다고 마음먹었다. 뇌파진동을 하며 소망하는 것을 그려보라는 원장님의 말씀에, 나는 머리카락이 바글바글한 내 모습을 상상하며 그 행복한 느낌에 빠져들었다.

그런데 정말 신기한 일이 일어났다. 내가 경험했으면서도 도무지 설명할 수 없는 일이다. 뇌파진동 수련을 시작한 지 채 일주일도 되지 않아 세면대에 빠져 있는 머리카락의 양이 크게 줄어든 것이다. 한때는 140개까지 세다가 포기할 정도로 많이 빠졌던 머리칼이(수건과 욕실에 빠져 있는 머리칼을 합하면 200개도 훌쩍 넘을 수준이니 비참하기 짝이 없었다), 아무리 세어봐도 고작 15개밖에 안 될 정도로 급격히 줄어든 것이다. 대번 어머니가 알아채고 "너, 요즘 무슨 좋은 운동 하나보다?" 하며 반색을 하셨다.

나로서는 좋긴 했지만, 이런 일이 너무 갑작스럽게 일어나니 어안이 벙벙한 기분도 들었다. 이러다가 '일시적인 현상'으로 그치고 예전으로 되돌아갈까봐 지레 겁이 나기도 했다. 이제까지 기대했다가 실망하고

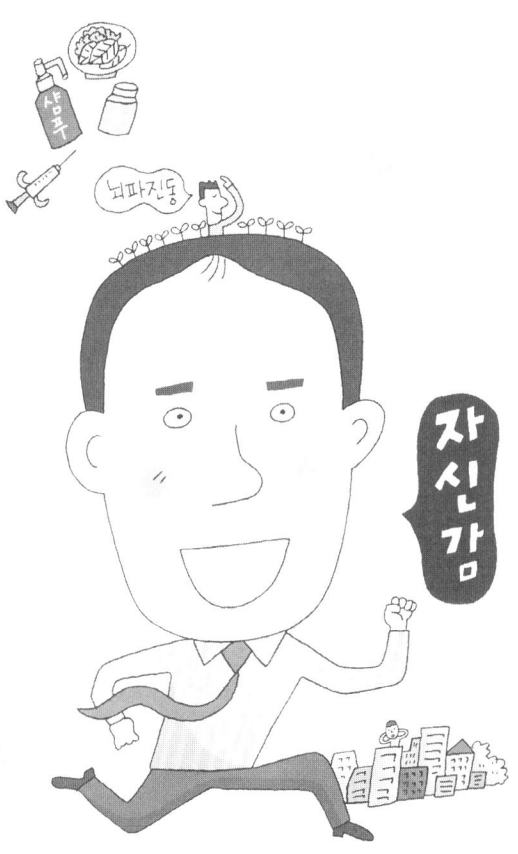

포기하곤 했던 과정이 그만큼 힘들었던 것이다. 하지만 분명한 건 내게는 뇌파진동 외에 다른 대안이 없다는 점이다. 나는 의심이 생길수록 더욱 열심히 뇌파진동에 집중했다. 효과는 더욱 커져만 갔다. 다음날에도, 그 다음날에도 지금까지 봐왔던 것보다 빠지는 머리카락의 숫자가 훨씬 적었다. 내 가슴은 십 년 만에 기쁨과 기대감으로 고동치기 시작했다.

하지만 인생의 목표가 '머리숱'은 아니랍니다

여기까지 읽으셨다면, 탈모 치료 효과가 지금까지도 지속되고 있는지 궁금하실 거다. 나의 대답은 탈모가 치료되었을 뿐만 아니라 약간이지만 전보다 머리숱도 늘었다는 사실이다. 뇌파진동을 시작한 작년 10월부터 지금까지, 나는 날마다 새로 태어나는 듯한 기분이었다. 탈모로 인한 스트레스가 그 정도로 극심했던 것이다.

예상하시겠지만, 탈모로 머리숱이 적으면 또래보다 훨씬 나이가 들어 보여 스트레스 받을 일도 많고 결정적으로 소개팅이나 맞선에서 아주 불리한 처지에 놓인다. 나 역시 그런 이유에서 퇴짜를 맞는 경우가 허다했다. 내가 자리에 앉자마자, 상대 여성이 일어나서 나가버린 적도 있었다. 이런 일이 반복되니, 활달하던 사람도 내성적인 성격으로 바뀌고 나중엔 대인기피증까지 생겼다. 바깥에 나가려면 우선 모자부터 찾게 되고, 어느 음식점에 들어가도 구석진 자리만 찾았다. 아마 탈모로 고민해본 분이라면 이 심정을 십분 이해할 것이다.

물론 요즘은 탈모 걱정은 사라졌고, 머리숱이 많아졌다는 소리도 자주 듣는다. 하지만 이제 머리 숱이 많고 적음은 더 이상 내 인생 전체를 좌지우지하는 문제가 아니다. 이건 내가 탈모 고민에서 탈출했기 때문에 하는 말은 아니다.

뇌파진동 수련이 깊어질수록 나는 머리숱이 많아지기만을 소원하고 있는 자신이 어색하고 부끄럽게 여겨졌다. 생각해보라. 한 인간이 이 세상에 와서 진정으로 원하는 일이 단지 머리숱이 많아지는 일은 아닐 것이다. 내 삶에서 더 중요한 것들도 많은데, 더 이상 탈모에 시간과 에너지를 낭비할 수는 없다는 생각이 들었다. 나는 이제 예전처럼 머리카락이 빠지는 것에 연연하지 않는다. 그것이 어쩌면 탈모가 재발하지 않게 된 비법인지도 모른다. 왜 공부도 옆에서 하라고 잔소리하고 신경 쓰면, 더 하기 싫어지지 않던가(비유가 어색한가?). 이제 뇌파진동을 통해 얻은 힘과 자신감으로, 내가 정말로 하고 싶은 일을 향해 '또 다른 기적'을 창조하고 싶다.

한 달에 1킬로그램씩 10개월 완성,
슬로 다이어트 성공기

정현경 41세, 출판사 대표, 서울시 송파구 방이동

나는 키 155센티미터에 48킬로그램 정도의 몸무게를 오랫동안 유지해왔다. 학창 시절부터 서른이 될 때까지는 살이 더 마르거나 찐 적도 없이 쭉 이 수준이었다. 그러다 30대가 되어 50킬로그램 대에 진입해 서서히 살이 붙었고, 최근 삼사 년 들어서는 57~58킬로그램에 이르긴 했으나 그냥 통통하게 보기 좋은 정도였다. 굳이 마른 몸매가 되고 싶다는 생각도 별로 없었고, 그냥 놔둬도 이 정도 몸매는 유지하니 '다이어트'라는 단어는 평생 나하고는 인연이 없을 줄 알았다.

그런데 작년 봄, 영원할 줄만 알았던 이 믿음(?)이 속수무책으로 무너졌다. 당시 나는 내가 운영하는 출판사에서 신간이 출간되어, 작가와 함께 전국의 서점을 순회하며 출간 이벤트를 진행하고 있었다. 만만치 않을 줄은 예상했지만, 막상 해보니 육체적으로 이만저만 고단한 게 아니었다. 이삼 주도 아니고 두 달 동안이나 쉴새 없이 전국을 돌다 보니, 나중에는 아침이면 목이 잠겨서 목소리가 안 나오는 것은 물론이고 온몸이 퉁퉁 부어서 눈도 제대로 뜨기 어려웠다. 평소에도 피곤하면 잘 붓는 체질이라서 '좀 있으면 괜찮아지겠지' 하고 스스로를 위로했지만, 때로는 오후까지도 붓기가 안 빠져서 작가 분을 대하기가 민망할 정도였다. 그런데 이것이 몸의 결정적인 위기를 알리는 '빨간 신호등'이었을 줄이야.

피곤하면 몸이 붓고, 부은 게 고스란히 살로 가고

두 달 만에 사무실로 복귀하고 나서도 컨디션은 좀체 회복되지 않았다. 얼굴 형태가 이상해 보일 정도로 많이 붓곤 해서 급한 대로 피부과에서 약을 지어 먹었더니, 이번에는 붓기는 가라앉는 대신에 정신없이 졸음이 쏟아진다는 게 또 다른 골칫거리로 떠올랐다.

또 만나는 사람마다 "몸이 안 좋아 보여요. 어디 아프세요?"라는 말을 인사말로 건네서 그것도 은근한 스트레스가 되었다. 더 이상은 안 되겠다 싶어서, 주말에는 아무 일도 안 하고 푹 쉬며 안정을 취했지만 별 차도가 없었다. 사무실에 조금만 앉아 있어도 피곤하고, 피곤하면 다시 붓고, 부은 것이 그대로 몸에 살로 가는 악순환이 계속되었다. 하루가 다르게 몸이 낫는 것이 아니라, 몸이 무거워져만 갔다. 신경이 예민해져 가고 짜증이 늘어가는 것도 스스로 못 견딜 일이었다.

그러던 어느 날, 결정적으로 충격을 받는 일이 생겼다. 컨디션 회복에 도움이 되려나 싶어서 근처에 있는 찜질방에 갔다가 무심코 몸무게를 재보게 된 것이다. 체중이 늘어났으리라는 것은 어느 정도 짐작했지만, 그 정도일 줄이야! 이제껏 57~58킬로그램을 오락가락하던 몸무게였건만, 느닷없이 앞의 '5'자가 '6'자로 바뀌어 있었다. 난생 처음으로 '6'으로 시작하는 몸무게를 대하려니 속이 상하기도 하려니와 위기감에 정신이 번쩍 들었다. 여기서 서둘러 제동을 걸지 않으면 체중이 마구 불어날 것 같은 불길한 예감까지 들었다.

내가 처음으로 선택한 다이어트 방법은 일종의 '원 푸드 다이어트'다. 소화력이 떨어져서 그런지 먹기만 하면 붓고 배에 묵직하게 가스가 차곤 해서 저녁이라도 밥 대신 방울토마토를 먹기로 한 것이다. 하지만 일주일 만에 그만두었다. 저녁 한 끼긴 했지만 날마다 방울토마토를 먹으려니 지겹기도 했고, 적게 먹는 걸로 살을 빼는 방식이 결국 나중에 '요요 현상'으로 되돌아올 거라는 회의감도 작용했다. 더군다나 당시 내게는 단순히 살을 빼는 일이 중요한 게 아니라, 건강을 회복시키는 게 더 절실한 문제였다. 건강이 나빠지면서 살이 찐 것이니, 건강이 회복되면 살은 저절로 빠질 터였다.

그 많던 아침잠을 뿌리치고, 매일 아침 한 시간씩 뇌파진동을

나는 운동요법이 좋겠다고 생각했다. 무기력해진 몸과 생기를 잃은 마음에 운동으로 활력을 불어넣고 싶었다. 내 체력으로 꾸준히 할 수 있는 운동이 무엇일까 고민하다가, 친구와의 전화 통화에서 귀가 솔깃해지는 정보를 들었다. 그 친구 말이 자기가 요즘 단센터에 다니고 있는데, 단전에 기운이 채워져서 그런지 우울증도 사라지고 활력이 생기더라는 것이다. 친구가 오래도록 우울증을 앓아온 것을 알기에 더더욱 신뢰가 생겼다.

나는 곧바로 회사 근처의 단센터를 찾았다. 그리고 매일 아침 단센터에 가서 뇌파진동을 하고 출근하는 것을 하루 일과로 삼기로 했다. 그 많던 아침잠을 뿌리치고 매일 한 시간씩 일찍 출근하기란 정말이지 만만치 않은 일이지만, 그만 한 결심을 하지 않고선 한번 불어나기 시작한 체중에 제동을 걸 수 없을 것만 같았다. 그게 벌써 작년 6월의 일이다.

수련 초반에 나는 아랫배를 두드리면서 고개를 좌우로 살랑살랑 흔드는 일명 '정충 뇌파진동'을 많이 했다. 10분 정도 두드리다 보면, 가슴을 꽉 막고 있던 뭔가가 아래로 툭 떨어지면서 배가 난로처럼 따끈따끈해지는데 그렇게 기분이 좋을 수가 없었다. 그때부터 손으로 가슴이며 배, 팔 등 온몸을 수시로 마구 두드리는 습관이 생겼다. 점심 먹고 나서도 몸이 답답하다 싶으면 나도 모르게 몸의 여기저기를 두드렸다. 그러면 불어난 살점들이 모두 공기가 되어 떨어져나가는 것처럼 마음이 상쾌해졌다.

주말에는 집에서라도 뇌파진동을 거르지 않았다. 나는 리드미컬하게 노래를 부르듯이 "건강 회복, 뇌파진동"을 큰소리로 되뇌면서 아랫배를 두드렸다. 이렇게 목표의식을 갖고 하면, 그냥 하는 것보다 잡념이 없어지고 집중이 잘 되어서 좋았다.

77사이즈 바지를 66으로 줄였다가, 최근에는 다시 55사이즈로

어떤 사람은 일주일만 해도 다르다고 하던데, 내 경우에는 변화가 서서히 나타났다. 뇌파진동을 시작한 지 한 달쯤 지나니 아침마다 몸이 붓는 증상이 없어졌고, 두 달이 지나면서부터는 불규칙했던 월경주기가 정상으로 돌아왔다. 최근 들어 40일 만에 한 번씩 하던 생리가 다시 28일 주기로 회복된 것이다.

나중에 이 얘기를 아는 한의사한테 했더니, 고개를 '도리도리' 하는 뇌파진동 동작이 뇌하수체를 자극해 여성호르몬이 정상적으로 분비되는 데 도움이 됐을 거라고 해석했다. 또 아랫배를 두드리는 동작도 자궁을 튼튼하게 만드는 좋은 방법이니, 살이 빠지는 것과 상관 없이 앞으로도 꾸준히 하라고 신신당부를 했다.

몸의 붓기가 빠지자 그토록 고대하던 체중도 덩달아 줄어들기 시작했다. 물론 이 역시 급격한 변화는 아니었다. 매달 1킬로그램 안팎으로 조금씩 줄어드는 수준이라, 남들 눈에는 그대로인데 나 혼자만 기뻐하는 '비밀 다이어트'였다고나 할까. 사실 처음에는 내심 답답하기도 했다. '왜 남들처럼 살이 쭉쭉 빠지지 않는 걸까?' '혹시 몸무게가 이 정도 빠지고, 앞으로는 쭉 제자리걸음 하는 게 아닐까?' 하지만 한 달에 1킬로그램씩 차근차근 줄어드는 흐름이 두세 달을 지속하자, 그제서는 마음이 탁 놓였다. 더 중요한 목표인 건강을 많이 회복했기 때문에 그것만으로도 충분히 만족스러운 심정이기도 했다.

그렇게 해서 6개월이 지나자, 60킬로그램을 살짝 넘겼던 몸무게는 55킬로그램이 되었다. 예전보다도 훨씬 날씬해진 수준이라서, 나는 목표를 달성했다고 생각했고 여기서 더 내려가리라고는 기대도 하지 않았다. 그런데 그 뒤에도 한 달에 1킬로그램씩 줄어드는 흐름은 끊어지지 않았다. 처음에는 허리띠를 조여서 바지 사이즈를 조절하다가, 나중에는 입던 옷가지들을 대부분 정리해야만 했다. 제법 비싸게 주고 산 정장바지들만 수선집에 맡겨서 사이즈를 줄여 입었다. 작년 봄까지 잘만 입던 77사이즈 바지를, 올해 초에 66으로 줄였다가, 최근에는 '꿈의 사이즈' 55까지 줄여서 입었을 때의 기분이란! 나는 거울 앞에서 양팔을 번쩍 치켜들고 환호성을 질렀다. 내 나이 40대에 뇌파진동으로 20대의 몸매를 되찾은 것은 물론, 30대 초반부터 10년 동안 속을 썩였던 각종 스트레스와 건강 문제를 1년이 채 못 되어 속 시원히 해결한 것이다.

슬금슬금 살이 빠지는 '슬로 다이어트' - 다이어트의 새로운 트렌드

지금 내 몸무게는 내 키 155센티미터에 꼭 어울리는 50킬로그램이다. 하도 천천히 살이 빠져서 전혀 눈치를 못 채던 사람들도 이제야 뒤늦게 아는 척을 한다. 하나같이 왜 이렇게 날씬해졌냐며 몰라보겠다는 것이다.

내가 봐도 몸매만 달라진 게 아니라, 얼굴 윤곽도 달라지고 이목구비도 또렷해졌다. 다이어트에 대한 관심이 높은 여직원들은 내게 슬며시 다가와 비법 좀 알려달라고 조르기도 한다. 하지만 내 답변을 들으면 이내 허탈한 표정을 짓는다. 아무런 식이요법도 없이 '뇌파진동'이라는 운동만으로 이렇게 살이 빠졌다는 게 잘 믿어지지 않는 눈치다. '아, 하지만 난 진짜 그렇게 해서 빠진 건데.'

어떤 사람은 내 다이어트 성공기를 듣더니, 거기에 '슬로 다이어트'라는 멋진 이름을 붙여주기도 했다. 조급한 패스트푸드 대신에 느긋한 슬로 푸드가 뜨는 것처럼, 이렇게 쥐도 새도 모르게 살이 빠지는 '슬로 다이어트'야 말로 다이어트의 새로운 트렌드가 되어야 한다나 뭐라나.

체질도 바뀌었다. 전에는 밤에 물만 먹어도 몸이 부었는데, 요새는 웬만해서는 붓지 않는다. 한번은 밤 열 시에 자장면 생각이 간절해서 먹고 잔 적이 있는데, 예전처럼 몸이 붓지도 않았고 속이 불편하지도 않았다. 또 이따금 음식이 당길 때는 조금 과식을 하기도 하는데 그래도 몸무게는 요지부동으로 50킬로그램이다. 벌써 6개월 가까이 이 몸무게를 유지했으니 이제 체질이 바뀌었다고 봐도 되지 않을까.

물론 예전처럼 아무 생각 없이 마구 먹곤 하는 식습관은 청산했다. 전에는 식당에 가면 음식을 남기는 게 아까워서 다 먹었는데, 요즘엔 딱 먹고 싶을 때까지만 먹는다. 그렇게 해보니, 한 그릇을 채 못 먹고 저절로 숟가락을 놓게 된다. 이 모든 게 뇌파진동으로 몸의 감각이 그만큼 깨어난 덕분이라고 생각한다.

뇌파진동은 가장 조화로운 몸 상태를 되찾게 해주는 방법이다

만약 내가 처음부터 살 빼는 걸 목표로 삼았다면, 이런 결과가 나올 수 있었을까? 어쩌면 단숨에 살을 확실하게 빼는 데는 성공했을지도 모른다. 하지만 건강이 회복되지 않은 상태에서 성공한 다이어트는, 결국 내 몸을 더한 위기로 몰고 갔을 것이다. 즉, 일시적인 성공과 곧바로 이어지는 기나긴 패배의 수렁이 나를 기다리고 있지 않았을까.

다행히도 나는 살 빼는 것보다는 건강해지는 데 우선순위를 두었기 때문에, 살도 빠졌지만 몸의 안 좋았던 곳까지 두루두루 좋아진 것 같다. 살을 빼기 위해 유난스러운 방법을 쓰거나 주의를 기울인 것이 없으니, 당연히 요요현상도 없다.

난 이것이 나만의 특별한 경험은 아닐 거라고 생각한다. 뇌파진동을 꾸준히 하면 누구나 건강도 몸매도 밸런스를 되찾을 거라고 확신한다. 혹시나 내 얘기를 읽고 뇌파진동이 살을 빼는 데만 효과적일 거라고 오해하는 분들이 계실까봐 한마디 덧붙이자면, 뇌파진동은 원래의 가장 조화로운 몸 상태를 되찾게 해주는 방법이지, 살을 빼거나 찌우는 기계적인 비법 같은 것이 아니다.

지나치게 마른 사람은 저절로 살이 붙고, 뚱뚱한 사람은 적당하게 살이 빠진다. 함께 수련을 하던 어느 남자 회원은 너무 말라서 평생 수영장 한 번 못 가보고 산다는 사람이었는데, 뇌파진동을 하면서 보기 좋게 살이 올라서 주위 사람들이 다 축하해주었다. 다만 원하는 몸매를 단숨에 만들려고 욕심만 부리지 않으면 된다. 조급해하지 않으면서 뇌파진동을 꾸준히만 한다면 누구나 원하는 변화를 창조할 수 있다. 몸도, 그리고 마음도.

수련 노하우 엿보기 | 집에서 하는 '나 홀로' 뇌파진동 노하우

주위에 뇌파진동을 권해 보면, 집 근처에 단센터도 없고 그렇다고 긴 시간을 들여 멀리 있는 곳까지 다닐 수도 없다며 포기하는 분들이 종종 계신다. 다음은 내가 그런 분들께 알려드리는 '나 홀로 뇌파진동' 수련법이다. 첫째, 먼저 《뇌파진동》 책을 살 것. 센터에 나와 직접 배울 수 없으니 책을 보고 기본적인 수련 동작을 익혀야 한다. 이 다음부터는 돈 들일 일 하나 없으니, 혹시라도 책 값을 아까워하지 말라. 둘째, 매일 하루 30분에서 1시간 정도를 수련 시간으로 정해 꾸준히 해나갈 것. 이때, 기본적인 수련 프로그램은 이렇게 구성하는 것이 좋다. 맨 처음 15분 동안은 뇌체조로 몸을 충분히 이완시킬 것. 하다 보면 그때그때 자기에게 필요한 동작이 무엇인지 터득하게 된다. 그 다음 30분은 본격적인 뇌파진동에 들어갈 것. 처음에 집중하기 어려울 때는 편안한 명상음악이나 자연음악을 틀어놓고 해도 효과적이다. 그리고 마지막 15분은 오늘 하루를 어떻게 보낼지(밤이라면 내일 하루를 어떻게 보낼지) 명상을 하며 자신의 새로운 하루를 축복하고 격려할 것. 1시간을 채 할 수 없을 때라도, 이런 비율을 염두에 놓고 프로그램을 구성하면 된다. 물론 뇌파진동에 충분히 익숙해진 다음에는, 일상생활 중에 틈틈이 하는 것도 훌륭한 수련이 된다.

23킬로그램의 기적,
몸매가 아니라 인생이 바뀐 거죠

박선영 29세, 의상 디자이너, 단월드 서울 둔촌센터

말 그대로다. 뇌파진동을 하고 나서 7개월 만에 몸무게가 23킬로그램이나 줄었다. 내가 말하면서도 곧이 믿기지 않는 기분이다. 아직도 꿈만 같으니 더 말해서 무엇 하랴. 그동안 무수히 반복되어온 다이어트 실패의 연대기에 최초로 성공의 기록이 '반짝'하고 생긴 것이다. 이것은 내 인생의 기적이며, 하늘이 나에게 준 최고의 선물이다.

초등학교 시절, 내 별명은 '수퍼 똥돼지'

나는 어려서부터 비만 때문에 잔뜩 주눅이 들어서 자랐다. 초등학교 4학년 때 한약을 잘못 먹은 것이 결정적인 이유였다. 그 후부터 급격히 살이 찌기 시작하더니 나중에는 '고도비만'이라는 만성질환으로까

지 발전했다. 그때부터 아이들은 내 이름 대신에, 하고많은 예쁜 별명들을 죄다 물리치고, '수퍼 똥돼지'라는 끔찍한 꼬리표를 달아주었다.

이 별명은 어린 마음에 엄청난 충격이었고, 누구에게 털어놓고 말할 수조차 없는 깊은 상처가 되었다. 겉으로는 태연한 척 내색을 안 했지만, 뚱뚱한 몸매에 대한 스트레스가 나를 점점 더 침울하게 만들었다. 결국 주눅 든 기분을 달래기 위해 군것질로 스트레스를 달래고, 그래서 더 살이 찌고, 대인관계에 더욱 주눅이 드는 악순환이 반복되었다. 학교에서 체력검사를 할 때마다 몸무게를 잴까봐 두려웠고, 한창 멋 부릴 나이에도 옷을 사러 가는 일이 죽기보다도 싫었다. 주위 친구들은 '넌 얼굴이 작고 예쁘니까, 살만 빼면 되겠다'라며 쉽게 이야기했지만, 그 말조차도 내겐 엄청난 상처와 스트레스로 작용했다.

물론 나도 나름대로는 독하게 마음먹고 끝없이 다이어트에 도전했지만 뜻대로 잘 되지 않았다. 나는 결국 전보다 더 육중해진 몸무게로 예전의 자포자기 상태로 되돌아가곤 했다. 다이어트를 오히려 '체중 증량 이벤트'로 악용한(?) 결과, 내 몸무게는 무려 92킬로그램에 이르렀다. 아, 체중계 눈금을 보는 순간의 기분이란! 정신이 아득해지면서 눈물이 핑 돌았다. 막다른 골목에까지 이르렀다는 생각이 들면서 더 이상 이대로 살 수 없다는 비장한 결의 같은 것도 솟구쳤다.

한방 다이어트, 원 푸드 다이어트, 운동요법까지 모조리 실패

몸무게 92킬로그램의 충격으로, 나는 해서는 안 될 소리지만, 살을 못 뺄 바에야 죽는 게 낫다는 각오로 이를 악물었다. 과연 이번에는 효과가 있었다. 온갖 운동 처방을 다 동원하여 극성을 부렸더니 얼마 지나지 않아 5킬로그램이 쏙 빠졌다. 하지만 그 상태가 얼마 지속되지는 않았다. 얼마나 힘들게 뺀 살인데, 며칠 지나서 보면 도로 내 몸에 와서 붙어 있는 일이 반복되었다.

나도 죽기살기로 이를 악문 터라 호락호락 물러날 수는 없었다. 온갖 운동을 바꿔가면서 도전했고, 식이요법, 다이어트 보조제, 한방 다이어트, 양방 다이이트 등등 효험이 있다는 방법이라면 가리지 않고 시도했다. 하지만 똑같은 패턴이 반복되었다. 이제 드디어 살이 빠지는가 보다 싶으면 어느새 도로 와서 내 몸에 붙어 있는, 그것도 예전에 빠졌던 살보다 더 늘어나서 붙어 있는 일명 '요요 현상'이란 악순환이 번번이 나를 좌절시켰다.

게다가 다른 육체적인 이상까지 발견되었다. 혹독한 다이어트를 하면서 나는 수영, 헬스, 스쿼시 등등 온갖 운동을 병행했는데, 그러고 나면 늘 스트레스로 인한 위궤양이 그림자처럼 따라다녔다. 나중에는 그것이 함몰성 위염과 역류성 식도염으로까지 발전하여, 1년에 한 번씩 병원에서 정기적으로 위 내시경 검사를 받아야 한다는 통보를 받았다. 아직은 염증 수준이지만, 위암으로 발전할 가능성이 있다는 것이 그 이유였다. 목숨 걸고 살을 빼겠다고 칼을(?) 뽑았는데 이런 복병을 만나자 맥이 탁 풀렸다.

돌이켜보니, 다이어트에 몰입한 1년 동안, 6개월은 운동으로 스트레스를 받으며 살았고 나머지 6개월은 위장약과 감기약을 먹으며 끊임없이 병원에 다니느라 허비했다. 남들은 마음껏 꿈을 펼치고 멋지게 연애를 하기에도 바쁘다는 젊은 날을 이렇게 보내다니, 스스로가 딱하기도 하고 한심하기도 했다.

결국 나는 '어렸을 때부터 살이 찐 거라 아무리 해도 안 빠지는 체질'이라고 스스로 결론을 내렸다. 타고난 체질이며 운명이라는 설명 외에는, 내가 받아들일 수 있는 결론이 없었다. 나는 그냥 이 육중한 살 덩어리를 짊어지고 살아가는 운명을 받아들이기로 했다. 더 이상 아무런 낙관적인 기대나 희망도 생기지 않았다. 물론 이것은 모두 내가 '뇌파진동'을 만나기 전까지의 이야기다.

쉬고 싶다고 생각하면서도, 몸은 저절로 단센터를 향하고

만약 내가 단센터를 만나지 못했더라면 어떻게 됐을까? 상상만 해도 끔찍하다. 나는 고도비만인 내 몸을 운명처럼 받아들이고, 잔뜩 주눅 든 얼굴로 인생을 살아갔을 것이다. 단지 살이 많이 쪘다는 이유로, 다른 꿈과 희망까지 반납해버리고 말았을 것이다. 하지만 다행히도, 단센터에 들어가던 첫날, 냉소적인 마음 한구석에서 은근히 호기심이 일어났다. 인연이 되려고 그랬는지, 더도 말고 덜도 말고 딱 한 달만 해보자는 기분이 들었다.

물론 뚱뚱한 나에게 수련은 결코 쉽지가 않았다. 몸이 딱딱하게 굳어 있어서, 남들은 쉽게 하는 뇌체조 동작도 고통스럽기만 했다. 차라리 단식을 하는 게 내게는 더 쉬울 것만 같았다. 뇌파진동도 마찬가지였다. 사실 뇌파진동의 효과에 대해서는 여러 사람을 통해서 익히 들었고, 그만큼 기대감도 컸다. 하지만 그렇게 큰 기대감을 가지고도 수련을 꾸준히 지속해 나가기가 무척 힘들었다.

내가 거의 매일같이 '오늘은 센터에 안 나가면 안 될까? 딱 하루만 쉬면 안 될까?' 하고 갈등했다고 말하면, 사람들은 웃을 것이다. 그런데 더욱 웃긴 것은, 머리에 쥐가 나도록 그런 갈등을 하면서도 정해진 시간이 되면 뭐에 홀린 사람처럼 어김없이 자리를 박차고 일어나 단센터로 향했다는 것이다. 그것도 정해진 시간보다 30분이나 먼저 도착할 정도로. 표면적으로야 물론 지치고 힘들었지만, 뇌파진동은 신기한 힘으로 나를 끌어당기고 있었다.

뇌파진동 - 자율진동에서 이미지 다이어트까지

뇌파진동 수련을 하면 평상시 안 좋았던 신체 부위를 중심으로 다양한 현상이 일어난다. 또 인체의 자연치유력이 극대화되면서 다양한 명현 현상이 나타나기도 한다. 내 경우에는, 뇌파진동을 하면 온몸이 사시나무 떨 듯 부르르 떨리곤 했다.

나중에 원장님께 이것이 '자율진동' 현상이라는 걸 듣고 안심했지만, 처음에는 내 몸에서 이런 떨림이 저절로 일어나는 게 무척 낯설고 이상했다. 특히, 내 의지와는 상관없이 어깨가 들썩인다든지 고개를 마구 흔드는 동작이 나올 때는, '내가 왜 이러지?' 싶어서 조금 무서운 기분도 들었다. 하지만 아무리 큰 동작이라도, 내가 의지를 가지고 멈춰야지 하고 생각하면 저절로 움직임을 멈출 수 있었으니 별로 걱정할 일은 아니었다. 몸에서 흘러나오는 자연스러운 리듬을 타고 수련하는 것이 처음이라서 생긴 오해고 두려움이었던 것이다.

나는 뇌파진동을 하면서 일어나는 진동을 점점 편안하게, 그리고 긍정적으로 받아들이게 되었다. 자율진동을 많이 하고 난 다음날은 유난히 몸이 가볍고 상쾌해졌기 때문이기도 했다. 그리고 단순히 육체적인 호전 현상 말고 뇌파진동의 다른 즐거움에도 눈을 뜨게 되었다. 그것은 바로 마음을 한곳에 집중하는 즐거움, 명상을 하며 자신을 바라보는 기쁨이었다.

수련이 반복될수록 나는 마음을 모으고 집중할 수 있는 내면의 힘이 자라는 것을 느꼈다. 그래서 웬만큼 익숙해지고부터는, 수련을 하면서 상상으로 내 몸을 디자인하는 '이미지 다이어트'를 시도했다. 그냥 막연하게 'S라인이 되어야지' 생각하는 것이 아니었다. '내 키가 몇 센티니까 적당한 몸무게는 몇 킬로그램이지. 그렇다면 딱 몇 킬로그램만 빼면 되겠군'하고 아주 구체적인 목표를 그려 넣었다. 그리고 그 목표에 집중하자고 나의 뇌에게 말을 걸고 응원을 보냈다.

나는 정말로 뇌가 내 말을 알아들었다고 생각한다. 단센터에 등록하고 처음 1~2주가 힘들었지, 그 뒤에는 자동으로 모든 일이 이루어졌기 때문이다. 살이 빠진 것도, 몸이 건강해진 것도 모두 말이다.

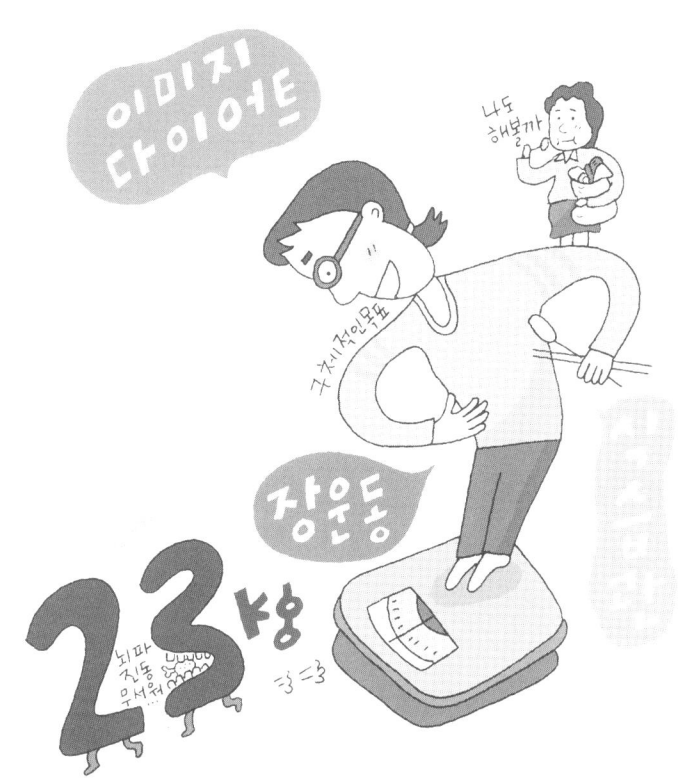

몸매만이 아니라 인생을 바꿔 놓았다

결국 뇌파진동 수련을 시작한 지 딱 21일 만에 몸무게가 5킬로그램이 빠졌다. 온갖 운동에 식이요법을 병행해도 간신히 빠질까 말까 한 몸무게가, 내 생각에는 별로 유별나게 노력한 것도 없는데 쑥 빠지다니 좋으면서도 신기했다. 뇌파진동만으로 살이 빠질 수 있다니, 내가 겪은 일인데도 놀라웠다.

어쨌든 뇌파진동의 효과에 대한 신뢰가 생기자, 내팽개쳤던 멋진 몸매에 대한 꿈이 다시 용솟음쳤다. 좀더 열심히 해보자고 스스로를 다그치게 되었다. 그렇게 한 달이 흐르고, 두 달이 흐르고…… 일곱 달이라는 시간이 눈 깜짝 할 사이에 지나갔다.

짧지 않은 기간이건만 나는 하나도 힘들거나 어렵지가 않았다. 아마도 나날이 살이 빠지는 재미에, 작은 사이즈 옷에 도전하는 재미에, 그리고 몸이 건강해지고 마음이 밝아지는 재미에 푹 빠져 있었던 것 같다. 7개월이 흘렀을 때, 그동안 빠진 몸무게를 모두 합해보니 무려 23킬로그램이나 되었다. 사실 10킬로그램만 빠져도 없던 몸매가 드러나는데, 체중이 23킬로그램이나 빠져 나가면 완전히 다른 사람이 된다. 실제로 오랜만에 만난 사람들은, 내가 그 지난날의 '수퍼 똥돼지'라는 것을 미처 알아보지도 못했다. 단순히 몸매만 달라진 것이 아니기 때문이다. 얼굴선도 또렷하게 살아났으며, 침울한 표정은 밝고 화사하게 변해 있었다. 나에게 일어난 또 다른 좋은 일은, 더 이상 역류성 식도염이나 위염을 걱정하지 않아도 된다는 사실이었다. 스트레스로 시달리던 위장의 통증은 온데간데없이 사라졌다. 세상에, 이렇게 좋은 다이어트 방법도 있었다니! 나는 뇌파진동을 모르고 살았던 세월이 억울할 지경이었다.

요즘도 나는 이따금 옷장을 열어 기념품으로 남겨둔 예전의 옷들을 펼쳐보곤 한다. 지금은 몸에 걸치면 주르륵 흘러내릴 만큼 커졌지만, 그 옷들을 보면서 '기적'이라는 표현이 적합할 만큼 달라진 나 자신을 행복하게 실감하곤 한다. 그리고 예전에는 감히 꿈도 꿀 수 없었던 'S라인 몸매 만들기'라는 새로운 목표에 슬슬 유혹을 느끼는 중이다. 만약 이 새로운 목표에도 성공한다면, 다음 번에는 뇌파진동 다이어트에 도전하는 분들을 위해 좀더 꼼꼼한 노하우를 정리해 놓았다가 알려드리고 싶다(부디 기대해 주시라!). 뇌파진동과의 만남, 그것은 내 몸매만이 아니라 인생을 바꾸어 놓았다.

수련 노하우 엿보기 | 뇌파진동 다이어트, 이것이 요령이다!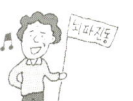

1. 수련하기 전 장운동으로 '다이어트의 주춧돌'을 놓아라

뇌파진동으로 몸무게를 23킬로그램이나 뺐다고 하면, 온종일 뇌파진동을 했을 거라고 생각하시는 분들이 계시더라고요. 하지만 저도 직장에 다니는데 그럴 수 없죠. 수련은 하루 1시간 정규 수련 외에는 거의 하지 못했고요. 대신에 수련하기 전에 장운동을 충분히 해줬는데 그게 큰 도움이 됐답니다. 딱딱하게 굳어 있던 내장 기관이 부드러워지면서 내장의 지방도 줄어들었고, 소화가 원활해지면서 체내에 불필요하게 축적되는 현상도 없어지게 되었으니까요.

2. 식습관이 바뀌어야 요요 현상을 막을 수 있다

뇌파진동을 하면서 크게 달라진 부분이 식습관이에요. 사실 살 때문에 고민을 해본 분들이라면 다들 아실 거예요. 문제는 식사량이 아니라 식습관이라는 걸요. 뇌파진동 다이어트를 한 7개월 동안, 저는 하루 세 끼를 꼬박꼬박 챙겨 먹었거든요. 주의를 한 거라면, 오로지 저녁 8시 이후에는 아무것도 먹지 않았다는 것뿐이죠. 물론 과일 정도의 가벼운 간식도 먹었고요. 하지만 뇌파진동으로 체질이 개선되니까 과거에 좋아하던 양념치킨이나 피자, 케이크 같은 고칼로리 음식이 전혀 당기지가 않더라고요. 결국엔 식습관이 바뀌어야 요요 현상이 일어나지 않는 성공적인 다이어트를 할 수 있다고 생각해요.

3. 마음이 약해질 때는 '이미지 다이어트'로 의지를 다잡아라

단기간에 많은 몸무게를 줄였으니, 중간에 공복감으로 힘들지 않았냐고 물어오시는 분도 많아요. 저도 예전에 다이어트를 할 때는 그런 현상 때문에 무척 갈등도 느끼고 음식에 대한 유혹도 느꼈어요. 그런데 뇌파진동으로 살을 뺄 때는 신기하게도 그런 어려움이 별로 없었어요. 아마도 다이어트로 인한 스트레스를, 뇌파진동을 하면서 명상이나 '이미지 다이어트'로 잘 해소할 수 있었기 때문이었던 것 같아요. 이미지 다이어트의 비결은 마음을 차분하게 가라앉히고, 내가 꿈꾸는 구체적인 몸매와 이미지를 흐뭇하게 상상하는 것이죠. 그런 다음, 뇌에게 격려와 응원의 메시지를 보내면서 마무리! 그러면 뇌가 정말로 내 말을 알아듣고, 실천할 수 있는 힘을 스스로 끄집어낸답니다.

| 인간관계 · 습관 개선 | ④

마음이 결정하면
몸이 저절로 따른다

몸은 우리의 정신이 운전하는 자동차다.
몸에 대해 완전한 주인 노릇을 할 수 있으려면
불필요한 습관의 고착 상태에서 벗어나야 한다.
뇌파진동으로 내면의 힘과 만날 때
해로운 것은 저절로 물리치고
이로운 것은 저절로 가까이 하게 된다.

자, 흔들어서
삭제합시다!

김진환 45세, 경찰관, 단월드 신마산센터

나는 경찰관이다. 온갖 시시비비와 이해관계가 뒤엉켜 갈등하는 사람들의 집합소, 경찰서 지구대가 내 직장이다. 늘 소란스럽고 여차하면 폭력이 일어나는 거친 환경이다 보니, 직장 분위기가 화기애애할 때는 별로 없고 날카롭고 험악할 때가 대부분이다. 업무가 많고 고단한 날에는 내 표정도 딱 지구대 분위기로 바뀐다. 인상은 잔뜩 찌푸린 채 짜증 섞인 말을 툭툭 내뱉는 스스로의 모습을 언뜻언뜻 느낄 때면, 나는 어쩌다가 이런 인생을 살고 있나 하는 자괴감과 회의감에 마음이 더욱 무거워진다.

내가 하는 업무 중에 가장 화가 나는 순간은 싸우는 사람들을 말리고 설득하는 과정에서 오히려 오해를 받을 때다. 감정이 격앙된 사람들의 말이려니 하고 귀담아 듣지 않으려고는 하지만, 터무니없이 경찰관을 비하하고 조롱할 때는 인간적인 모욕감을 견디기 어렵다. 물론 이것도 내 마음속으로만 그렇다. 경찰관 배지를 단 지 어언 '20년 짬밥'이니, 화를 꾹꾹 눌러서 참는 것은 어느덧 제2의 천성이 되었다.

사람들의 온갖 욕설과 폭력 속에 사는 경찰관의 직업병

하지만 겉으로 폭발하지 않았다 뿐이지, 한번 마음에서 일어난 분노가 저절로 사그라질 수는 없는 법이다. 그런 날에는 돌덩이라도 삼킨 듯 명치 끝이 꽉 막히고, 머리는 어찌나 뜨끈뜨끈한지 눈에서도 뜨거운 열기가 새나가는 것 같다. 퇴근하고 집에 돌아와 누워서 쉬어도 제대로 쉴 수가 없다. 사람들의 거친 욕설과 난폭한 행동이 지워지지 않고 머릿속을 맴돌기 때문이다. 일종의 '직업병'인 셈이다.

하루는 유난히 애를 먹이는 고소인들을 조사하고 돌아서는데, 뒷목과 어깨가 뻣뻣하게 굳어서 몸이 마비라도 된 듯 잘 움직여지지가 않았다. 순간, 더 이상은 이렇게 살 수 없다는 생각이 들었다. 우리나라 중년 남성의 암 발병률이 얼마나 높은가. 그래서 요즘은 '고생 끝에 낙'이 아니라 '고생 끝에 병'이라고들 하지 않던가. 건강을 잃으면 나머지 다른 것을 다 얻어도 소용이 없다는 생각에, 몸을 위해서 당장 무엇이라도 시작하기로 결심했다.

그러다가 신문을 보고 '단센터'를 알게 되었다. 처음 가서 '뇌파진동'을 배우는데, 이게 참 희한했다. 언제부터인가 몸이 불편하거나 피곤

하면 나도 모르게 고개를 좌우로 흔들곤 하는 버릇이 있었는데, 이게 알고 보니 뇌파진동이었던 셈이다. 평소 해오던 동작과 비슷하니, 나는 별로 거부감도 없이 뇌파진동에 쉽게 빠져들었다.

물론 일상 생활 중에 무심코 고개를 흔드는 것과, 일정 시간 이상 마음을 집중하고 공 들여 하는 것은 다르다. 한두 번 흔들 때는 목덜미가 좀 시원하다 정도였는데, 20분 이상 공 들여 뇌파진동을 하고 나니 확실히 머리가 맑아지고 눈이 시원해졌다. 또 뇌파진동을 하면서 몸도 리드미컬하게 함께 진동을 했더니, 그동안 나를 괴롭혔던 나쁜 기억과 부정적인 감정까지 말끔하게 날아가는 듯한 기분이 들었다.

그 기분이 어찌나 개운하고 상쾌했던지, 나는 부정적인 감정이 일어날 때는 곧바로 뇌파진동을 해서 털어버려야겠다고 결심하게 되었다. 그리고 다음날부터 지구대에서 근무를 하다가도 수시로 머리를 흔들어 나쁜 감정을 털어내 버릇하게 되었다. 기분 나쁜 욕설을 들었을 때도 뇌파진동을 했고, 야근을 하다가 지쳤을 때도 뇌파진동을 했다.

고개를 살랑살랑 흔들면, 감정을 컨트롤하는 뇌의 센서가 작동한다

뇌파진동으로 부정적인 감정을 삭제하는 것이, 처음에는 잘 될 때도, 잘 안 될 때도 있었다. 하지만 지금은 완전히 자동이다. 고개를 살랑살랑 약간만 흔들어도, 금세 감정을 컨트롤하는 뇌의 센서가 작동하는 것 같은 기분이다. 이제는 숫제 '나쁜 감정은 그때그때 지우자'는 내 나름의 생활 원칙도 생겼다.

사건 현장에서 불쾌한 감정에 빠질 때도 마찬가지다. 돌아오는 순찰차 안에서 바로 뇌파진동을 한다. 방법은 양손을 뜨겁게 비벼서 머리를 가볍게 쓰다듬은 다음, 앞뒤 또는 좌우로 고개를 흔들며 나쁜 감정을 '삭제'하는 것이다. 최근에는 여기에 이미지 명상법도 하나 추가했다. 뇌파진동을 하면서, 내가 현장에서 보고 들은 부정적인 에너지가 몸에서 떨어져 나가는 모습을 생생하게 이미지로 그리는 것이다. 이렇게 하니 몸과 마음이 더욱 빨리 원상태로 회복된다.

전에는 이상한 눈으로 쳐다보던 동료들도 이제는 하나 둘 나를 따라서 뇌파진동을 하기에 이르렀다. 동료들이 불쾌한 민원인들 때문에 마음 상해 할 때도, 나는 어깨를 툭툭 치며 이렇게 조언한다. "자, 흔들어서 삭제하고 다음 일을 합시다!"

수련 노하우 엿보기 | 숙면을 책임지는 모관운동

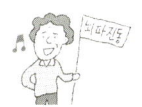

잠들기 전에 나는 뇌파진동과 함께 꼭 모관운동을 한다. 누운 자세에서 손발을 높이 들어올린 다음 사지에 힘을 빼고 마구 흔드는 것이다. 처음에는 천천히 흔들다가 나중에는 속도를 높여서 격렬하게 흔든다. 그러다가 도저히 못 견디겠다 싶을 때 사지를 바닥에 툭 떨어뜨리고 심호흡을 하면 천국이 따로 없다. 하루 동안 쌓인 탁한 에너지가 손끝과 발끝으로 모두 흘러나가고 정수리로는 청량한 기운이 쏟아져 들어온다. 모관운동 하나면 나는 바로 꿈나라로 간다.

80대 할아버지의 뇌가
30년이나 젊어졌다고요?

김정수 56세, 경찰관, 단월드 서울 홍대센터

내가 단센터에 다니기 시작한 건 무려 13년 전이다. 이유는 갑작스럽게 찾아온 '뇌경색' 때문이었다. 사실 그 전까지만 해도 건강에 대해서는 고민해본 적이 없을 정도로 자신이 있었는데, 어느 날부터인가 이상한 증세가 나타나기 시작했다. 어깨 통증, 눈의 충혈, 만성피로, 수면 장애 등 이제까지 모르고 살았던 온갖 신체 이상이 나에게 한꺼번에 찾아온 것이다. 체력이 떨어졌나 싶어서 한의원에 다니며 침도 맞고, 보약도 먹고, 부항도 떴지만 아무 차도가 없었다. 아무리 해도 별로 호전이 되지 않자, 의사는 내게 조심스럽게 말을 꺼냈다. "뇌에 문제가 있을지도 모릅니다. 전문 병원에 한번 가보시지요."

처음엔 솔직히 그 말만으로도 불쾌하기 짝이 없었다. 이제 나이 겨우 40대 초반인데, 나에게 뇌 질환이라니! 말도 안 된다 싶었지만, 가만히 흘려버리고 말기엔 너무도 찜찜한 소리였다. 다음날로 당장 병원을 찾아 생애 처음으로 뇌 사진을 찍었다. 그런데 뇌 사진을 보여주며 하는 의사의 말이 기가 막혔다. "뇌경색이네요. 여기 보시듯이, 뇌 혈관은 다 막혔고 뇌세포는 탄력을 잃고 죄다 찌그러져 있습니다. 이제 40대 초반인데 뇌의 나이는 완전히 80대 할아버지의 뇌 상태라고 생각하시면 됩니다. 도대체 그 동안 몸 관리를 어떻게 하신 겁니까?"

한심하다는 듯이 질타하는 의사의 말에 하늘이 무너지는 듯했다. '아, 이제 내 인생도 여기서 끝나는 건가?' 나는 의사가 편잔을 주건 말건, 무슨 약을 쓰면 좋은지 고칠 방법을 알려달라고 붙잡고 늘어졌다. 하지만 뇌가 이 지경까지 갔으면, 병의 진행 속도를 지연시킬 수는 있어도 낫게 할 수 있는 특별한 방법은 없다는 대답만을 되풀이할 뿐이었다. 눈앞이 캄캄했다. 내 인생에 찾아온 최대의 위기였다.

지푸라기라도 잡는 심정으로 시작한 단학 수련

내가 단센터를 알게 된 것도 그 즈음의 일이다. 근무하는 파출소와 아주 가까운 곳이기도 했거니와, 몸이 나을 수만 있다면 지푸라기라도 잡고 싶은 심정이었기 때문에 금세 눈에 띄었다. 앞으로 내게 남은 날이 별로 없다고 생각하니 저절로 결정도 빨라졌다. 처음 찾아가서 기 점검을 받는 동안 '이걸 하면 분명히 좋아지긴 좋아지겠다'는 확신이 들자, 고민할 것도 없이 바로 회원으로 등록했다. 앉은 자리에서 곧장 평생회원으로 등록하고 6개월 동안 죽기살기로 수련을 했다.

지하철이나 버스 등 대중교통을 이용할 때도 단센터에서 배운 대로 단전 강화를 위한 축기와 호흡에 열중했고, 한 달에 한 번은 큰 산, 일주일에 두 번은 작은 산을 오르며 체력 단련도 병행했다. 그렇게 반년이 지나자 몸이 변하기 시작했다. 가장 희한한 건, 오랜 골초였던 내가 슬며시 담배 냄새가 역해지더라는 것이다. 그동안 금연을 위해 갖은 노력과 방법을 다 동원해도 실패했는데 저절로 멀리하게 됐으니, 가족들이 저마다 '놀랠 노' 자라고들 신기해 했다. 담배 냄새만 맡아도 구역질이 날 정도니, 금연은 노력할 필요도 없이 저절로 이루어졌다.

그뿐이 아니다. 보통은 담배를 끊으면 살이 찐다는데 나는 오히려 뱃살이 줄고 전체적으로 살이 빠졌다. 주위에서 "얼굴이 엄청 좋아졌네", "이제는 건강해 보인다"는 칭찬도 많이 들었다. 수련할 때마다 얼굴에 벌레가 기어가는 것처럼 간질간질하더니 피부가 좋아지려고 그랬나보다. 또한 몸의 기혈순환도 좋아져서인지, 깊이 잠들지 못하고 뒤척이던 과거와는 달리 옆에서 무슨 일이 나도 모를 정도로 숙면을 취하게 되었다.

뇌파진동은 나의 뇌를 치료하기 위해 나온 수련법

단센터에 다니기 시작하면서 나의 건강은 꾸준히 좋아졌다. 하지만 내가 정작 말하고 싶은 부분은 여기서부터다. 작년부터 단센터의 프로그램이 뇌파진동 중심으로 바뀌면서 내 몸에도 더 많은 변화가 찾아왔다. 96년에 '뇌경색' 진단을 받고부터 뇌에 병이 있다는 걱정이 머릿속에서 떠날 날이 없었는데, 뇌파진동 소식을 듣고 어찌나 반갑던지! 이것은 마치 나의 뇌를 치료하기 위해 나온 수련인 것만 같았다.

그럼 뇌파진동을 통해 내게 일어난 변화를 설명해보겠다.

먼저, 나 자신이 굉장히 자유롭고 유연한 성격이 되었다. 이것은 뇌파진동이라는 수련법의 형식과도 관계가 있다. 사실 그 전까지 수련이란 모두 국민체조처럼 정해진 틀이 있는 것이라고만 생각했는데, 뇌파진동은 각자의 몸에서 흘러나오는 리듬을 살려서 자유롭게 동작을 하면 된다는 점이 퍽 인상적이었다. 앞에서 지도하는 원장님을 쳐다보느라 정작 내 몸에는 신경을 잘 못 쓰던 나에게, 좀더 깊이 있는 수련을 할 수 있는 좋은 기회가 되었다. 물론 처음에는 몸을 이리저리 흔드는 것이 망신스럽고 창피했다. 하지만 지금은 남들 앞에서 시범을 보일 만큼 넉살이 좋아졌다. 나도 그만큼 여유로워진 것이다.

자연히 심리적으로도 큰 변화가 생겼다. 전에는 새로운 일이라고 하면 일단 부담스럽고 꺼려졌는데, 새로운 것에 대한 호기심도 생기고 그런 변화에 훨씬 더 적극적으로 변했다. 전에는 사람들이 찾아오는 것도 귀찮았는데, 이제는 사람이 좋고 더 많은 사람과 알고 지내고 싶다. 인생을 살아가는 태도에도 적극성이 생긴 것이다.

직장에 대한 생각이나 직장에서 근무하는 자세도 바뀌었다. 경찰관이다 보니 늘 하는 일이라는 게 거친 사람들을 상대할 때가 많은데, 그때마다 이해하려고 노력하기보다는 그들을 무시하며 마음속으로 내 신세를 한탄했다. 하지만 이젠 같은 상황도 더 긍정적으로 받아들이려 한다. 불행에 처한 사람들을 내가 도와서 다시 행복하게 해줄 수 있다는 게 얼마나 멋진가. 아침에 출근하기 전에 잠시 수련을 하면서도 '오늘은 어떤 사람을 행복하게 해줄까?' 하는 생각이 저절로 든다.

뇌가 젊어지면, 생활 태도도 젊어지고 인생관도 젊어진다

뇌경색 때문에 걱정하던 사람이 뇌 얘기는 안 하고, 습관이니 성격이니 인생관의 변화만 늘어놓아 읽는 분들이 의아하실지도 모르겠다. 하지만 뇌가 어떤 기관인가? 인간의 의식을 빚어내고 조율하는 기관 아닌가. 나는 습관이 개선되고 성격이나 인생관이 달라진 것이 모두 여든 살 노인이던 나의 뇌가 한 살 한 살 젊어지는 증거라고 확신한다.

실제로 얼굴 모습이나 체력도 훨씬 젊어졌다. 예전에는 경찰서 동기들끼리 모이면 내가 제일 늙어 보여서 저절로 주눅이 들었는데, 요즘은 동기들끼리 어울려 있으면 모르는 이는 내가 제일 막내라고 생각한다. 친구들 사이에서 대표적인 '동안'으로 꼽힐 정도다.

그리고 나의 뇌가 젊어졌다는 결정적인 증거가 있다.

최근에 와서야, 나는 그동안 미루고 미뤘던 뇌 종합검진을 할 엄두를 내게 되었다. 그동안에도 다시 뇌 사진을 찍어보고 싶은 마음이 왜 없었겠는가? 하지만 13년 전의 충격 이후, 다시 의사에게서 무슨 청천벽력 같은 말이 튀어나올지 두려웠던 것이다. 끊임없이 재검사에 대한 생각이 들면서도, '어쨌든 지금은 일상생활에 지장이 없고 행복하니

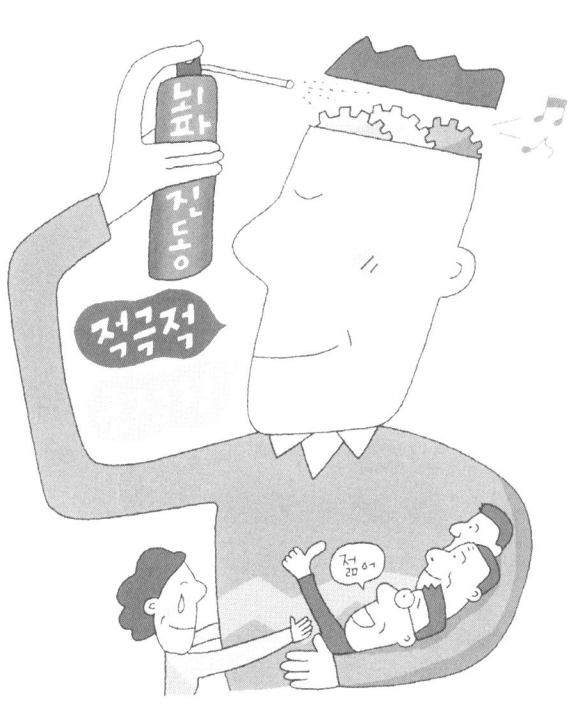

까, 다음으로 미루지' 하면서 지내온 세월이었다.

조마조마한 심정으로 결과를 기다리는 내게 의사는 "어라, 뇌경색이 있었다고요? 지금은 아무 이상이 없는데요" 하면서 도리어 의아해했다. '이제는 다 살았다고 생각할 정도로 심각했던 병이 이렇게 깨끗이 사라졌다고?' 나는 몇 번이나 재차 물었다. "의사 선생님! 잘 좀 봐주세요. 지난 번에 찍었을 때는 이건 완전히 80대 노인의 뇌라고 가망 없다고 했다니까요. 그런데 아무 이상이 없다니, 제가 그걸 정말 믿어도 됩니까?" 그러자 의사가 확인시키듯 말했다. "네, 전에 무슨 말을 들으셨는지 모르지만 이제 걱정 안 하셔도 됩니다. 보시다시피 모든 게 정상입니다." 나는 집에 돌아와 아내를 부둥켜안고 울었다. 뇌파진동은 나에게 건강한 젊은 뇌와 새로운 인생을 통째로 선물해주었다.

| 수련 노하우 엿보기 | **숙취를 예방하는 뇌파진동 노하우**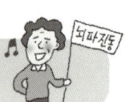

술을 썩 즐기지는 않지만 피치 못하는 술자리가 종종 생긴다. 송년회가 이어지는 연말연시는 정말이지 술에 약한 직장인들에게 지옥이나 다름없다. 그런데 그때도 뇌파진동을 활용하니 과연 효과가 있었다. 저녁에 술 약속이 있다 싶으면, 전날부터 또는 하다못해 점심시간에 짬을 내서라도 뇌파진동을 열심히 해두는 것이다. 그러면 막상 저녁에 술을 마시더라도 쉽게 취하지 않고, 다음날에도 괴로운 숙취에 시달리지 않고 쉽게 깨어날 수 있다. 그걸 믿고 과음을 해선 물론 안 된다.

학생들의 집중력과
자신감을 높이는 데도 '짱'입니다

하태민 41세, 고등학교 교사, 화성시 병점동

교사라면 누구나 마음 한구석에 지식이 아니라 지혜를 가르치는 교사가 되고 싶다는 포부가 있다. 나 역시 마찬가지다. '질풍노도의 시기'를 헤쳐나가는 우리 학생들에게 내가 가르치고 싶은 것은 단지 '기술' 과목만은 아니다. 나는 학생들이 진정으로 자신을 사랑하고 세상을 사랑할 줄 아는 사람으로 성장하기를 바란다. 또 내가 교사로서, 그런 심성을 이끌어내주는 역할을 할 수 있기를 바란다.

하지만 그것이 말처럼 쉬운 일은 아니다. 일단 나 자신이 그런 모범이 되어야 하기 때문이다. 그래서 나는 수시로 이렇게 자문해보곤 한다. '나는 스스로에게 긍정적인가?' '나는 타인이나 세상을 향해 열린 마음을 가지고 있는가?'

뇌파진동은 나의 이런 고민을 발전적으로 승화시켜주는 소중한 친구다. 생각을 한층 깊게 만들어줄 뿐만 아니라, 온갖 감정의 흔들림으로부터 중심을 지킬 수 있는 힘을 키워주기 때문이다. 또 때때로 찾아오는 '왜 가르치는가?'라는 질문에 대한 답을 주기도 하고, 나 자신을 가치 있는 존재로 느끼게 해준다. 그리고 무엇보다도 학생들과의 관계를 원만하게 풀어나가는 지혜를 일깨워준다.

뇌파진동에서 학생들과의 관계를 풀어나가는 지혜를 배우다

한번은 출장을 다녀오느라 거의 저녁 나절에야 학교에 도착한 적이 있었다. 반 아이들에게 수업이 끝나면 청소를 해두라고 지시했기 때문에, 이미 깨끗하게 정리를 마쳤어야 할 시간이었다. 하지만 교실로 올라가보니, 교탁 주변이며 교실 바닥이 온통 지저분한 게 어디에도 청소한 흔적을 발견할 수 없었다. 수업을 마치자마자 모두 달아난 게 분명했다.

순간적으로 화가 치밀어 올랐다. 나와의 약속을 어겼으니 이대로 그냥 넘어갈 수는 없었다. 하지만 지금까지처럼 학생들을 벌 세우고 훈계하고 싶지는 않았다. 단발성일 뿐 아무 효과가 없었기 때문이다.

한참을 궁리한 끝에, 나는 우리 반 아이들에게 마음이 담긴 편지 한 통을 쓰기로 했다. 펜을 들자 노여웠던 마음도 이내 차분해졌다. 청소가 안 된 교실을 보며 내가 얼마나 실망했는지 적었고, 그렇지만 이번 일로 체벌하거나 훈계하고 싶지는 않다고도 적었다. 마지막에는 너희들이 스스로 청소하게 될 때까지 기다리겠다는 말과 너희들이 스스로 할 수 있다는 것을 나는 믿는다는 말도 빠뜨리지 않았다.

이런 일이 있은 후, 나는 더 이상 청소 감독을 할 필요가 없게 되었다. 학생들이 알아서 청소를 하게 되었기 때문이다. 또 아이들은 아이들대로, 담임이 채근을 하든 안 하든 청소를 자발적으로 자기들이 알아서 한다는 자부심을 가지게 되었다. 나는 이 모든 게 뇌파진동을 하면서 내 마음가짐이 바뀌었기 때문에 가능한 일이었다고 생각한다. 화가 날 만한 상황에서도, 감정에 휩쓸리지 않고 문제를 담담하게 바라볼 수 있는 '내면의 힘'을 가지게 되었기 때문이다.

수업 시작하기 전, 고작 5분 동안 수련한 효과가 이렇게 크다니!

나 스스로 뇌파진동의 효과를 실감하게 되자, 학교에서 학생들을 지도하는 데도 뇌파진동을 활용해보고 싶어졌다. 그래서 우리 반 아이들을 대상으로 수업에 들어가기 전에 체조를 포함해 5분 동안 뇌파진동 수련을 지도했다.

방법은 아주 간단하다. 먼저 학생들이 허리를 바르게 세우고 조용히 눈을 감도록 한다. 호흡을 비롯해 자기 몸에서 느껴지는 감각에 마음을 집중하게 한 다음, 고개를 가볍게 좌우로 살랑살랑 흔들게 한다. 처음에는 하나, 둘, 셋 하면서 천천히 숫자를 불러준다. 학생들은 그 숫자에 맞추어 고개를 흔드는데, 조금 익숙해지면 숫자와 상관없이 각자 자기 리듬에 맞추어 흔든다. 이 수련은 학습을 잘할 수 있는 두뇌 상태를 만들어주는 효과가 있다. 고개를 좌우로 흔들면 몸과 뇌 사이의 혈액순환이 좋아져, 뇌에 공급되는 산소와 혈액량이 증가하기 때문이다.

간혹 가다 어떤 학생은 어지럼증을 호소하기도 한다. 목과 어깨가 지나치게 딱딱하게 굳은 탓이다. 이때는 고개를 천천히 느린 속도로 흔들게 한다. 그러다가 다시 차츰 속도를 높여가면 된다. 머리가 아프다고 할 때도 마찬가지다. 처음부터 무리하지 말고 천천히 하는 것이 좋다. 그래도 계속 통증을 느끼면 동작을 멈춘 상태에서 손끝으로 머리 전체를 골고루 두드리게 한다. 그러다 보면 얼마 안 지나 뇌의 압력이 떨어져 두통이 사라진다.

뇌파진동을 마칠 때 나는 꼭 명상으로 마무리를 한다. 사실 이 나이 또래 학생들에게 명상을 지도한다는 건 상당히 어려운 일이다. 시선이 외부로만 향해 있어서, 내면이 고요해지는 순간에 이르기가 좀처럼 쉽지 않기 때문이다. 하지만 뇌파진동을 하면 비록 짧지만 생각이 끊어지는, 고요하고 평온한 순간이 무엇인지 경험하게 할 수 있다.

"어두웠던 마음이 사라지고, 새로운 길을 걸어가는 느낌이에요"

나는 이 마무리 명상을 할 때, 마음속으로 자신에게 긍정적인 말을 해주라고 가르친다. 이런 '긍정적인 혼잣말'은 마치 뇌에 보약을 공급하는 것과도 같은 놀라운 효과가 있다. 자신이 소망하는 것이나 되고자 하는 이상적인 모습을 마음껏 떠올리라고 하기도 하고, 그것이 이미 이루어진 모습을 상상해보라고 하기도 한다. 이어 마지막 순간에는, 꿈이 모두 이뤄진 것에 대해 '고맙습니다'라는 말을 천천히 반복하게 한다.

비록 5분이라는 짧은 시간이지만, 아이들은 이 5분 동안 자신의 꿈과 목표에 대한 한 편의 영화를 찍기도 한다. 이렇게 뇌파진동을 통해, 공부는 왜 하는지 그리고 자기의 목표가 무엇인지를 되새기고 나서 수업을 시작하는 것과, 시장바닥처럼 웅성거리는 소음과 어수선한 기분 속에서 수업을 시작하는 것은 학습 효과 면에서 하늘과 땅 차이다.

나는 얼마 전, 학생들에게 그동안 학교에서 뇌파진동을 하면서 느낀 점을 자유롭게 적어보게 했다. 아래에 그 내용을 간추려 소개한다.

- 기분이 상쾌하고 머리가 맑아지는 느낌이 들었다.
- 뇌파진동 후 내 미래의 모습을 그렸는데, 왠지 기분이 좋고 해낼 수 있을 것 같은 자신감이 생긴다.
- 머리를 흔들면 목이 유연해지고, 뇌의 긴장이 풀리면서 편안한 느낌이 든다.
- 모든 것이 평화롭고 행복하고 즐겁다. 마음속 깊은 곳까지 고요해지고 평온해진 느낌이다.
- 꿈을 이룬 느낌, 꿈을 달성한 성취감이 들었고 새로운 꿈과 목표가 생겼다.

- 집중력, 상쾌함, 긍정적인 마음, 무념무상……. 이 단어 이상으로는 느낌을 표현하기가 어렵다.
- 잡념이 사라지고 마음이 편안해졌다. 호흡도 차분해졌다.
- 나는 고민이 많았는데 고민들이 모두 다 사라지고, 어두웠던 마음도 모두 다 사라졌다. 새로운 길을 걸어가는 느낌이다.

나는 이러한 소감들을 받아보고 적잖이 놀랐다. 왜냐하면 학생들이 내가 기대한 것 이상으로 깊이 있는 체험을 하고 있었기 때문이다. 고작 5분에 불과한 수련인데도 말이다. 특히 '나는 고민이 많았는데 고민들이 모두 다 사라지고 새로운 길을 걸어가는 느낌이다'라고 쓴 소감을 읽고 가슴이 뭉클했다. 약간의 지적 장애가 있어 특수반에 편성되어 있는 학생이었는데, 나 역시도 처음 봤을 때와는 달리 얼굴이 편안하고 밝아졌다고 느꼈다.

집중력과 자신감을 향상시키는 뇌파진동 효과

나는 이제까지 학생들의 집중력과 자신감을 끌어올리기 위해 다양한 방법을 시도해왔다. 그러나 뇌파진동만큼 단기간에 강력한 효과를 거둔 경우는 없었다. 방과 후에 따로 '자신감과 집중력을 높이는 뇌파진동'이라는 프로그램을 개설하여 약 20명 정도의 학생들에게 특별 지도를 하기도 했는데, 참가한 학생들은 심리적인 부분뿐만 아니라 학습에서도 제법 향상된 결과를 보여주었다.

학생들의 공통적인 의견은, 공부를 잘하고 싶다는 의욕과 함께 잘할 수 있을 것 같다는 자신감이 생겼다는 것이었다. 실제로 대부분의 학생이 학업 태도도 좋아지고, 다음 시험에서 성적이 올랐다. 나는 이런 학생들의 반응을 지켜보면서 뇌파진동에 대한 확신을 더욱 굳히게 되었다.

여기에는 개인적인 기쁨과 보람도 뒤따랐다. 뇌파진동의 교육적 가치를 주목하고 내 나름대로 연구한 결과, 〈심리적 안녕감 향상을 위한 뇌교육 프로그램 개발 연구〉라는 박사 학위 논문을 쓰게 되었고, 올 초에는 박사 학위도 받았다. 논문을 준비하는 과정에서 뇌교육의 핵심 프로그램인 뇌파진동이 용기, 자신감, 배려, 사랑, 평화 등 인간성 회복에 꼭 필요한 덕목들을, 지식만이 아니라 온몸의 느낌으로 통합적으로 깨닫게 해준다는 점을 새삼 실감하기도 했다. 이것은 현재 전 세계 심리학자와 정신과 의사들이 추구하는 교육적 가치와도 일맥상통한다.

이 논문을 발표한 뒤로 내겐 강의 요청이 부쩍 늘었다. 내가 연구하고 체험한 것을 필요로 하는 교사들이 그만큼 많아졌다는 뜻이니 기쁘고 보람 있는 일이다. 나와 같은 배를 탄 동료 교사들을 위해서 내가 할 수 있는 일이라면 무엇이든 돕고 싶다. 앞으로도 집중력이나 자신감 등 학습과 관련된 뇌파진동의 교육적 효과를 좀더 세밀하게 연구하여, 학생들과 교사들에게 의미 있는 제안을 해보고 싶다.

낯가림이 많던 내가
공원에서 수련 지도를 한다니까요

유은진 34세, 주부, 단월드 울산 대현센터

나는 다섯 살배기, 세 살배기 두 아이를 둔 전업주부다. 결혼하고서도 직장 생활을 했는데, 큰아이를 가지고서는 입덧이 너무 심한 나머지 회사를 그만두게 되었다. 입덧이 아니더라도, 원체 골골대는 체질이라 직장 생활과 육아를 도무지 병행할 자신이 없기도 했다.

하지만 살림하는 여자라면 다 알겠지만, 전업주부의 삶이라는 게 결코 호락호락하지 않다. 게다가 한창 엄마 손이 가야 하는 두 아이를 건사하며, 살림을 하려면 온종일 종종걸음을 쳐도 시간이 모자란다. 약한 체력으로 그 일을 다 하려니, 몸은 고달프고 마음은 우울하고, 한다고 하는데도 어수선한 집구석을 보면 울화가 치밀었다. 그렇게 종일 쌓이고 쌓인 짜증을 애꿎은 남편에게 죄다 쏟아 부었다. 지금 생각하면 너무 미안한 노릇이다.

아이들 재우고 한밤중에 했던, 나 혼자만의 '100일 수련'

아무튼 그렇게 한 5~6년을 살고 나니, 더 이상은 안 되겠다는 생각이 들었다. 뭔가 변화의 돌파구가 필요했다. 하지만 두 아이를 키우는 전업주부가 할 수 있는 일은 없었다. 베스트셀러로 선풍적인 인기를 끌었던 《시크릿》이라는 책도 열심히 읽어봤지만, 구구절절 옳은 소리이기는 해도 그래서 뭘 어떻게 해야 할지 모르겠기는 마찬가지였다.

그러다가 한 친구가, 내가 체력이 약해서 맥을 못 춘다는 소리를 했더니 단센터에 가보라고 권했다. 아이를 데려가도 괜찮다는 말에, 거기서 무슨 운동을 하는지도 모르고 '얼씨구나' 하고 당장에 회원 가입을 했다. 그게 벌써 1년 전인 작년 가을의 일이다.

단센터에 가서 뇌파진동을 배우면서 내 생활에는 많은 변화가 찾아왔다. 우선 몸과 마음이 가볍고 편안해졌다. 어찌나 이 수련이 마음에 들었던지, 초반에는 작정을 하고 하루도 안 빼놓고 100일 동안 매일 뇌파진동을 한 적도 있다. 단센터에서 하는 수련과는 상관없이, 날마다 집에서 15~20분 정도 뇌파진동을 했다. 순서는 대략 이랬다. 처음엔 단전을 두드리는 것부터 시작한다. 그래서 배가 따뜻해지면 '도리도리 뇌파진동'을 하고, 뇌파진동에 충분히 몰입했다 싶으면 몸이 자연스럽게 움직여지는 대로 '자율진동'을 한다.

아이들을 재우고 나서야 시작하다 보니 나의 수련 시간은 한밤중이 되곤 했는데, 가끔은 아이들을 재우다가 함께 잠이 들어서 중간에 벌떡 일어나 눈곱이 낀 채로 뇌파진동을 하기도 했다. 그렇게 해서라도 수련을 빼먹고 싶지 않을 만큼 뇌파진동에 대한 나의 사랑은 깊었다. 뭐라고 다 설명할 수는 없지만, 뇌파진동을 하고부터 전과 다를 게 하나 없는 똑같은 일상인데도 왠지 모르게 기쁘고 감사한 마음이 순간순간 차올랐다. 이것이 내가 뇌파진동에 매료된 가장 큰 이유다.

스스로의 소중함을 모르고 진정으로 사랑해주지 못해서 미안해

뇌파진동을 하면서 가장 크게 달라진 점은, 나 자신을 들여다볼 수 있게 되었다는 것이다. 하루는 뇌파진동에 깊이 몰입하여 수련을 하다가 속에서 울컥하듯이 나도 모르게 '미안합니다'라는 말이 튀어나왔다. 나 자신에게 미안하다는 뜻이었다. 나 스스로의 소중함을 모르고 진정으로 사랑해주지 못한 것이 가슴 절절하도록 미안했다. 그 미안함에 사무쳐서 나는 그날 정말 많이 울었다.

그러고 나서 새로운 눈으로 나의 생활을 돌아보니, 내가 자신에게 주어진 행복을 전혀 느낄 줄도 모르고 감사할 줄도 모른다는 사실을 알게 되었다. 사랑하는 남편 그리고 귀여운 자식들과 함께 사는 내 인생이야말로 행복하게 여길 만한 필요충분조건을 다 갖추고 있는데도, 가슴은 도무지 그 행복을 느끼지 못했던 것이다. 그러나 지금은 가슴 깊이 안다. 내가 얼마나 감사할 것이 많은 행복한 사람인지를. 그리고 내 마음이 그렇게 바뀌면서 다른 사람들과의 관계를 풀어나가는 방식도 판이하게 달라졌다. 특히 남편과의 관계가 그렇다.

그 전까지는 솔직히 전업주부가 스트레스를 풀 수 있는 사람이 남편밖에 없다는 이유로 아이 키우는 유세를 많이 했다. 남편은 이해심이 많은 사람이라서, 내가 살림과 육아에 얼마나 지쳐 있는지를 아니까 내 짜증이나 신경질도 다 받아주려고 애썼다. 이런 남편의 마음을 알면, 나도 지치고 힘든 마음을 스스로 잘 추슬렀으면 좋으련만 그러지를 못했다.

남편의 취미 생활이라고는 달랑 수영 하난데, 주말에 나와 애들만 남겨놓고 수영하러 나가는 게 그렇게 못마땅했다. 한 번도 흔쾌히 다녀오라고 하지 못하고 매번 툴툴거렸다. 그때는 남편이 그러는 게 그렇게도 섭섭했다. 하지만 지금은 오히려 내가 옹졸했다는 생각이 든다. 남편도 회사 일에 지치고 마누라 바가지에 시달려서, 수영이라도 하면서 기분 전환을 하고 스트레스를 풀어야 했을 텐데 말이다. 이렇듯, 내 마음이 달라지니 예전에는 서운했던 것도 이제는 다 고마움으로 바뀌었다.

예전에는 서운했던 것도 이제는 다 고마움으로 바뀌고

아이들과의 관계도 달라졌다. 예전에는 내가 몸이 지치고 힘드니까 아이들과 놀아주는 것도 억지로 마지못해 하는 게 고작이었다. 아이들도 딱 꼬집어서 말을 못해서 그렇지 시큰둥해 하는 엄마와 노는 게 재미없었을 것이다. 하지만 요새는 좀 달라졌다. 내가 먼저 아이들한테 놀이터 가서 놀자고 제안하기도 하고, 아이들이 이런저런 놀이를 하자고 청하면 좀더 기쁘게 흔쾌히 응하려고 한다.

물론 그래도 육아는 내게 굉장히 어려운 숙제다. 끊임없이 감정의 낭떠러지로 날 몰아붙이는 아이들을 대하면서도 평정을 유지한다는 것은, 그 자체로 수행이나 다름없다. 나도 모르게 화를 버럭 낼 것만 같은 아슬아슬한 기분을 느낄 때마다, 나는 다시 《뇌파진동》을 읽으며 마음을 다잡는다. 특히 도움이 되는 부분은 '뇌의 주인 되기 – 생각과 감정에 빠진 뇌를 구하라'는 대목이다. 그 부분을 찬찬히 읽고 나면 기분이 금세 긍정적으로 전환된다. 책에 등장하는 표현대로 감정에 휘둘리지 않고, 오히려 감정을 창조하는 것이다.

세상을 살아가는 방식도 바뀌었다. 이것은 정말로 내 인생의 '빅 뉴스' 감이다. 집 안에 콕 틀어박혀 있기를 좋아하고 낯가림도 심했던 내가 지난 4월부터 공원에서 무료로 수련 지도를 하고 있기 때문이다. 내가 여러 사람 앞에 서서 큰 소리를 내가며 수련 지도를 하다니! 그것도 지나다니는 사람이 다 보는 공원에서! 예전의 나로서는 정말 상상도 못할 일이다.

나 역시 처음에는 말도 못하게 두렵고 떨렸다. 하지만 '나'라는 틀 속에서 벗어나고 싶고, 변화하고 싶고, 성장하고 싶었다. 그래서 우리 집 근처 공원에 가서 기 체조를 무료로 지도한다는 현수막을 하나 걸어놓고, 지나가는 사람에게 한 명 한 명 일일이 인사를 건네고, 내용을 설명하고, 그렇게 회원을 만들었다. 지금은 나에게 지도를 받는 사람이 평균 스무 명 정도나 된다.

뇌파진동은 나에게 새로운 인생의 시작이다

나의 이런 변화가 스스로도 놀랍고 신기할 뿐이다. 남편이랑 두 아이 챙기는 것만으로도 지치고 힘들어서 외출하는 것조차 귀찮아 하던 내가 매일 아침 공원에 나가 수련 지도를 하다니. 예전에는 식구들 아침밥 챙겨 먹여서 남편은 회사로, 아이들은 놀이방으로 각각 보내고 나면 그것만으로도 온몸이 탈진한 것 같은 기분이 들었는데 말이다.

남들은 아침마다 종종걸음을 쳐서 수련 지도까지 해내려면 힘들겠다고 염려하는 눈빛으로 나를 바라보기도 한다. 하지만 그건 뭘 모르는 말씀이다. 수련 지도를 마치고 집에 돌아올 때면, 힘이 빠지는 게 아니라 어찌나 활력이 넘치고 에너지가 솟아나는지 그 기분으로 집까지 뛰어오는데 말이다.

뇌파진동과의 만남은 내 인생에 벌어진 가장 큰 사건 가운데 하나다. 뇌파진동을 하면서 내 삶을 사랑하고 감사할 수 있게 되었고, 우리 가정도 기쁨과 행복이 넘치는 공간으로 바뀌었다. 나에게 뇌파진동은 새로운 인생의 시작이다. 지금에 머무르지 않고, 계속 성장하고 싶어하는 나 자신을 위해 최선을 다하고 싶다.

뇌파진동이
'비아그라'보다 낫네요

김정희 44세, 학습지 교사, 단월드 김천센터

나에게는 말 못할 고민이 하나 있었다. 누가 해결해줄 수 있는 문제가 아니라 어디다 속 시원하게 한번 털어놓지도 못한 채, 지난 4년을 벙어리 냉가슴 앓듯 혼자 끙끙 앓으며 살아왔다. 바로 남편과의 성관계에 대한 것이다.

2004년 어느 날, 남편에게 느닷없이 발기부전 증상이 나타났다. 사실 그 전까지도 부부 사이가 원만했던 것은 아니다. 꼭 필요한 얘기 외에는 입을 뗄 줄 모르는 남편과 '무늬만 부부'인 채로 십 년 가까이 살았는데, 그나마 우리 부부를 연결해주던 최소한의 끈마저 사라진 것이다. 그 괴로움이란 당해보지 않은 사람은 모른다. 그 전까지는 성문제로 이혼한다는 부부들이 좀 이해가 안 되기도 하고 그랬는데, 막상 내 문제가 되고 보니 '성'이라는 게 사람에게 얼마나 절실한 것인지 충분히 공감이 갔다.

그런데 원인을 알아야 고칠 엄두라도 내련만, 남편의 발기부전에는 딱히 이유가 없었다. 남편은 누가 봐도 건강한 체질을 타고난 데다, 몸에 해롭거나 안 좋은 습관은 스스로 딱 끊을 만큼 자기 몸도 잘 챙기는 사람이다. 한번은 침을 잘 놓는다는 용한 한의원에 데려갔는데, 의사 말이 "바깥 분은 나무랄 데 없이 건강하신데 아주머니께서 고혈압과 중풍 기미가 있네요"라고 말을 해서 완전히 맥이 빠졌다. 결국 나만 열흘 동안 침을 맞으러 다니며 보약을 먹었다. 그러고 나서 몇몇 병원을 찾아 상담을 해보기도 했지만 '비아그라'를 사용해보라는 것 외에는 별다른 처방이 없었다.

건강은 나아져가지만, 남편과의 관계는 여전히 제자리걸음이고

결혼을 한 사람이라면 다 알 것이다. 성 문제는 단순히 성 문제가 아니다. 그것은 부부 사이에 큰 구멍이 하나 뚫리는 것이다. 함께 잠자리를 하지 못하게 되면서, 전에도 냉랭했던 우리 부부 사이는 더욱 급속도로 악화되었다.

남편은 자격지심 탓인지 그 뒤부터 나를 멀리하기 시작했다. 내가 모처럼 가까이 다가가는 것조차 피했다. 항상 "먼저 자라"고 딴전을 피웠는데, 그럴 때는 남편이 너무 야속하고 얄미웠다. 나는 꼭 '잠자리'만을 생각하는 것이 아니라 그냥 따뜻하게 보듬어주고 토닥거려주기를 바랐는데, 남편도 그 문제로 큰 상처를 받은 나머지 내 입장을 이해해줄 수 있는 마음의 여유가 없었던 것이다. 하지만 그 당시 나로선 상처 입은 남편의 마음을 도무지 헤아릴 수가 없었다. 몇 년째 이어지는 욕구 불만이 쌓일 대로 쌓여, 내가 피해자라는 생각만 가득했다.

나는 성적인 불만을 해소하기 위해 밤낮 없이 일에만 매달렸다. 집에 들어오자마자 쓰러져 자는 게 낫겠다 싶어서 새벽 두세 시가 되어 집에 들어오는 일도 잦았다. 부부 사이에 대화는 아예 단절되다시피 했고, 두 사람 중 누구 하나 대화다운 대화를 시도하지 않았다. 지금 생각해보면, 그러고도 가정이 깨지지 않은 게 신기할 정도다.

그런데 문제의 돌파구는 뜻밖의 곳에서 나타났다. 일에 매달려 밤늦게 퇴근하는 생활을 몇 년째 지속하다 보니, 몸의 이곳 저곳에서 빨간 불이 켜지기 시작한 것이다. 툭 하면 배에 가스가 빵빵하게 차서 장이 당최 움직이지를 않았고, 혈액순환 문제인지 어깨와 팔다리가 수시로 저리고 시큰거렸다. 또 이제까지 생전 그런 일이 없었는데, 발바닥 뒤꿈치가 건조하다 못해 갈라져서 하루에도 몇 번씩 각질 제거기로 밀어야 했다.

나는 아는 분의 권유로 단센터에 입회하게 되었다. 수련을 하니 과연 몸이 하루하루 달라졌다. 우선 냉랭하던 손발이 따끈따끈해졌다. 또, 밤잠을 자주 설치곤 했는데 숙면을 취하게 되었다. 뱃속도 말랑말랑해졌고 뻣뻣하던 어깨도 가벼워졌다. 하지만 날마다 나아져가는 내 모습에 기뻐하다가도 집에만 돌아오면 모든 게 다 시들하게 느껴졌다. 가장 근본적인 남편과의 관계가 문제투성이로 남아 있었기 때문이다.

첫째 – 남편 존경하기, 둘째 – 남편 사랑하기, 셋째 – 남편 애인 되기
수련을 마치고 행복한 기분으로 집에 왔다가도 냉랭하게 등을 돌리고 있는 남편의 모습을 대하면 모든 것이 하잘것없이 느껴졌다. 내가 어찌해볼 수도 없고, 남에게 도움을 청할 수도 없는 큰 바윗덩이를 지고 있는 듯한 기분이었다.

그러던 올 2월, 내게 위기이자 기회가 찾아왔다. 당시 나는 남편과의 관계로 스트레스가 극에 달해 사흘째 휴대폰도 꺼놓은 채 절망 속에서 허우적대고 있었다. 나를 이렇게 만든 남편도 싫고, 이러고 있는 나도 싫고, 온 세상이 다 싫었다. 그런 기분으로 온종일 울다가 지쳐서 잠이 들었는데 집으로 전화가 왔다. 받을까 말까 고민을 하다가 수화기를 드니, 단센터의 원장님이다. 그날 저녁 뇌파진동 철야수련을 가기로 약속을 해놓고, 사람은 안 나타나고 휴대폰은 꺼져 있어서 집으로 전화를 하셨다는 것이다. 순간적으로는 '이럴 줄 알았으면 집 전화번호를 알려드리지 않는 건데' 하는 후회와 원망이 들었다. 이제 와서 차마 못 가겠다는 말씀을 드릴 수가 없어서 결국 뿌루퉁한 얼굴로 따라나섰다. 그런데 이게 남편과 나의 문제를 해소하는 실마리가 될 줄이야.

수련이 시작될 무렵, 지도하시는 분이 먼저 뇌파진동으로 자신이 꼭 이루고 싶은 소망을 30분 동안 생생하게 그려보라고 말씀하셨다. 당연히 그날 내 머릿속에는 남편의 성적 능력이 되살아나는 것 외에는 아무것도 떠오르지 않았다. 그런 생각에나 매달려 있는 자신이 한심하게 느껴져서 생각을 떨치려고 해도 도무지 다른 소망이 떠오르지가 않았다. 결국 남편의 발기부전이 나아서 원만한 성생활을 하게 되는 것을 나의 소망으로 삼았다. 처음에는 어색하고 불편했지만, 나중에는 기쁘고 행복한 마음으로 편안하게 그 상상에 빠져들었다.

이번에는 지도하시는 분이 종이를 나눠주면서, 각자가 원하는 것을 구체적으로 적어보라고 말씀하셨다. 나는 종이 위에 다음 다섯 가지를 적었다.

첫째, 남편 존경하기. 둘째, 남편 사랑하기. 셋째, 남편 애인 되기. 넷째, 남편 친구 되기 다섯째, 남편에게 사랑을 표현하기.

이렇게 다섯 가지를 다 쓰고 나자, 이미 소망을 이룬 듯이 마음이 행복하고 평화로워졌다. 시큰둥하던 수련 태도가 180도로 바뀌었음은 물론이다.

문제는 남편이 아니라 꽁꽁 닫힌 '내 마음의 문'이었다

뇌파진동 철야수련을 마치고 아침 일찍 집에 돌아와서, 나는 깨어 있던 남편에게 어젯밤 다섯 가지 소망을 적었던 종이를 보여주었다. 6년 만에 처음으로 대화다운 대화를 시도해본 것이다. 그런데도 남편은 무슨 생각인지 멀뚱멀뚱 종이만 물끄러미 쳐다볼 뿐 한마디 대꾸가

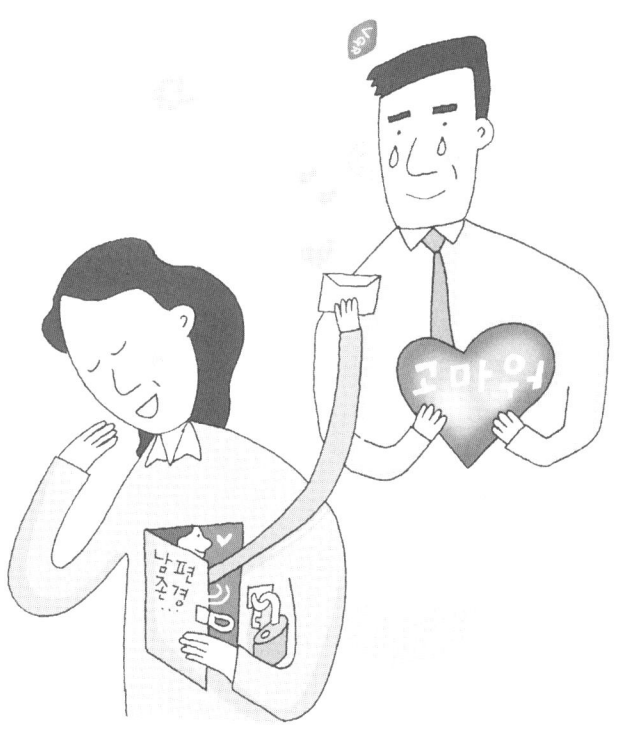

없었다. 쉽사리 해결될 문제는 아니라고 생각했지만 기분이 좀 착잡했다. '역시 이번에도 내가 괜한 노력을 한 것일까?' 싶었다.

그런데 다음날 저녁, 남편에게 갑자기 기적이 일어났다. 아무리 노력해도 나아지지 않던 발기부전 증세가 느닷없이 사라진 것이다. 자연스럽게 발기가 되었고 우리 부부는 4년 만에 함께 잠자리를 가졌다. 너무나 갑작스러운 일이라 당황스러웠지만, 내가 어색해 하면 영영 다시는 기회가 오지 않을 것 같아서 당황한 마음을 감추고 일부러 자연스럽게 굴었다.

그날 이후로 남편의 발기부전은 그냥 없던 일이 되어버렸다. 아니, 이렇게 저절로 치료될 수 있는 일을 왜 4년 동안이나 끙끙댈 수밖에 없었는지. 증세가 시작된 계기야 어찌 되었건, 그 병을 지속시킨 건 결국 나였음을 시인할 수밖에 없다. 꽁꽁 닫힌 내 마음의 문이 남편을 움츠러들게 하고 성 능력까지 앗아갔던 것이다.

하루는 남편에게 처음으로 진심 어린 고백을 듣기도 했다. 말수가 거의 없는 남편이 술을 먹고 들어오더니 밤새도록 울면서 가슴에 쌓인 말을 털어놓았다.

"그동안 내가 당신 마음 받아주지 않아서 힘들었지? 돌이켜보니 내 마음에 병이 있는가봐. 누가 나한테 와서 사랑을 줘도 그걸 어떻게 받아야 하는지, 나는 또 어떻게 사랑을 주어야 하는지 아무것도 모르겠어. 당신한테도 고맙다는 말 한번 못 하고 정말 미안해. 하지만 앞으로는 나도 달라질 거야. 정말로 당신에게 잘해주고 싶어."

나도 따라서 엉엉 울면서 남편을 끌어안았다. 말만이라도 금은보화를 다 얻은 듯 행복해서이기도 했지만, 겉으로는 무뚝뚝해도 이렇게 속정이 깊은 남편을 내가 더 이해해주지 못한 것이 미안하고 안쓰러웠기 때문이다.

남편에게 평생 처음으로 들은 '고맙다'는 말 한마디

나는 남편과의 일을 계기로 말 한마디 또는 눈빛 하나로 사람을 살릴 수도 있고 죽일 수도 있다는 것을 절감하게 되었다. 그래서 요즘은 남편과 아이들에게 잔소리나 신경질보다는 "사랑한다"느니 "고맙다"느니 하는 말을 자주하려고 노력한다. 오랜 세월 대화가 없는 부모에게 길들여진 탓에, 아이들은 처음에는 "제발 그러지 마라, 엄마가 그러니까 아주 토할 것 같다"며 질색을 했다. 하지만 요즘엔 아이들도 자연스럽게 받아들이고 좋아라 한다.

　또 내 마음이 열리고 나니 전에는 도무지 알 길 없던 남편의 속정도 드문드문 느껴진다. 남편이 가장 원한 것은 돈도 명예도 아닌 가족의 단란한 화목과 행복이었다. 내가 바라는 것도 다르지 않다. 뇌파진동은 우리 가족에게 바로 그것을 되찾을 수 있는 행운을 안겨주었다.

대인 관계 스트레스,
'열린 마음'을 가지니 저절로 사라지던데요

박명희 30세, 회사원, 단월드 대구 성당센터

내가 단센터에 다니기 시작한 것은, 지금으로부터 7년 전인 2002년이다. 당시에 나는 막 취직을 한 터라 여러모로 '사회'라는 곳에 적응하느라 힘이 들었다. 학교와는 다른 회사의 위계질서가 부담스러웠고, 상사와의 관계를 어떻게 풀어가야 할지 어렵고도 조심스러웠다. 업무에 대해 뭔가 못마땅한 점이 있거나 고민이 있어도, 누구에게 어떻게 털어놓아야 할지를 몰라서 혼자서 눈치만 보며 며칠 동안 속앓이를 한 적도 많다.

그래서 그런지 한창 팔팔할 20대 나이에, 친구를 만나는 것도 귀찮고, 좋은 데 놀러 가자고 해도 피곤하기만 했다. 퇴근만 하면 곧장 집에 들어와 그대로 뻗었다. 이런 생활이 길어지자, 애매모호한 피로감

수준이었던 건강 문제가 '위장 질환'이라는 구체적인 병으로 드러났다. 보다 못한 작은언니가 내게 단센터에 다녀보라고 권했다. 단센터에 다니면서 언니가 좋아지는 과정을 내 눈으로도 지켜본 터라 망설임 없이 그러기로 결심했다. 그렇게 시작된 인연이 지금까지 이어져오고 있는 것이다.

표면적인 문제는 위장 질환, 본질적인 문제는 대인 관계 스트레스

단센터에 다니게 된 표면적인 이유야 건강 문제고 구체적으로는 위장 질환 때문이지만, 사실 그 내막을 들춰보면 나 자신의 사회성 부족 또는 그로 인한 대인 관계 스트레스라고 보아야 마땅하다. 하지만 이런 문제를 과연 운동으로 극복할 수 있는 걸까? 소극적이던 작은언니가 밝고 적극적인 성격으로 바뀌어가는 걸 보긴 했지만, 반신반의하는 마음이 아주 없지는 않았다.

하지만 수련한 지 며칠 만에 그 생각이 기우였음을 알게 되었다. 단센터에서 하는 호흡이나 명상, 뇌파진동이야말로 자기 내면과 깊이 있는 대화를 할 수 있도록 이끌어주는 효과적인 도구라는 사실을 깨달았기 때문이다. 나는 뇌파진동이나 명상을 하며 끊임없이 나 자신에게 묻고 또 물었다. 남들은 잘만 하는 사회 생활을 왜 나만 이렇게 힘들어 할까? 다들 행복해 보이는데, 왜 나만 이렇게 불안하고 인생이 불행하게 느껴질까?

그 이유를 꼭 한 가지만으로 설명할 수는 없을 것이다. 하지만 어느 날 명상을 하다가, 나는 깊은 피해의식으로 나를 이끌게 된 중요한 단서 한 가지를 발견하게 되었다. 그것은 아들이 없는 집안에 막내딸로 태어나면서 갖게 된 수치심과 자책감이었다.

나는 딸만 셋인 집안에 셋째 딸로 태어났다. 아버지가 장남이라서, 친척 어른들은 어린 나를 볼 때마다 "얘가 아들로 태어났어야 하는데……" 하며 혀를 끌끌 차셨다. 처음에는 물론 그게 무슨 소린지도 모르고 들었다. 하지만 뜻을 몰랐을 때부터도, 그 말을 들으면 왠지 부끄럽기도 하고 불편하기도 한 이상한 감정이 솟구쳤다. 그런 식으로 나의 무의식에 어른들이 수치심과 자책감, 상처와 분노, 피해의식 같은 복잡하고 뒤엉킨 감정을 차곡차곡 심어준 것이다.

상대방을 경쟁심이 아니라 '열린 마음'으로 대하게 되고

이런 피해의식 때문에 나는 자라서도 남자를 늘 경쟁 상대로만 받아들이며, 꼭 이겨야 한다는 강박관념에 시달렸다. 자연히 대학을 다닐 때도 같은 과 남자 선후배들과 좀처럼 어울리지 못했다. 돌이켜보면, 내가 그들을 이겨야만 수치심을 보상받을 수 있을 것 같은 심리가 작용했던 모양이다.

직장에 들어와서도 마찬가지였다. 마음을 열고 남자 동료들을 대하기는커녕 반드시 그들보다 앞서야 한다는 경쟁의식만 팽배했다. 나의 실수를 지적하면 걷잡을 수 없이 화가 났고, 도와주려고 한 충고가 분명한데도 마음 편히 받아들일 수가 없었다. 또 내 단점을 드러내기가 싫어서 사소한 것 하나도 좀처럼 물어볼 수가 없었다. 그러니 나중에는 누구 하나 내게 쉽게 말을 붙이지 못했다.

  나는 뇌파진동을 하면서, 비로소 이제까지 내가 보지 못했던 나의 모습을 발견하게 되었다. 그 모든 인간관계의 문제가 내게서 비롯되었다는 것도 알게 되었다. 하지만 또한 동시에 '그건 진정한 내 모습이 아니야!'라는 내면의 강한 외침도 들을 수 있었다. 순간, 답답했던 내 가슴이 '뻥'하고 뚫리는 것만 같았다. 맞다, 그건 진정한 내가 아니다. 진정한 나를 감싸고 있는, 상처 입고 일그러진 가면일 뿐이다.

  하루하루 수련이 깊어져 가면서, 뇌파진동은 내 모습을 객관적으로 관찰할 수 있는 지혜와 더불어 그것을 극복할 수 있는 자신감을 동시에 주었다. 껄끄러웠던 인간관계도 부드럽게 변하기 시작했다. 우선 내 마음부터가 바뀌었기 때문이다. 전에는 책잡히지나 않을까 하는 긴장감이나 이겨야 한다는 경쟁심으로 상대방을 대했지만, 이제는 서로 도움을 주고받는 동료라는 열린 마음으로 상대방을 바라보게 되었다.

성격이 부드러워지니 위장도 고분고분해지고, 외모까지 달라졌다

식구들은 나의 이런 변화를 누구보다 빨리 알아차리고 열렬한 박수를 보내주었다. 수련을 시작하고 얼마 안 지나서부터 내가 짜증이 급격하게 줄어서 내심 신기해 하고 있었다고, 뒤늦게 칭찬을 해주기도 했다. 그 뒤부터는 내가 찌푸린 표정을 하고 있으면, 엄마가 다가와서 "너, 단센터 안 가니? 빨리 가서 수련하고 와라" 그러실 정도다.

친구들도 내 소식을 듣더니 쌍수를 들어 축하해주었다. 취직하자마자 힘들다고 시작된 나의 하소연이 그동안 끊이지 않았기 때문이다. 차마 말은 못했지만, 물가에 내놓은 아이처럼 내 모습이 조마조마하고 불안했단다. 그런데 웬일인지 요즘은 내가 칭얼거리는(?) 것도 없어지고, 자기들 생각에도 불안한 마음이 별로 들지 않아서 내심 의아했다고 한다. 이제는 오히려 내가 친구들 하소연을 들어주고 있다.

까칠하던 성격이 부드러워지니 수시로 탈이 나던 위장은 언제 그랬냐는 듯 고분고분해졌고, 외모에도 변화가 생겼다. 전에는 깡마른 얼굴에 눈꼬리까지 올라가 내가 봐도 못돼 보여서 늘 신경이 쓰였는데, 얼굴에는 살이 보기 좋게 붙고 날카롭던 눈매는 어느새 순하고 부드럽게 바뀌었다. 이제는 종종 인상 좋다는 소리까지 듣곤 한다.

잠시 거울 속의 나를 바라본다. 편안한 얼굴에서 잔잔한 미소가 배어 나온다. 예전같이 날카롭고 불편해 보이는 인상이 아니다. 나는 이런 지금의 내 얼굴을 정말 사랑한다. 나를 사랑하는 마음이 커지니, 자존감도 높아지고, 주위 사람들을 아끼고 배려할 수 있는 여유가 생긴 것 같다. 하마터면 마음의 문을 꽁꽁 닫고 평생을 살아갈 뻔했는데, 이렇게 열린 마음으로 세상 사는 법을 배우게 되었으니 얼마나 다행한 일인가. 이 모든 게 뇌파진동이 만들어준 변화다.

내면세계에 웅크리고 있던 내가 이제는 꿈을 향해 달려간다

나는 요즘도 이미 다 읽은 《뇌파진동》을 다시 꺼내서 펼쳐보곤 한다.

답답한 일이 있을 때마다 이 책을 대하면 뇌가 저절로 부정적인 정보를 없애고 긍정적인 정보를 강화하는 쪽으로 변하는 것을 느낀다. 어떨 땐 '원하는 것을 이루는 뇌의 비밀 - 뇌파진동'이라고 적힌 표지 문구만 봐도 기분이 마구 좋아진다. 뇌파진동을 열정적으로 배우던 초심으로 돌아가게 된다.

올해로 7년째 수련을 해오고 있지만, 뇌파진동은 나에게 끊임없이 새로운 활력을 공급해주는 소중한 친구다. 막연한 공상에 빠지는 게 아니라, 정말로 꿈을 꾸고 그 꿈에 도전하는 법을 나에게 가르쳐준 고마운 스승 같기도 하다. 뇌파진동을 하며 나는 나날이 그 꿈을 구체적으로 상상하고 계획한다. 5년 후, 10년 후의 미래를 그리며 구체적인 단계별 목표를 설정하기도 한다. 내 나이 서른, 새로운 것을 시작하기에 더도 덜도 없이 충분한 나이다. 폐쇄적인 내면세계에 웅크리고 살던 내가 이렇게 힘차게 세상과 부딪치고 꿈을 펼쳐나갈 수 있다는 것이 무엇보다도 감사할 따름이다. 어찌 보면 뇌파진동이 내 미래를 열어준 것만 같다.

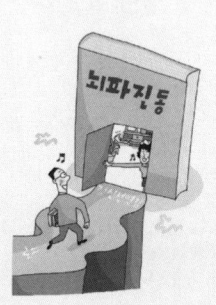

| 인생관 · 창조성 | **5**

인생,
이제는 자신 있다

뇌파진동은 뇌 속에 잠든 무한한 창조력과 직관력,
통찰력을 흔들어 깨운다. 뇌파진동으로 자기 뇌의 주인이 되면
자신이 선택한 꿈과 비전을 위해 200퍼센트 역량을 발휘하여
누구나 원하는 것을 이룰 수 있다.

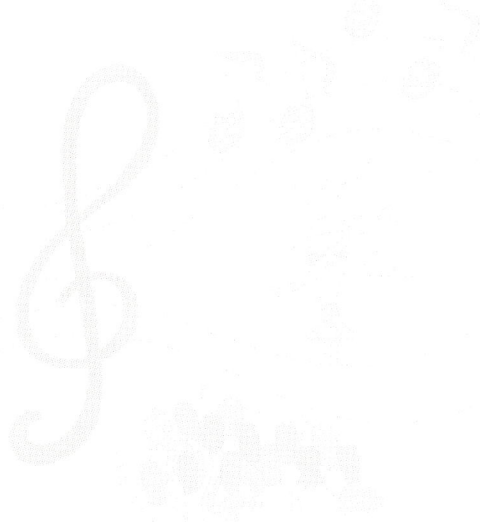

상상하니까
　진짜 이루어지던걸요

김재형 30세, IT업체 컨설턴트, 서울 강남구 역삼동

취업을 준비할 때 가장 많이 듣는 소리 중에 하나가 "첫 직장이 중요하다"는 말이다. 첫 직장이 좋으면 그만큼 이직의 문도 쉽게 열리고, 극단적으로 말해 직장을 그만두고 쉬다가 재취업을 할 때도 한결 수월하다. '선순환의 고리'가 형성되었기 때문이다. 반대로 첫 직장이 나쁘면, 아무리 능력이 뛰어나도 평생 '개천의 미꾸라지' 취급을 벗어나기 어렵다. 아무리 평판이 좋다고 한들, 경력이 일천한 사람에게 높은 임금을 줘가며 중책을 맡기는 위험한 선택을 할 대기업은 없다. 헤어나오기 어려운 '악순환의 고리'가 인생을 옥죄고 있는 꼴이다.

그런데 내가 바로 그 '악순환의 고리'에 빠지게 될 줄이야. 첫 직장이 그리 나쁜 것은 아니었지만, 문제는 내가 원치 않는 부서로 가게

되는 바람에 한 달 만에 그만두고 나올 수밖에 없었다는 점이다. 어떤 인사 담당자라도 부정적으로 해석할 수밖에 없는 경력이다. 그래서 그런지 나는 재취업의 문 앞에서 번번이 좌절했다. 한 번은 거의 채용이 확실시되니 출근할 준비를 하라는 언질까지 받았는데도 낙방하여 많은 상처를 받았다. 한번 상심한 마음은 쉽게 회복되지 않았다. 온종일 우울한 생각만 떠올랐다. '난 왜 이렇게 되는 일이 없을까?' '일이 왜 이렇게 꼬이는 걸까?'

그러다가 답답한 마음도 달랠 겸 평소 친하게 지내던 사촌누나를 찾아갔다. 누나를 만나 하소연도 하고 싶고 새로운 용기도 얻고 싶었다. 누나는 아직 이력서 백 장도 안 써보고 엄살을 피운다며, 그럴수록 마음을 밝고 긍정적으로 가져야 한다고 내 어깨를 툭툭 치며 날 위로했다. 그러면서 헤어지는 길에 내 손에 책 한 권을 건네주었다. 나한테 꼭 필요한 책이니 당장 가서 읽으라는 것이다. 그게 바로 오늘의 나를 있게 해준 책,《뇌파진동》이다.

오늘의 나를 있게 해준 책,《뇌파진동》을 만나다

집에 가자마자 나는 책을 펼치고 읽기 시작했다.《뇌파진동》을 몇 번씩이나 밑줄 쳐가며 읽었다는 사촌누나의 추천이 있었으니, 호기심 때문에라도 읽지 않을 수가 없었다. 내게 꼭 필요한 책이라는 누나의 말이 자기암시가 되었는지, 나는 정말로 이 책 속에 내가 원하는 모든 것이 다 들어 있을 것만 같은 기대감이 들었다.

다음날에도, 그 다음날에도 가방에 책을 넣어 다니며 차 속에서 틈틈이 읽어나갔다. 무엇에라도 마음을 의지하고 희망을 가져야만 했기에 더욱 책에 매달렸는지도 모른다. 나는 이 책에서 특히 '상상하면 이루어진다'는 메시지가 유난히 마음에 와닿았다. 그러고 보니 언젠가 TV에서 올림픽에 출전하는 선수들이 '마인드 트레이닝' 훈련을 하는 걸 보여준 적이 있는데, 그것과 일맥상통하는 메시지라서 더욱 공감이 갔다.

내가 TV에서 본 내용은 이랬다. 큰 경기에 출전하는 선수들은 갑자기 환경이 바뀌었을 때 심리적으로 불안정해질 수밖에 없기 때문에, 앞으로 자신에게 일어날 모든 일들을 미리 구체적이면서도 긍정적으로 상상해보는 시간을 반드시 갖는다고 한다. 예를 들면, 실제로 시합을 하게 될 운동장의 모습을 그려보고, 상대 선수와 실제 시합을 하는 상황을 구체적으로 그려보며, 특히 자신이 최고의 컨디션으로 최고의 기량을 발휘하는 모습을 생생하게 상상한다는 것이다. 끝으로, 단상에 올라가 금메달을 목에 걸고 감격스럽게 애국가를 경청하는 순간까지. 물론 TV를 볼 때도 그런 훈련이 필요하긴 하겠다 싶었지만, 《뇌파진동》을 읽고 나니 그것은 비단 운동선수만이 아니라 시험을 준비하는 학생을 비롯해 모든 사람이 꼭 알아두어야 할 노하우라는 생각이 들었다. 물론 취업을 준비하는 나부터도.

나는 그 다음날부터 바로 내가 원하는 것에 초점을 맞추어 상상하는 연습을 했다. 내가 입사하고 싶은 직장의 분위기와 내가 맡고 싶은 업무, 사무실에서 동료들과 활기차게 일하는 내 모습과 상사로부터 칭찬과 격려를 받는 모습 등등 모든 것을 선명한 그림을 그리듯이 생생하게 떠올려 보았다. 물론, 책에 등장하는 뇌파진동 수련을 하나하나 거울을 보며 따라 하기 시작한 것은 불 보듯 뻔한 일이다.

나의 상상 속에서 그대로 빠져 나온 듯한 사무실 풍경

내가 말하면서도 참 신기한 일이다. 그로부터 정확히 두 달 후에, 나는 그토록 원하던 직장에 들어갔다. 경력 사원만 뽑는다는 개발팀에 딱 2명의 신입 사원을 뽑는데, 그 중 한 명으로 채용되는 행운을 얻어 친구들에게 '억세게 운 좋은 놈'이라는 소리를 여러 차례 들었다. 나는 왠지 모르게 일이 술술 풀려나갈 것 같다는 기분 좋은 예감이 들었다. 그런데 정작 놀라운 일은 그 다음에 벌어졌다.

  담당 부서인 개발팀 회의가 소집되어 대회의실의 문을 여는 순간, 나는 온몸에 소름이 돋을 정도로 놀랐다. 유리창 밖으로 넓은 도로가 내려다보이고, 양쪽 대로변에 높은 빌딩이 촘촘히 열을 맞춰 서 있는 모습이 그동안 내가 상상 속에서 그렸던 사무실 풍경과 너무도 흡사했기 때문이다. 마치 나의 상상 속에서 그대로 빠져 나온 것 같은 모습이었다.

  이 풍경을 본 후로 나는 '상상하면 이루어진다'는 뇌파진동의 메시지를 100퍼센트 신뢰하게 되었다. 비록 생활에 쫓겨 틈틈이 수련을 하는 수준이지만, 더욱 열심히 뇌파진동을 하게 되었음은 물론이다.

그런데 내가 상상만 했던 일이 현실로 이루어지는 기적은 그것으로 끝이 아니었다.

몇 달 후, 회사 조직이 개편되어 원래 몸담았던 개발팀 대신에 다른 부서로 이동을 해야만 하는데 뜻밖에도 컨설팅 팀에서 나를 받아준 것이다. 입사하기 전부터 그쪽 분야로 진출하고 싶다는 바람은 있었지만, 경력 사원을 선호하는 분위기가 워낙 팽배했고 쟁쟁한 지원자도 많아서 나에게까지 차례가 올 거라고는 기대하기 어려웠다. 같은 팀에서 일하던 동료들도 잘됐다고 축하를 하면서도 내심 부러움을 달래는 눈치였다.

요즘 내가 일하는 모습은, 취업 재수생 시절에 상상하던 모습과 판박이처럼 일치한다. 나는 그때 무슨 이유에서인지, 내가 여러 사람들 앞에 서서 화이트보드에 뭔가를 열심히 쓰면서 열정적으로 설명하는 상황을 자주 떠올렸는데 새로 맡은 컨설팅 팀의 업무가 꼭 그랬다. 많은 고객들 앞에서 프로그램을 설명하고, 그 프로그램에 대해 컨설팅을 하는 게 내 일이기 때문이다. 내가 겪었지만 놀라울 뿐이다. 이 세 번의 경험을 어떻게 모두 우연이라고 치부할 수 있으랴.

이제 어떠한 상황에서든 나를 원하는 대로 이끌어 갈 수 있다

물론 그렇다고 회사 생활이 아무런 어려움 없이 순탄하기만 했던 것은 아니다. 입사하자마자 발령을 받았던 개발팀에서는 "갓 들어온 놈이 뭘 알겠어?"라며 무시당하기도 했다. 하지만 《뇌파진동》을 열독하며 꿋꿋하고 긍정적인 세계관을 가지게 된 나에게 그것은 별 어려움이 아니었다. 선배가 꾸지람을 하건 말건 "모르는 건 일단 가르쳐줘야 하는 것 아니냐"고 붙임성 좋게 매달리고, 생소한 업무를 맡아도 "새로운 일을 배울 수 있는 좋은 기회잖아"라며 호기심을 발휘할 수 있게 되었다.

하지만 이런 적극적인 태도가 나의 원래 성격일 거라고 생각한다면 오산이다. 기억을 더듬어보면 나는 학교 다닐 때 사람들 앞에서 발표하는 것도 엄청 두려워할 만큼 자신감이 부족했다. 나름대로 그런 상황을 극복해보고자 사람들 앞에서 발표하는 상상을 자주 해보곤 했는데, 상상일 뿐인데도 발표하는 그 순간을 떠올리면 머릿속이 하얘지면서 그렇게 두렵고 떨릴 수가 없었다. 그뿐인가. "잘했다"고 교수님께 칭찬받는 모습을 떠올려야 하는데 오히려 혼나는 모습만 더 강렬하게 떠올랐을 정도니. 자신감이 부족했던 나로서는 상상조차 뜻대로 되지 않았다.

그랬던 내가 이렇게 어떠한 상황에서든 스스로 동기를 부여하고, 자신을 원하는 대로 이끌어 갈 수 있게 된 것이야말로 뇌파진동이 나에게 준 가장 큰 선물이다. 그러고 보면, 《뇌파진동》에 나오는 말처럼 행운은 주어지는 게 아니라 스스로 만들어가는 것임에 분명하다.

뇌파진동을 하면 꿈이 현실로 '성큼성큼' 다가오지요

요즘도 사무실에 혼자 있을 때는 뇌파진동을 하며 그 다음 꿈을 상상

해본다. IT업계에서 인정받는 전문가가 되기 위해, 또 고객에게 공감을 살 수 있는 설득력 있는 컨설턴트가 되기 위해 내가 무엇을 준비해야 좋을지 상상을 통해 하나하나 리스트를 작성해 보기도 한다.

물론 나의 상상이 오로지 비즈니스에만 국한되는 것은 아니다. 때로는 오후의 햇살이 가득 비치는 평온한 거실에 앉아 따뜻한 차 한잔을 앞에 놓고 차분하게 책을 읽는 장면을 떠올리기도 하고, 아름다운 이국의 해변을 거니는 모습을 상상하기도 한다. 그런 상상에 빠질 때면 나도 모르게 행복감으로 입꼬리가 슬며시 올라간다. 언젠가 내 곁에 예쁜 아내와 귀여운 아이들도 함께 보일 때가 올 것이다. 뇌파진동을 할 때마다 내 꿈이 성큼성큼 다가온다고 생각하니, 눈을 지그시 감고 상상에 잠기는 순간이 그저 행복하고 신비롭기만 하다.

내 인생의 네비게이션과
에너자이저, 둘 다 얻었지요

전재영 41세, 영화 프로듀서, 단월드 서울 아크로센터

내 직업은 영화 프로듀서다. 쉽게 말해 영화를 기획하고, 제작하고, 극장에 걸기까지 전 과정을 컨트롤하는 게 내 일이다. 시나리오를 썼다 고쳤다, 엎었다 뒤집었다 하는 지루한 시간도 지켜봐야 하고, 배우를 캐스팅하고 투자를 유치하는 진땀 나는 과정도 성사시켜야 한다. 또 시시콜콜한 예산 계획과 집행, 스케줄 관리도 꼼꼼히 개입하여 참견해야 한다. 이런 복잡다단한 일들을 죄다 신경 쓰며 살아야 하니, 밤에 집에 가서 잠자리에 누워도 머릿속에선 생각이 끊이지 않는다. 뒤엉킨 생각의 실타래를 풀다가 그대로 날이 샌 적도 부지기수다.

그러다 보니 자연히 건강하고 멀쩡할 때는 별로 없고, 그렇지 않을 때가 훨씬 많다. 밤낮이 뒤바뀌어 지낼 때가 많으니 수면의 질은 떨어

지고, 머리는 무거우며, 소화도 되는 둥 마는 둥이다. 늘 뭔가를 고민하여 그때그때 결정해야 하는 나로서는 머리가 무겁고 멍하다는 것이야말로 가장 괴로운 노릇이다. 커피를 사발째 들이켜보아도 밤에 잠만 안 올 뿐, 아이디어를 짜내는 데는 별 도움이 되지 않는다.

나의 비전은 사람들에게 감동을 주는 영화를 만드는 것

결국 문제는 다시 건강인가 싶어서, 하루는 등록만 해놓고 한참을 다니지 않았던 단센터에 다시 나가보았다. 그랬더니 원장님께서 새로 획기적인 수련법이 나왔다며 '뇌파진동'이라는 걸 일러주신다. 처음엔 별로 마음에 와닿지가 않았다. 고개를 좌우로 '도리도리' 하듯 가볍게 흔드는 게 전부라는데, 이걸로 무슨 효과가 있을지 의아했다.

그래도 모처럼 수련장에 나왔으니 열심히 고개를 살랑살랑 흔들어가며 뇌파진동을 했다. 내 동작을 보더니 원장님께서 또 한가지 팁을 알려주신다. 척추의 중심을 진동시키면서 가볍게 '톡톡' 튕기는 느낌으로 고개를 흔들라는 것. 그렇게 해보니, 생각보다 만만치가 않다. 어깨와 목이 이만저만 뻣뻣한 게 아니기 때문이다. 그래도 그런 요령을 계속 의식하면서 동작을 해보니 과연 그 '톡톡'의 느낌을 척추에 실을 수 있게 되었다. 아울러 뇌파진동 동작을 크거나 작게 또는 거칠거나 섬세하게 그때그때 컨디션에 맞게 다양하게 조절할 수도 있게 되었다.

그런데 이게 은근히 중독성이 있다. 그날부터 나는 뇌파진동에 재미를 붙이게 되었다. 집에서도 하고, 운전하다가 길이 막혀도 하고, 장

시간 회의하고 나서 뒷목이 뻣뻣할 때도 자동적으로 살랑살랑 고개를 흔들게 되었다. 정해진 시간을 할애하여 규칙적으로 운동할 수 없는 나 같은 사람에게 딱 맞는 수련법을 발견했다는 생각이 들었다.

뇌파진동을 하며 비전 그리기 - 평면에서 점점 입체로

나는 뇌파진동을 할 때 계속 중얼거리는 습관이 있다. 초반에는 동작에 집중하기 위해 '뇌파진동, 뇌파진동……' 하며 되뇌고, 어느 정도 뇌파진동에 몰입이 되면 내가 원하는 비전을 입으로 중얼거린다. 나의 비전은 사람들에게 감동을 주는 영화를 만드는 것이다. 그래서 내가 자주 입에 올리는 단어는 '감동'이다. 나는 '감동, 감동, 감동……' 하고 되뇌면서 내가 소망하는 비전을 생생하게 그리고 경험한다. 영화관에서 관객들이 감동의 눈물을 흘리는 모습, 또는 영화에 대한 공감으로 폭소를 터뜨리거나 흐뭇하게 만면에 미소를 짓는 모습이 그것이다.

그런데 신기한 것은, 뇌파진동에 몰입하는 정도가 깊어질수록 상상 속에서 비전을 체험하는 강도도 높아져간다는 점이다. 처음에는 영화를 보며 울고 웃는 객석의 모습이 그저 평면으로 보이더니, 나중에는 내가 마치 그 현장에 있는 것처럼 모든 것이 입체적으로 생생하게 와 닿았다. 시각적으로도, 그리고 청각적으로도. 그러다 보면 가슴에 환희심이 벅차올라 눈물이 슬며시 흐르기도 한다.

또 그렇게 뇌파진동에 깊이 몰입한 날에는, 마무리 단계에서 다양한 아이디어가 저절로 떠오른다. 비전을 이룬 상상 속의 내 모습과 현재가 어떤 차이가 있는지 생생하게 느껴지면서, 내가 무엇이 부족하며 어떻게 변해야 할지를 객관적으로 생각할 수 있게 되는 것이다. 당장 무엇을 취하고 무엇을 버려야 할지 선택과 판단도 분명해진다.

뇌파진동은 나무와 숲을 동시에 보게 해주는 소중한 길잡이

물론 그것은 겉보기에 아주 획기적인 것이 아니라 그저 상식적인 결과에 불과해 보일 수도 있다. 하지만 재미있는 건, 그렇게 당연한 것이 오히려 평상시에는 잘 보이지 않는다는 점이다. 누구나 알겠지만, 사소한 일들에 가려 전체적인 큰 그림을 놓치는 상황이 종종 벌어진다. 뇌파진동은 이런 나에게 나무도 보면서 숲도 볼 수 있게 해주는, 균형 잡힌 시야와 안목을 정립시켜주는 소중한 길잡이다. 처음에는 단순한 운동법으로만 여겼는데, 시간이 갈수록 업무에 대한 고민을 해소하고 열정을 되찾게 해주는 내 인생의 파트너가 되어가고 있다.

최근에는 나만의 뇌파진동 응용 수련법도 개발했다. 단센터 원장님께 배웠던 뇌의 3층 구조도를 떠올리며 대뇌피질, 대뇌변연계, 뇌간 순서로 뇌 속을 탐험하는 것이다. 물론 상상 속에서지만.

이를테면 사고와 이성을 관장하는 대뇌피질을 상상으로 탐험하며, 마음속으로 '나쁜 정보는 모두 날아가고, 긍정적인 정보만 남는다'고 대뇌피질에 기운을 보낸다. 대뇌피질에 가득한 뇌의 주름이 시원해지기 시작하면 이번에는 대뇌변연계로 넘어간다. 집중이 잘 안 될 때는 입으로 '대뇌변연계'를 되뇌면 훨씬 쉽게 마음을 모을 수 있다. 대뇌변연계를 상상으로 탐험할 때는 '불안이나 짜증, 미움 같은 나쁜 감정들이 모두 사라지고 행복이나 사랑, 용기나 감사 같은 긍정적인 감정만 남는다'는 기분으로 대뇌변연계에 기운을 보낸다. 행복, 사랑, 용기, 감사 같은 단어를 천천히 소리 내어 되뇌어보기도 한다. 마지막은 뇌의 가장 안쪽 깊숙이 있는 뇌간 차례다. 입으로 '뇌간, 뇌간……' 하고 간절히 부르면서 뇌간에서 생명의 힘과 창조력이 샘솟는 상상을 한다.

몰입이 잘 되는 날에는 이것만으로도 단전에 힘이 빵빵하게 차오르는 것이 느껴지며, 마치 강력한 자기장이 흐르는 것처럼 내 온몸을 '에너지의 막'이 감싸고 있는 듯한 기분이 든다. 무엇이든 할 수 있다는 자신감과 용기가 생기는 것은 물론이다.

인생의 네비게이션과 에너자이저를 만나세요

혹시라도 무기력에 빠져 있거나, 어떻게 자신의 꿈을 향해 나아가야 할지 모르겠다는 분이 있다면 일단 차분히 자리에 앉아 머리를 가볍게 흔들며 뇌파진동을 해보라고 권하고 싶다. 내가 바쁜 업무 중에도 매일 시간을 쪼개 단센터에 가는 까닭은 뇌파진동을 통해서 건강과 행복과 성공을 이룰 수 있다는 확신 때문이다.

뇌파진동은 그 세 가지를 달성하기 위해 내가 무엇을 해야 좋을지 구체적인 청사진을 알려주는 네비게이션이며, 그것을 실현시킬 수 있는 에너지를 무한히 공급해주는 에너자이저다. 이렇게 훌륭한 성공 파트너가 곁에 있는데, 무기력한 인생을 살 까닭이 어디 있겠는가.

수련 노하우 엿보기 | 뇌 구석구석에 기운 주기

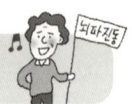

이 수련을 하려면, 먼저 뇌의 3층 구조를 그림으로 한번이라도 보는 것이 좋다. 더 많이 볼 것도 없고, 세부적인 뇌 기관의 이름을 더 알려고 할 필요도 없다. 그냥 딱 세 가지, 뇌의 3층 구조만 이해하면 된다. 뇌의 가장 바깥쪽을 감싸고 있는 대뇌피질, 대뇌피질의 안쪽에 위치한 대뇌변연계, 그리고 뇌의 가장 깊숙한 곳에 위치한 뇌간. 뇌의 이 세 부분을 상상 속에서 탐험하며 나쁜 기운을 털어내고 좋은 기운을 불어넣어주는 것이 핵심이다.

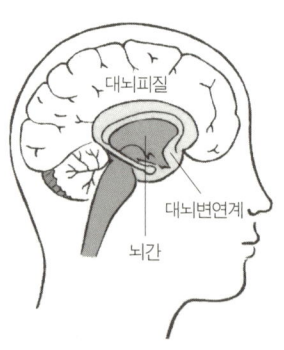

그럼 바깥쪽 대뇌피질부터 상상 속에서 여행해보자. 집중이 잘 안 될 때는 '대뇌피질, 대뇌피질……' 하고 입 밖으로 소리를 내는 것도 도움이 된다. 대뇌피질은 뇌에서 사고와 이성을 담당한다. 따라서 대뇌피질을 머릿속에 떠올리면서 나쁜 정보를 털어내고, 좋은 정보에 기운을 불어넣어주면 된다. 대뇌변연계와 뇌간도 비슷한 요령으로 해나가면 된다. 감정을 관장하는 대뇌변연계를 상상하면서, 나쁜 감정은 털어내고 좋은 감정을 불어넣어준다. 행복, 기쁨, 사랑, 용기, 희망 등 자신이 좋아하는 단어나 그때그때 필요하다고 생각하는 단어를 소리 내어 말하는 것도 대뇌변연계에 기운을 불어넣는 데 효과적이다. 끝으로 뇌간은 원초적인 생명력이 응집되어 있는 기관이다. 머릿속으로 뇌간을 생생하게 느끼면서, 생명력과 창조력이 샘솟는 상상을 하며 기운을 북돋아주라. 이렇게 해서 뇌의 구석구석에 기운을 불어넣어준 다음에는, 머리 전체를 손끝으로 가볍게 쓸어내려 주면서 마무리하면 된다.

뇌파진동은 내 삶에
영감을 주는 고마운 신호등

임재해 57세, 안동대학교 민속학과 교수

나는 뇌파진동을, 수련과는 별개로 순전히 책을 통해 알게 된 케이스다. 작년 겨울에 가까운 지인으로부터 《뇌파진동》을 선물받은 것이 계기가 되었다. 워낙 떠들썩하게 화제가 된 베스트셀러라서 가벼운 호기심은 있었지만, 그 책이 내 인생의 지침이 될 정도로 마음에 깊게 자리 잡을 줄은 몰랐다. 이왕 선물받았으니 꼼꼼히 읽어봐야지 하는 기분으로, 가볍게 페이지를 넘기다가 나는 깜짝 놀랐다. 지은이가 던지는 삶의 근원적인 물음들이 내 마음에 소용돌이치면서 파고들었기 때문이다.

나는 밑줄을 그어가며, 손때가 묻어 책이 반들반들해지도록 읽고 또 읽었다. 인생을 어떻게 살아야 좋을지, 학문을 어떻게 해나가야 좋을지 그 책은 나의 생각을 차분하게 정리시켜주는 힘이 있었다. 그렇게 정독을 한 뒤에도, 나는 수시로 그 책을 읽고 싶어서 아예 화장실에 한 권을 비치해 두었다. 신기한 점은, 아무 데나 펼쳐지는 대로 읽는데도 그날 나에게 꼭 맞는 메시지를 발견하게 된다는 것이다. 분명히 똑같은 구절인데도 읽을 때마다 내 마음에 새로운 깨달음을 안겨주니, 이렇게 좋은 책에 빠져들지 않는다면 그 사람이 바보가 아닐까.

자기 삶의 주인이 되려면, 먼저 《뇌파진동》을 읽어라

위에서 밝혔지만, 나는 안동대학교에서 수십 년째 민속학을 가르치고 있다. 나는 민속학을 자기 문화 곧, 자기 삶의 주체가 되는 학문이라고 생각한다. 그런데 《뇌파진동》을 읽고 나서는 거기에 한 가지 생각이 더 보태졌다. 자기 삶의 주체가 되기 위해서는 결국 자기 뇌의 주인이 되어야 한다는 점이다. 그런 생각에서, 나는 올해 초에 신입생 오리엔테이션에서 학생들에게 이런 당부를 했다.

"나의 강의 목표는 여러분이 민속학에 대한 전문 지식을 가지는 게 아닙니다. 여러분이 각자 자기 삶의 주인이 되는 것입니다. 자기 삶의 주인이 된다는 뜻이 잘 와닿지 않고, 모호하게 들릴 수도 있습니다. 그래서 여러분에게 이 책 《뇌파진동》을 소개합니다. 여기에는 자기 뇌의 주인이 되고, 그것을 통해 자기 삶의 주인이 되는 방법을 잘 설명하고 있습니다. 한 번 읽는 것으로 그치지 말고, 여러 번 뜻을 새기며 읽어서 꼭 삶을 통해 실천해나가기 바랍니다."

내가 민속학 공부를 막 시작하는 신입생들에게 이런 말을 한 까닭은, 어떠한 학문이 되었든 그것에 파고들기 위해서는 학문을 하는 '태도'와 '신념'을 갖추는 게 우선이라고 생각했기 때문이다. 학문을 한다는 것은 자기 인생을 통째로 거는 일인데, 인생을 걸기 위해서는 강한 신념을 가져야 한다. 사실《뇌파진동》을 알기 전에는 학생들에게, 학문하는 신념과 목표의식을 갖도록 자극하기 위해《시크릿》이나《신념의 마력》《적극적인 사고방식》같은 책을 자주 추천 도서로 소개했다. 하지만 그런 책들을 추천하는 마음이 아주 흔쾌하기만 한 것은 아니었다. 왜냐하면 '긍정적인 사고'를 가지라고 이구동성으로 강조하면서도, 그것을 잘 해나갈 수 있는 구체적인 실천 방법에 대해서는 묵묵부답이었기 때문이다.

그런 아쉬움이 있었으니, 작년 겨울에《뇌파진동》을 읽으며 얼마나 반가웠겠는가. 이 책은 긍정적인 사고의 중요성과 함께 그런 마음가짐을 어떻게 유지해나갈 수 있는지 구체적인 실천 방법을 제시하고 있다. 나로서는 눈이 번쩍 뜨일 수밖에 없었다.

뇌파진동은 우리 가족을 이어주는 공통분모

수련을 착실히 하지 못했다 뿐이지,《뇌파진동》은 나의 삶을 속속들이 변화시키고 있다. 주변 사람들에게 가장 많이 선물한 책도《뇌파진동》이며, 책에 나오는 여러 수련법을 가족에게 알려준 후 '뇌파진동'은 우리 가족의 공통분모로서 화제의 중심이 되었다.

처음에는 하는 둥 마는 둥 시큰둥하던 아내도, 내가 이렇게 열광하는 것 자체가 신기했던지 결국 책을 보며 독학으로 마스터했다. 지병이던 편두통이 가벼워진 것은 물론이고, 지금은 오히려 내가 뇌파진동 하는 것을 보며 맞느니 틀리느니 잔소리를 할 정도다. 한번은 내가 TV를 보고 싶은 욕구를 못 참고, 눈을 반쯤 뜬 채 TV를 곁눈질하며 뇌파진동을 하자 이렇게 쏘아붙이는 게 아닌가. "당신! 그렇게 대충 해가지곤 안 돼. 눈을 감아야지. 고개도 이렇게 흔들어야 한다고."

딸은 뇌파진동을 하며 '발끝 부딪치기'를 하는 데 재미를 붙였다. 처음에는 스무 개만 넘어가도 재미없고 힘들다고 울상이더니, 요즘은 횟수도 늘었고 발끝의 움직임도 정확해졌다. 이걸 하면 머리가 얼마나 개운한데, 아빠는 왜 안 하느냐고 툭 하면 따져 물어서 성가실 정도다.

사실 이미 눈치는 챘겠지만, 주위에 열정적으로 알리고는 있지만 내가 실제로 수련을 하는 시간은 얼마 안 된다. 핑계처럼 들릴지 모르지만, 온갖 강의 준비와 마감에 임박한 연구 논문, 여기저기서 걸려오는 원고 청탁 전화에 이리 치이고 저리 치이고 하다 보면 하루가 어떻게 가는지 모를 정도기 때문이다. 내가 뇌파진동에 집중할 수 있는 시간은 밤에 잠자리에 들어서 5분, 아침에 잠에서 깨어나 5분 정도가 유일하다. 아, 하나가 더 있다! 바로 운전을 하다가 신호 대기에 걸렸을 때다. 나는 그러면 '이때다!' 싶어서 고개를 살랑살랑 흔들며 잠깐이나마 뇌파진동을 한다. 깊이 있게 집중하는 맛은 없지만, 그래도 그게 어딘가. 그 정도만으로도 눈이 시원해지고 어깨가 가벼워진다.

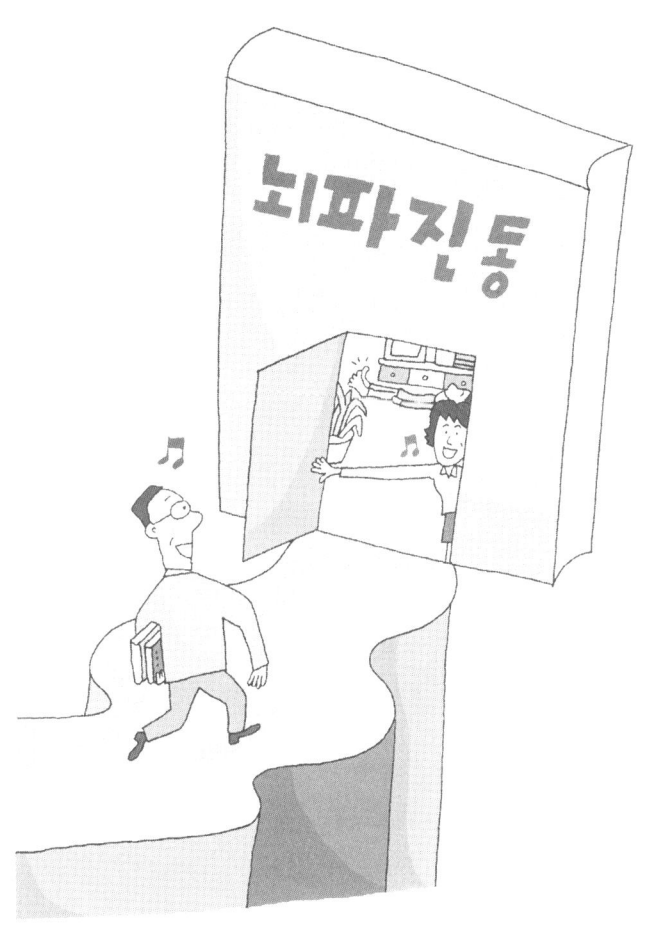

나를 끊임없이 일깨워주는 뇌파진동

요즘도 운전을 하다 신호등에 걸리면, 잠시 뇌파진동을 하며 이런 생각에 잠긴다.

'나는 과연 내 뇌의 주인인가? 내 인생의 주인인가? 저 신호등이 내가 갈 길을 가르쳐주는 게 아니다. 이제는 내가 나의 갈 길을 만들어내고, 우리 사회를 이끌어가는 주체가 되어야 한다. 그런데 과연 그런 삶을 살고 있나? 나는 과연 무얼 하고 있는가?'

뇌파진동은 내가 진정한 학자의 길을 걸을 수 있도록, 끊임없이 나를 일깨워주는 고마운 신호등이다. 어떻게 하면 인간이 기존의 질서와 규범으로부터 자유로워질 수 있을까? 어떻게 하면 인류가 모두 자유롭고 풍요로운 삶을 창조하고 지속할 수 있을까? 이것이 내 삶의 주제이자, 내가 추구하는 학문의 주제다. 이 주제를 연구하는 데 뇌파진동은 내게 날마다 새로운 영감을 던져주는 고마운 존재다.

뇌파진동을 하며
하나님과 더 가까워졌어요

윤은실 35세, 어린이집 교사, 단월드 서울 홍대센터

나는 모태신앙을 가진 독실한 기독교 신자다. 매사에 적극적이고 열성적인 성격답게, 하루도 빠지지 않고 새벽기도를 나갈 정도로 신앙생활도 열심히 했다. 하지만 이제와 돌이켜보니, 지난날 내 신앙의 수준은 아직 어린아이에 불과했던 것 같다. 날마다 신에게 부르짖으면서도 기도 제목은 개인적인 출세와 성공을 벗어나지 못했다.

"하나님! 전 성공하고 싶어요. 성공할 수 있게 꼭 도와주세요. 저 혼자선 아무것도 할 수 없어요. 하나님께서 꼭 도와주셔야 해요."

그러다가 우연히 《부의 법칙》이라는 책을 보게 되었다. 그 책에서 가장 인상적인 대목은 '자신의 믿음을 통해 부를 이룰 수 있을 뿐만 아니라, 원하는 모든 것을 이룰 수 있다'는 내용이었다. 나는 이 말에 큰 충격을 받았다. 그동안 난 아무것도 할 수 없으니 하나님께서 다 해주셔야 한다며, 신에게 매달려 살아왔기 때문이다. 의존적인 자신의 모습을 그제서야 발견하게 된 것이다. 나는 의존적인 인생관에서 벗어나 주체적인 노력으로 내 삶을 변화시켜보기로 결심했다.

내가 가진 모든 의문에 해답을 알려준 책, 《뇌파진동》

하지만 실제 생활은 결코 내 마음 같지 않았다. 여전히 돈에 쪼들렸고, 직장 생활도 원만하지 않았다. 직장에서 받는 스트레스를 죄다 먹는 것으로 해소하다 보니, 58킬로그램이었던 몸무게는 금세 80킬로그램으로 불어나 새로운 근심거리까지 더 추가되었다. 나는 막막한 심정이 되었다. '아, 생각이 바뀌었는데도 왜 현실은 그대로일까?' '내가 원하지 않는 일들이 내 삶에서 계속 일어나는 까닭은 무엇일까?'

　나의 의식에서 이런 현실이 비롯된 것이니, 나 자신의 잠재의식을 파헤쳐보면 뭔가 답이 나올 것 같았다. 그래서 하루는, 답답한 마음에 인터넷 검색 창에 '잠재의식'이라는 단어도 넣어보고, '마음 다루기'라는 말도 넣어보며 문제의 답을 찾았다. 그러다가 무심코 '뇌'라는 단어를 입력해보았다. 그랬더니 온갖 정보가 주르륵 뜨는데, 제일 위에 《뇌파진동》이라는 책이 눈에 띄는 게 아닌가. 클릭해 보니 부제가 '원하는 것을 이루는 뇌의 비밀'이다. 딱 내가 찾던 책이라는 느낌이 들었다. 즉시 인터넷 서점에서 주문을 하고 책이 오기만을 기다렸다.

　나는 《뇌파진동》 책을 받자마자 앉은자리에서 다 읽었다. 책을 읽었다기보다. 목마른 사람이 물을 마시듯이 단숨에 벌컥벌컥 들이켰다는 말이 맞을지도 모르겠다.《뇌파진동》에는 그동안 내가 궁금하게 생각해온 모든 것들이 담겨 있었다. 책의 한 줄 한 줄이 놀라운 충격이었고, 크나큰 감동이었다. 마지막 책장을 덮고 나서, 나는 감흥이 사라질세라 바로 책에 나온 뇌파진동 수련을 따라 해보았다.

그런데 이게 웬일인가. 기운이고 뭐고 아무것도 모르는 내가 과연 될까 싶었는데, 뭔가 느낌이 오는 것이다. 눈을 감고 고개를 좌우로 흔들면서, 뇌파진동에 집중한 지 10분이나 흘렀을까. 내 몸이 아주 크게 부풀었다가 다시 아기처럼 작게 오그라드는 기분이 들었다. 그것이 수차례 반복되더니 나중에는 몸이 깃털처럼 기벼워져서 공중에 둥둥 뜬 듯한 느낌이 들었다. 이제까지의 어떤 경험과도 비교할 수 없을 만큼 내게는 신기하고 특별한 체험이었다. 뇌파진동을 마치고 나서도 그 편안하고 따스한 느낌은 이어졌다. 나는 뇌파진동만 있다면 내가 원하는 소망을 모두 이룰 수 있을 거라는 확신이 들었다.

척추는 휘어지고, 고관절은 벌어지고, 몸은 냉기로 꽉 찼다고요?
결국《뇌파진동》이라는 한 권의 책 때문에 나는 '단월드'에 대해서 알게 되었고, 곧장 단센터에 찾아가 회원 등록까지 마쳤다. 무엇이든 감동을 하면 그 즉시 표현하지 않고는 못 배기는 성미라서 그런지, 모든 과정이 단숨에 일사천리로 이루어졌다. 사실 단센터를 방문한 첫날 바로 그 자리에서 3개월 과정을 등록했는데, 수중에 여윳돈만 더 있었다면 아마 내 성격상 기어코 평생회원을 끊었을 것이다.

단센터에 방문하여 난생 처음 받아본 '기氣 점검'이라는 것도 내게는 충격과 깨달음의 연속이었다. 솔직히 나는 돈과 성공에만 관심이 많았지 건강에는 별 관심이 없었다. 그저 느닷없이 엄청나게 불어난 살만 좀 어떻게 했으면 하는 바람이었다. 그런데 기 점검을 받아보니, 그동안 어떻게 살았나 싶을 정도로 몸에 멀쩡한 곳이 거의 없었다.

단센터 원장님의 말씀인즉, 척추는 휘어져서 수시로 목과 어깨에 통증이 있을 수밖에 없고, 고관절은 벌어져서 팔자걸음이 매우 심한 데다 습관처럼 한쪽으로 치우친 자세를 취하는 경향까지 있다는 게 아닌가! 게다가 1년 동안이나 월경을 거르고 있었는데 이것이 모두 내 몸이 극도로 냉하기 때문이라는 것도 새롭게 알게 되었다. 평소 손발이 따뜻하니 내 몸도 따뜻한 편이라고 생각했던 게 순진한 착각일 줄이야. 시월에 내복을 입기 시작해 사월이 지나야 벗는 생활을 반복하면서도, 그것을 내 몸이 냉한 탓인 줄로는 생각하지 못한 것이다. 그제서야 나는 그동안 내가 자기 몸을 돌보기는커녕 내팽개치고 살아왔다는 것을 깨닫게 되었다. 뇌파진동 수련에 대한 각오가 한층 더 진지해지는 순간이었다.

뇌파진동 수련의 효과 - 건강, 직업, 성격, 신앙까지

뇌파진동 수련을 하면서 내게 일어난 변화는 너무나도 많다. 전부 다 열거하려면, 아마 이 책 전체를 내 체험기로 채워야 할 것이다. 그래서 다른 분들께 참고가 되도록 그저 크게 다섯 가지로만 압축해보겠다.

첫째, 신체적인 건강이 놀라울 정도로 회복되었다. 체중은 10킬로그램 넘게 빠져서 69킬로그램이 되었고, 1년이나 뚝 끊겼던 월경이 정상적인 주기로 돌아왔다. 벌어졌던 고관절이 바로잡히면서 걸음걸이도 일자로 반듯해졌고, 만성적으로 늘 피로에 찌들어 있던 몸이 훨씬 가벼워졌다. 예전과 똑같이 일하는데도 하나도 지치지 않을 정도라 주위에서 다들 신기해 한다. 참, 한 가지 더 있다. 시력이 회복되어 안경을 벗었다는 것이다! 사실 이점은 나도 기대하지 못한 변화라서 더더욱 놀라웠는데, 단센터 원장님은 뇌파진동이 시력을 좋게 하는 효과는 이미 유명하다며 생각보다 태연하게 받아들이셔서 더 놀랐다.

둘째, 내가 정말 꿈꾸고 고대하던 일을 시작하게 되었다. 어린이집 교사로 일하면서 어린이 교재와 관련된 책을 너무너무 내고 싶었는데, 드디어 출판사와 계약을 맺어 이제 정식 출간을 눈앞에 두고 있다. 게다가 출판사에서 말하길, 그 책이 나오기만 하면 일본과 유럽 등지에 수출될 가능성도 높다는 것이다! 그것만 생각하면 어찌나 흐뭇한지 자다가도 웃음이 나온다.

셋째, 다혈질적인 성격이 차분하고 안정되게 바뀌었다. 화가 나면 마구잡이로 던지면서 화풀이를 해야 직성이 풀리는 식이었는데 요즘엔 내가 생각해도 이상할 정도로 마음의 여유가 생겼다. 누가 사소한 피해를 주더라도, 예전 같으면 참지 못하고 그 자리에서 따지고 싸웠을 텐데 지금은 그냥 웃으면서 차근차근 얘기할 수 있게 되었다.

뇌파진동을 통해 신앙의 체험이 깊어지다

네 번째 변화는 앞서 설명한 성격적인 변화와 조금 연결되는 이야기다. 일중독에 가까웠던 강박관념에서 벗어난 것이다. 그동안 나는 일을 하지 않으면 괜히 불안하고 죄책감이 들어서 손에서 일을 놓지 못했다. 몸을 혹사시키면서 야근을 하는 생활이 날마다 이어졌다.

주변에서는 이런 나를 가리켜 "정말 부지런하다" 또는 "자기 일을 정말 사랑하는구나" 하면서 칭찬하고 감탄했지만, 내 속은 그렇게 편하지 못했다. 나도 게으름 피우고 싶고 여유작작 쉬어보고 싶은데, 계속해서 무언가를 해야 한다는 강박관념이 나를 붙들고 놓아주지 않았다. 하지만 이제는 나를 노예로 만드는 강박관념은 사라졌다. 어떤 일을 하든, 무엇을 배우든 그 자체를 주체적으로 즐기면서 하기 때문이다.

다섯 번째 변화는 내게는 개인적으로 가장 소중한 것이다. 독실한 기독교인으로서, 뇌파진동을 통해 하나님을 더 가까이 체험하게 되었기 때문이다. 내가 단센터에 막 다니기 시작할 무렵, 몇몇 사람들은 그거 하면 신앙과 멀어지게 될 거라고 걱정스레 충고를 하기도 했는데 지금은 내가 자신 있게 말할 수 있다. 신앙과 멀어지는 것이 아니라 신앙을 더 강하게 체험하게 될 거라고.

나는 뇌파진동 수련을 하면서 본질적으로 하나님과 더 가까워지고, 하나님의 뜻을 더 잘 이해하게 되었다. 기도를 할 때도 온 마음을 열고 하나님과 소통하게 되었다.

내 영혼의 완성을 향하여

나는 요즘도 많은 목표를 갖고 다양한 비전을 그려본다. 작가, 단월드 독립센터의 원장, 고아들을 돌볼 수 있는 복지시설을 만드는 것……. 그 중에서도 내가 가장 이루고 싶은 것은 '내 영혼의 완성'이다. 완성된 영혼으로서 내 안에 계신 하나님과 온전히 하나가 되는 것이야말로 진정으로 가슴 설레는 내 삶의 목표다. 하나님이 이미 모든 것을 이룰 수 있는 힘을 내게 주셨으니 못 할 것이 무엇인가.

꿈이 없던 아이들에게
꿈꾸는 법을 가르칩니다

배선영 34세, 초등학교 교사, 단월드 청주 분평센터

환경 탓을 하기는 뭣하지만, 내가 근무하는 학교는 학구가 그리 좋지 않다. 초등학교 전국학력평가 결과로도 하위 그룹으로 분류되어 은근히 마음 상한 적도 있다. 가정 형편도 어려운 아이들이 많다. 나는 5학년 담임인데, 우리 반만 하더라도 3분의 1이 결손가정이다. 또 그렇지 않은 경우라고 해도 맞벌이 부부가 많아서 세심한 가정교육을 기대하기 어려운 실정이다. 이런 환경적인 열세에도 불구하고, 교사로서 나의 역할은 달라지지 않는다. 즉, 아이들의 학업 성취도를 쭉 끌어올리는 것이다. 아, 그런데 과연 어떻게 하면 그럴 수 있을까? 쉽게 답이 안 나오는 숙제를 생각하면 책임감으로 마음이 무거울 뿐이다.

내 나름대로 도움이 될 만한 방법을 수소문해보기도 하고 노력해

보기도 한다. 무슨 비법을 배울 수 있지 않을까 싶어서, 학원을 다니며 '학습법 전문가 과정'을 밟기도 했다. 또 학습법과 관련된 수많은 책을 쌓아놓고 주말마다 섭렵한 적도 있다. 물론 요즘도 관련된 신간이 나오면 바로 서점에 가서 확인해보는 편이다. 하지만 그때마다 일말의 회의감이 든다. 책에 빼곡히 적힌 훌륭한 방법들이 현장과는 맞지 않기 때문이다. 나는 시간이 흐를수록, 단순히 학습법만으로는 아이들의 학업 성취도를 끌어올리고 숨은 잠재력을 이끌어낼 수 없다는 것을 절감했다. 그렇다면 내가 할 수 있는 방법은 무엇일까?

아이들의 몸과 마음을 좀더 근본적으로 변화시키는 길 - 뇌파진동

나는 다소 의외의 곳에서 길을 찾아보기로 했다. 뇌파진동을 통해 아이들의 몸과 마음을 좀더 근본적으로 변화시켜보기로 한 것이다. 사실 뇌파진동의 효과에 대해서는 내가 수련을 하면서 진작에 체험했기 때문에, 그로 인한 망설임은 없었다. 다만 교육 현장에 적용해보는 것이 처음이었기 때문에 그 점이 마음에 걸렸다. 또 우리 반 아이들이 얼마나 호응을 해줄지가 미지수였다.

  실제로 내가 뇌파진동 시범을 보이며 같이 해보자고 제안했을 때, 아이들은 당혹스러워 하는 눈빛이 역력했다. '뇌파진동이 뭐야?'라는 반응에서부터, '눈을 감는 것' 자체에 불안을 느끼는 아이도 있었다. 또 잠깐 고개를 가볍게 흔들었을 뿐인데도 어지러움을 호소하는 아이도 있었다. 학교생활의 대부분이 꼼짝 않고 한자리에 가만히 앉아 있는 것이다 보니, 초등학생인데도 성인 못지않게 몸에 기운이 다 막혀서 목과 어깨가 굳은 아이들이 많았던 것이다.

한 차례 이런 시행착오를 거친 다음부터는 나도 교수법을 새롭게 정비했다. 뇌파진동을 하기 전에 반드시 간단한 뇌체조를 5분 정도 해서 가볍게 몸을 풀어주고, 이어서 1분 동안 '웃음 수련'을 통해 가슴을 열어주었다. 그 다음에 본 수련에 해당하는 뇌파진동에 들어갔다.

확실히 결과는 달랐다. 10분이 채 안 되는 시간 동안 도리도리 뇌파진동과 목과 어깨를 푸는 뇌파진동을 했는데, 아이들이 첫날보다 훨씬 집중을 잘했다. 그 다음부터는 쭉 이런 순서로 아이들을 지도했다. 그리고 1주일쯤 지나서 중간 점검을 할 겸 아이들에게 뇌파진동을 하며 느낀 점을 물어보았다. 공통된 의견은 다음과 같았다.

- 머리가 시원해지고, 공부할 때 전보다 집중이 잘 되요.
- 복잡했던 뇌가 백지장처럼 하얗게 됐어요.
- 몸이 너무 상쾌하고 가벼워요.
- 아침에 학교 올 때까지 기분이 안 좋았는데, 그게 모두 사라졌어요. 내 감정을 조절할 수 있다는 게 신기해요.

꿈이 없거나, 꿈을 포기했거나, 부모가 입력한 꿈을 꾸는 아이들

이 밖에도 "시험문제만 붙들면 머리가 아파서 한 문제도 겨우 풀었는데 지금은 서너 문제를 풀고도 아무렇지 않다"며 공부 스트레스가 줄었다는 남학생과, "친구들 눈치를 보느라 발표를 잘 못했는데 요즘은 자신감이 많이 생겼다"는 여학생도 있었다. 아이들 반응은 내가 기대한 것보다도 훨씬 좋았다. 공부에 대한 부담감, 친구들과의 크고 작은 부딪힘, 부모나 환경에서 오는 스트레스에 거의 무방비 상태였다가 뇌파진동으로 스스로를 컨트롤하는 방법을 익히면서 아이들이 조금씩 밝아지고 교실 분위기도 화기애애해졌다.

변화하는 아이들의 모습을 보면서, 나는 학업 성취도도 중요하지만 꿈이 없던 아이들에게 꿈이 생겼으면 하는 바람이 있었다. 또 그래야 학습 동기가 높아지고, 학업 성취도가 자연스럽게 향상될 수 있을 게 아닌가. 이런 생각을 하게 된 데는, 반 아이들의 장래 희망을 물어보다가 약간의 충격을 받은 경험도 작용했다.

"커서 뭐가 되고 싶니?"라는 나의 질문에 치과의사, 연예인, 아나운서 등의 인기 직업을 말하며 제풀에 웃음을 터뜨리는 아이들도 있었지만, 그냥 "모르겠어요" 또는 "난 그런 거 없어요" 하고 마는 아이들도 예상 외로 많았다. 직업을 분명하게 밝히는 아이들이라고 해서 그 아이만의 꿈이 있다고 생각하기도 어려웠다. 왜냐하면 "커서 ~가 되고 싶은 이유는 뭔데?" 하고 내가 물으면 모두 "그냥요" 또는 "엄마가 그게 좋대요" 하고 말았기 때문이다.

초등학교 5학년이면 한창 꿈을 꿀 나인데, 아이들에게 자기만의 꿈이 없다는 게 나로서는 가장 안타까웠다. 아예 꿈이 없거나, 부모의 꿈을 자기 꿈으로 받아들였거나, 또는 꿈이 아니라 돈벌이 수단으로

서의 직업이 대부분이었다. 또 고작 초등학교 5학년에 불과한 나이인데도, 자기 성적에 맞춰서 이미 한계를 정해놓거나 자기 자신에 대한 부정적인 생각에 짓눌려 일찌감치 꿈을 접어버린 경우도 많았다.

하나를 가르치면 저절로 열을 아는, 아이들의 무한한 잠재력

나는 스스로에 대해 부정적이며, 산만하고, 참을성이 부족한 이 아이들에게 가장 시급한 게 무엇인지 깊이 고민했다. 내가 얻은 답은 '자신감 회복'이었다. 자기 자신에 대한 신뢰와 긍정적인 사고방식이 자리 잡히면, 자신만의 꿈과 목표, 열정이 생기는 건 시간문제일 터였다.

뇌파진동은 이런 나의 고민을 효과적으로 해결해주는 만능 학습 도우미가 되어주었다. 나는 뇌파진동에 어느 정도 익숙해진 아이들에게 이번에는 '비전 명상'을 가르쳤다. 뇌파진동으로 몸이 이완되고 마음이 차분해진 아이들에게, 20~30년 후 꿈을 이룬 자신의 모습을 아주 생생하게 상상해보라고 했다. 기왕이면 꿈을 이루고 나서 그것을 다른 사람을 위해 어떻게 활용할지도 함께 상상해보라고 주문했다.

유치원 선생님이 되고 싶다는 한 아이는, 미래에 자신이 가르칠 아이들을 상상 속에서 만난다. 그 아이들을 사랑으로 보듬어주고, 다정하게 가르쳐주며, 함께 기뻐하는 모습을 자주 상상하면서 자신의 꿈이 모두 이루어진 것처럼 좋아한다.

뇌파진동을 하면서 꿈을 현실적으로 설계해가는 아이도 있다. 꿈을 이루기 위한 중간 단계 목표로 어느 대학에 가야 하고, 그 대학에 가기 위해서는 어떤 과목을 더 열심히 해야 하는지 상상을 통해서 하나씩 점검해나가는 것이다. 또 어떤 아이는 꿈꾸는 삶의 질이 달라진 경우도 있다. 전에는 그저 "엄마가 돈을 잘 번대요"라고 이유를 말하며 치과의사를 꿈꾸던 녀석이, 요새는 의술을 배워서 세계 난민들의 썩고 망가진 치아를 제 손으로 고쳐주고 싶다며 씩 웃는다.

이렇듯 하나를 가르쳐주면 열을 아는 아이들을 보며, 나는 그 무한한 잠재력에 매 순간 놀라고 감동한다. 가끔은 "저도 배선영 선생님처럼 아이들을 정말 사랑하는 선생님이 되고 싶어요"라는 말에 은근히 감동을 받기도 하고 보람도 느낀다.

나에게 뇌파진동은 '인생 완성을 위한 도구'다

나에게 뇌파진동은 개인적인 생활에서나 교육 현장에서나 빼놓을 수 없는 소중한 도구다. 한마디로 '인생 완성을 위한 도구'라고 말할 수 있다. 부디 나와 스승과 제자라는 아름다운 인연을 맺은 이 아이들이, 세상에 나아가 힘든 역경 속에서도 지금처럼 뇌파진동을 하며 자신의 꿈을 끝까지 이루어낼 수 있으면 좋겠다. 이웃을 돌볼 수 있는 마음의 여유를 가진 '홍익하는 품성'을 가진 사람으로 자라나면 좋겠다. 그것이 내가 가진 최고의 꿈이자 목표다.

나 역시 내 꿈이 이루어질 수 있도록 끊임없이 노력할 것이다. 단순히 지식을 가르치는 교사가 아니라, 인생을 살아가는 데 나침반이 되는 참다운 스승이 될 수 있도록 더욱더 스스로를 갈고 닦을 것이다.

뇌파진동으로
'내 안의 나'를 만났다

우순실 47세, 가수 겸 작곡가, 단월드 서울 아크로센터

대다수 사람들은 가수나 탤런트 같은 연예인의 삶을 화려하게만 보고 동경한다. 물론 나 역시 데뷔하기 전까지는 무작정 선망하는 마음이 있었다. 하지만 1982년 MBC대학가요제에서 〈잃어버린 우산〉이라는 곡으로 동상을 수상하며, 느닷없이 '연예계'라는 곳에 발을 들이니 거기도 그냥 사람 사는 데에 지나지 않았다. 오히려 스포트라이트가 화려한 만큼 어두움이 깊고, 큰 이익을 노리는 추악한 음모나 배신, 사기도 횡행하여 숫기 없는 내게는 어디 하나 마음 붙일 데 없는 차가운 곳이었다.

나 역시 연예계의 이런저런 횡포나 그 세계에서 일어나는 불운을 피해가지 못했다. 거기에 개인적인 불행까지 호되게 겹쳐, 나중에는

심신이 탈진하여 인생을 포기하고 싶은 지경에 이른 고비도 수 차례다. 남편의 사업 실패, 큰아들의 죽음, 경제적인 곤경, 엎친 데 덮친 격으로 찾아온 성대결절……. 남들은 쉽고 편하게 가는 인생길이 유독 나에게만 가시밭길로 펼쳐지는 것 같아 하늘을 원망한 적도 많았다. 하지만 지금은 그렇지가 않다. 삶의 조건이 가시밭길에서 갑자기 꽃길로 바뀐 것은 아니지만, 삶을 바라보는 나의 관점이 달라졌기 때문이다. 내 속에 있는, 영원히 고갈되지 않는 '근원적인 힘'을 발견했기 때문이다. '뇌파진동'은 나를 근원적인 힘으로 이끌어준 고마운 친구다.

뇌파진동으로 성대결절의 불안을 떨치나

단센터는 셋째 아이를 낳고 산후 부종으로 몸도 마음도 힘들 때, 한 선배의 권유로 나가게 되었다. 아이들을 생각하면, 어떻게든 몸을 추스르고 힘을 내서 먹고 살 궁리를 해야 했다. 게다가 설상가상으로 찾아온 '성대결절' 증세도 내게는 발등에 떨어진 근심거리였다. 육체적인 문제와 마음의 문제까지 종합선물세트로 짊어지고, 나는 반신반의하는 심정으로 단센터에 등록했다.

과연 단센터를 권해준 선배의 말처럼, 수련을 시작한 지 불과 한 달 만에 건강이 호전되면서 목소리가 회복되는 신호가 뚜렷이 나타났다. 아침만 되면 목이 쉬고 성대결절 증상이 나타나 겁이 덜컥 났는데, 특별히 무리한 날 외에는 증세가 점점 사라지기 시작했다. 나는 자연스럽게 뇌파진동 수련에 빠져들게 되었다. 센터에서 하는 정규 수련 외에도 집에서 틈나는 대로 뇌파진동에 집중했다. 탁 트인 건강한 목소리를 만들어준다는 점도 좋았지만, 수련 방법이 너무 간단하고 쉽다는 것도 내 마음에 쏙 들었다.

나는 시간이 나는 대로, 온몸을 가볍게 이완한 다음 고개를 좌우로 살랑살랑 흔들면서 뇌파진동에 몰입했다. 그렇게 하다 보면, 얼마 지나지 않아 몸에 슬며시 땀이 배이면서 고갯짓이 자연스러워지고 동작이 점점 온몸으로 퍼져나가기 시작한다. 몸뚱이가 저절로 흔들흔들하며 알아서 진동하게 되는 것이다. 그러면 그 다음부터는 몸에서 흘러나오는 리듬에 그냥 맡겨두면 된다. 제자리에서 뜀을 뛰고 싶은 기분이라면 뜀을 뛰면 되고, 어깻죽지에 답답한 기분이 들면서 세게 두드리고 싶다면 그냥 손이 가는 대로 두드리면 된다. 기운이 정체된 부위를 뚫어서 통하게 하려는, 인체의 자연치유 움직임을 그대로 실현하는 것이 '뇌파진동 자율진동'의 원리이기 때문이다.

근원적인 자아와의 만남, 그리고 치유

사실 뇌파진동의 효과는 나보다도 지인들이 먼저 알아보고 놀라워했다. "요새 무슨 좋은 보약이라도 먹었어? 어떻게 그렇게 호흡이 길어진 거야?" "전에는 목소리가 맥이 없더니, 오늘 들으니 완전히 쩌렁쩌렁하네! 좋은 거 있으면 나한테도 좀 알려줘." 나 역시 조마조마했던 고음까지 시원하게 올라가니, 무대 위에 서면 따라붙던 일말의 불안감이 싹 사라지고 자신감이 되살아났다. 또 공연 일정이 빡빡하면 당장

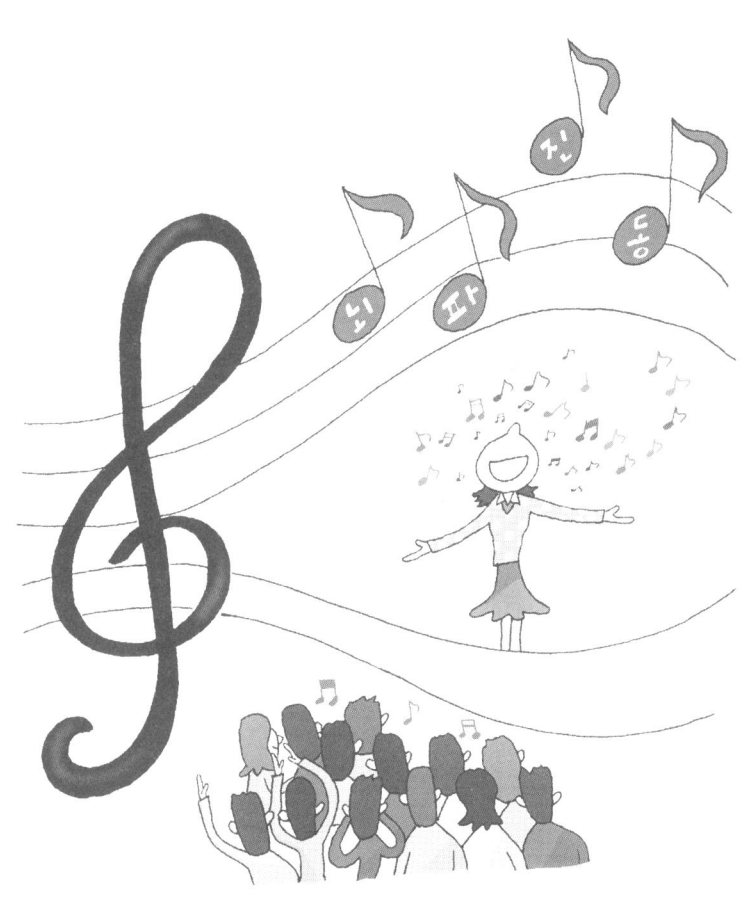

목소리 컨디션부터 걱정이 되었는데, 이제는 '이 정도쯤이야' 하는 기분으로 씩씩하게 임하게 되었다.

하지만 내가 뇌파진동을 통해 진정으로 얻은 것은 그저 건강한 목소리가 아니다. 물론 목소리는 가수에게 생명과도 같은 것이니, 결코 그것을 하찮게 여겨서 하는 말이 아니다. 내 인생에 그 정도로 소중한 무언가를 뇌파진동 덕분에 얻게 되었다는 의미다. 그것은 내 안의 '진정한 자아'와의 만남이다. 사실 이런 특별한 만남이 없었다면, 그동안 내가 살면서 겪은 고통과 상처를 털어내기는커녕 감히 들여다볼 엄두조차 낼 수 없었을 것이다.

나는 뇌파진동의 수련에 깊이 몰입하게 되면서, 때로는 가슴이 시원해질 정도로 소리를 지르기도 하고, 어린애처럼 엉엉 울기도 하면서 내 속에 있던 감정의 찌꺼기들을 하나하나 털어냈다. 일부러 그래야지, 하고 작정한 것은 아니었다. 그저 몸을 낫게 하고 목소리를 건강하게 하려고 뇌파진동을 한 거였는데, 육신의 병을 치료하려다 보니 저절로 마음의 상처까지 들여다보게 되었고 치유하게 된 것이다. 그것은 체험해보지 않은 사람에게는 무어라 설명할 수 없는 감동이다.

요즘도 나는 마음의 갈등을 겪거나 스트레스로 감정이 복잡할 때는 생각을 정리하기 위해 뇌파진동을 한다. 뇌파진동을 하면서 감정의 찌꺼기가 튀어나와 고함을 지르기도 하고 흐느껴 울기도 한다. 그런 과정을 거쳐 에고의 가면을 한 꺼풀 벗고 '진실한 나'의 모습으로 돌아오는 것이다. 그러면 그제서야 내 안의 또 다른 자아가 조용히 말

을 건넨다. '그래, 많이 힘들었지? 이제는 괜찮아.'

아, 그 순간의 충만한 기분이란! 내 가슴은 다시 순수함과 사랑으로 가득 찬다. 세상을 살아나갈 희망과 용기가 차오른다. 근원과의 교감, 이것이 뇌파진동을 통해 내가 얻은 가장 소중한 보물이다. 그리고 뇌파진동에 대해서 내가 정말로 하고 싶은 이야기이기도 하다.

수련 노하우 엿보기 | 뇌파진동 하며 '음성내공'을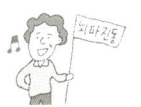

초급 과정을 통해 뇌파진동의 느낌에 충분히 몰입할 수 있게 되었다면, 다음에는 다양한 음성내공音聲內功 수련을 하며 뇌파진동을 해보라고 권하고 싶다.

음성내공이란 입 밖으로 크게 소리를 냄으로써, 체내에 있는 내장 기관의 구석구석을 진동시켜 신체 기능을 강화하는 수련법이다. 고개를 살랑살랑 흔들면서, 마음에 와닿는 문구를 정해 음성내공을 해보라. '뇌파진동 천부경'도 좋고 '뇌파진동 기적 창조'나 '뇌파진동 건강 회복'이라는 문구도 좋다. 꼭 뇌파진동이라는 글자가 들어가야 하는 것도 아니다. '홍익인간 이화세계'나 '이상인간 한세계'도 센터에서 음성내공 수련을 할 때 인기를 끄는 문구다.

소리를 낼 때마다 한 글자 한 글자가 몸을 진동시키는 감각에 몰입해보라. 온몸을 울리는 소리에 마음을 집중해보라. 어느 순간 내면의 어리석은 집착이 '툭' 하고 떨어져나가고, 억눌려 있던 탁한 에너지들이 빠져나오면서 감정이 정화되고 마음의 평정을 되찾게 된다. 당장 한두 번만 해봐도 뇌파진동 수련의 깊은 맛에 푹 빠지게 될 거라고 장담한다.

이모가 뭔가
수상하다고?

권아연 42세, 교육 복지사, 단월드 부산 연산센터

지금은 아니라고 생각하지만, 그동안 나는 고지식하다는 소리를 참 많이 듣고 살았다. 사실 나 스스로 인정하는 부분이기도 했다. 틀에 박힌 행동을 할 때 마음이 제일 편한 걸 보면 그렇게 타고났다고 해도 과언이 아니다.

이를테면 회사에서 상사가 "이렇게 해" 하고 지시하면, 좀 아닌 것 같다 싶을 때도 군말 없이 그냥 하라는 대로 해야 마음이 편했다. 이렇게 말하면 상사의 명령이라면 무조건 복종하는, 강한 충성심을 타고났나 보다 싶겠지만 사실은 그게 아니다. 단지 어떠한 책임도 지고 싶지 않았을 뿐이다. 나는 상사가 지시하는 대로 따랐으니, 일이 잘못되더라도 그 사람 탓이지 내 탓은 아닌 것이다. 이제 와서 생각해보면,

내가 가진 고지식한 성격은 이런저런 시비로부터 자신을 보호하려는 '두꺼운 가면' 같은 것이었나 보다.

그렇게 '두꺼운 가면' 속에 웅크리고 살아가고 있었기 때문일까. 몸 여기저기에서 '경고의 빨간 불'이 들어오기 시작했다. 뱃속은 항상 묵직하고 소화가 안 되며 꽉 막힌 느낌이고, 일주일이면 최소한 한 번씩 심한 체기로 고생을 해야 했다. 두통도 심했다. 한번 머리가 아프기 시작하면 사지에 힘이 빠지고, 정신을 가누기 어려울 정도로 어지러웠다. 하루하루 걱정이 커져갔지만, 몸의 여기저기서 일어나는 다양한 증상들을 종합적으로 치료할 수 있는 방법은 좀처럼 눈에 띄지 않았다. 그러다가 우연히 단센터를 발견했다.

알 수 없는 세계로 쑥 빨려 들어갈 것 같은 두려움을 떨치고

처음에는 단센터에서 '단학 수련'이라는 것을 했다. 수련법들 대부분이 몸 안에 정체되거나 막혀 있는 기를 뚫어 원활한 기혈 순환을 돕는 동작들이라서, 대번에 효과를 보았다. 나를 괴롭히던 체기며 두통이 언제부터인가 소리 소문도 없이 사라졌다. 고지식한 성격답게, 하루도 빼먹지 않고 열심히 수련에 매달린 덕분이기도 했다. 뱃속과 머리가 가벼워지자, 이번에는 새로운 욕심이 생겼다. 돌처럼 딱딱하게 굳은 어깨 문제도 이 참에 해결하고 싶어진 것이다.

그때 마침 원장님께서 '뇌파진동'이라는 새로운 수련법을 알려주셨다. 그러면서, 21일 동안 이어지는 '뇌파진동 특별 수련'을 해보라고 권하셨다. 새로운 수련법이라니 일종의 업그레이드 버전인가 싶어 호기심이 생겼다. 어깨를 말랑말랑하게 풀어볼 기회라는 생각도 들었다. 나는 특별 수련에 참가하겠다고 말씀 드리고, 자신이 원하는 목표를 정하라는 말에 '어깨 풀기'라고 답했다. 뱃속도 편안해졌고 두통도 가셨으니, 이제 이 어깨만 좀 편안해지면 내 삶 전체가 좀더 자유로워질 것 같았다. 원장님께서는 몸이 안 좋은 곳에 마음을 집중하고 뇌파진동을 하면 좀더 빨리 효과가 있을 거라고 조언해주셨다.

그런데 처음 시작하는 뇌파진동은 예상과 달리 도무지 마음을 집중할 수 없었다. 몸을 진동시키는 것에 대한 이해도 부족했지만, 몸을 흔드는 것 자체에서 오는 부자연스러움과 거부감을 떨치기 어려웠다. 게다가 눈을 감고 뇌파진동에 집중하다 보면 뭔가 알 수 없는 세계로 쑥 빨려들 것만 같은 두려움까지 일었다.

뇌파진동을 시작하던 첫날의 내 모습을 떠올려보면, 지금도 웃음이 난다. 새로운 것을 해야 한다는 것만으로도 괜히 부끄럽고 긴장이 되어, 그날따라 뱃속이 아주 예민하게 반응했다. 한 발짝만 움직여도 찔끔거리고 실수를 할 것만 같아 수련 시간 내내 몸을 배배 꼬며 버텼다. 다른 사람 같으면 화장실에 갔다 오고 말았을 텐데, 무엇이든 일단 참고 보는 성격이 그때도 드러난 것이다.

'나'라는 틀을 허물어뜨리고 나니 더 큰 내가 보였다

다행히 둘째 주부터는 몸놀림이 훨씬 자연스러워졌다. 음악에 몸을 맡긴다는 것이 어떤 느낌인지 그제서야 이해할 수 있었다. 아, 남을 의식하지 않고 자기 느낌에만 충실해본 것이 얼마만인지! 나는 뇌파진동 수련이 주는 자유로움에 한 발짝 한 발짝 빠져들기 시작했다.

'뇌파진동 특별 수련' 중에 한번은 스스로 '감정의 창조자'가 되는 수련을 한 적도 있다. 뇌파진동을 하면서 울고 싶으면 소리 내서 울고, 웃고 싶으면 마음껏 웃는 과정이다. 이전의 나라면 도저히 해낼 수 없는 수련이다. 하지만 이제는 달랐다. 그동안 '나'라고 고집해온 모든 것을 내려놓자, 저절로 감정을 자유롭게 느끼고 표현할 수 있는 '감정의 창조자'가 된 듯했다. 내 몸에서 일어나는 리듬을 타고 뇌파진동을 하면서, 나 자신이 무한히 자유로워지는 것을 느꼈다. 수련을 마칠 때쯤에는 온몸에 에너지가 꽉 차올라 아무 말도 할 수 없을 정도로 행복감이 밀려왔다. 나는 미처 알지 못했던 자신의 또 다른 모습을 발견했다. 이것이야말로 진정한 기적의 시작이 아닐까. 이날의 지극한 평화와 환희를 나는 아직도 잊을 수가 없다.

또 하나 잊을 수 없는 경험은 '뇌파진동 특별수련'의 마지막 과정인 명상을 하다가 생긴 일이다. 깊은 명상 중에 나는 어릴 적 상처들을 하나하나 다시 대면했다. 그리고 깨달았다. 치유되지 않은 과거의 상처가 나를 옥아맸고, 내 머리를 아프게 했으며, 내 어깨를 돌처럼 딱딱하게 굳혀 나를 부자연스럽기 짝이 없는 사람으로 만들었다는 것을. 나도 모르게 눈물이 펑펑 쏟아졌다. 눈물 속에서 지난 상처와 화해했고, 용서할 수 없었던 사람들을 진심으로 용서했다. 깊디깊은 내면의 상처를 돌아보고, 그것을 스스로 흘려 보낼 수 있게 된 것이다.

그저 '어깨 풀기'가 목표였던 뇌파진동이 내 인생을 바꿀 줄이야

그저 '어깨 풀기'를 목표로 삼았던 뇌파진동이, 내 삶에 이렇게 큰 위안을 주고 변화를 일으킬 줄이야.

특별 수련이 끝난 후, 나는 삶을 다시 한번 되돌아보았다. 자신이 한도 끝도 없는 욕심꾸러기에 고집불통인 완벽주의자라는 것을 새삼 깨달았다. 내가 얼마나 두꺼운 가면을 쓰고, 감옥 속에 자신을 가두며 살아왔는지도 알았다. 나의 부족함을 남들이 알아채는 게 두려워서 나를 꼭꼭 가두고 감추면서 살아온 것이다. 그렇게 사는 게 가장 잘 사는 방법이라고 믿으면서. 하지만 잔뜩 웅크린 몸과 마음으로는 자유나 평화를 느낄 수 없다. 나는 그동안 기쁨이나 즐거움, 설렘, 만족감…… 아무것도 온전히 느끼지 못하는 사람이었다. 마치 숨도 쉬지 않는 기계처럼, 앞뒤가 꽉 막힌 수동적인 인간으로 살아온 것이다.

그제서야 21일 동안 내가 해온 뇌파진동의 의미를 알게 되었다. 그것은 바로 내가 고집하는 '나'라는 틀을 허물어뜨리는 연습이었다. 그 관념의 틀이 깨지면서, 이제까지 몰랐던 또 다른 나를 발견하게 된 것이다. 그것은 끝없이 확장되는 자유로운 나였고, 무한한 가능성을 가진 나였다. 결코 무엇에 얽매여 있거나 위축되어 있는 내 모습이 아니었다. 뇌파진동 수련이 끝나자, 내게는 내가 발견한 '또 다른 나'를 세상에 표현하고 싶다는 새로운 포부가 생겼다.

모든 사람을 고귀한 생명체로 바라보게 되다

요즘 내 모습은 누가 봐도 고지식하거나 꽉 막힌 사람이 아니다. 어찌나 실없이 웃고 다니는지 만나는 사람마다 "무슨 좋은 일이 있느냐?"고 물을 정도다. 좋은 일이라는 게 따로 있을까? 끊임없이 펼쳐지는 일상의 순간들이 모두 소중하고 행복한 것을.

대학에 다니는 조카들은 "이모가 요새 뭔가 수상해", "달라져도 너무 달라졌어" 하는 소리를 연발하더니, 나중에는 걱정이 되었는지 내 뒷조사까지 하기에 이르렀다. 결과는? 녀석들이 내 변화의 원동력을 눈치채고, 나를 따라 단센터에 입회하여 열심히 수련하고 있다.

끝으로, 내 생활에 일어난 커다란 변화 중에서 한 가지를 고백하고 싶다. 나는 그동안 교육 복지사로 일하면서도, 어려운 형편에 있는 아이들을 돕는 데 소극적이었다. 마음을 다친 아이들이 많다 보니 실제로 만나보면 좋은 면보다는 나쁜 면이 많이 보여서 '내 역할은 여기까지야' 하고 스스로 한계를 지어버린 것이다.

하지만 지금은 내가 하는 일에 대해서도 새로운 마음가짐을 갖게 되었다. 아이들의 마음 깊은 곳에 있는 때 묻지 않은 본래 심성을 바라보려고 애쓰며, 그 아이들이 미운 짓을 할 때도 왜 그런 행동을 하는지 진심으로 이해하려고 노력한다. 나 역시 때 묻고 찌든 겉모습 속에 얼마나 밝고 자유로운 '진정한 나'가 있었던가. 모든 사람을 고귀한 생명체로 바라볼 수 있는 '마음의 눈'을 뜨게 해준 뇌파진동에 감사할 뿐이다.

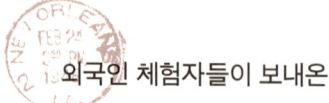

외국인 체험자들이 보내온
"내가 경험한 뇌파진동"

"컴퓨터 앞에 하루 종일 앉아 있다 보니 목과 어깨가 늘 아팠죠. 뇌파진동을 하고부터는 어깨의 긴장이 풀리고 목도 부드러워졌어요. 10분만 흔들고 나면 정말 가볍고 개운해져요." - 셀리코이, 40세, 미국

"뇌파진동 후 가장 큰 변화는 날씬해진 겁니다. 6개월 전에는 얼굴 크기가 지금의 두 배였죠. 전체적으로 몸이 퉁퉁 부어 있고, 축축 처지는 느낌이 들었어요. 뇌파진동으로 생체 리듬을 회복하자 체중이 점점 줄더군요. 보는 사람마다 날씬해졌다고 칭찬해서 신이 나요."
- 히라요가 미요코, 35세, 일본

"저는 12년 전, 일본 나시노미야에서 대지진을 겪었습니다. 그때의 충격으로 생리가 멈췄어요. 한 인간이자 여성으로서 무언가 결여되었다는 피해의식으로 주눅 들어 살았습니다. 여자로서의 행복도 포기했죠. 그런데 뇌파진동으로 10년 이상 멈추었던 생리가 다시 시작되었어요. 새 인생을 사는 기분입니다." - 다카하시 아이, 32세, 일본

"뇌파진동을 통해 몸도 건강해졌고, 그동안 갖고 있던 고집스러운 생각들로부터도 자유로워진 느낌입니다. 전에는 주변 사람들에게 성격이 직선적이고 강하다는 말을 많이 들었어요. 그러나 요즘엔 유연하고 부드러워졌다고들 놀라워합니다." - 고토우 케이코, 69세, 일본

"전 70대지만 아주 건강합니다. 하고 싶은 활동을 마음껏 하며 사니까요. 눈을 뜨자마자 남편과 함께 뇌파진동으로 하루를 시작합니다. 땀을 흠뻑 흘리면 너무 상쾌하죠. 또 단무까지 추고 나면 영혼의 자유로움을 느껴요. 죽는 순간까지 생의 축복을 누리다 갈 겁니다. 사람으로 살 수 있어 감사합니다." - 요코나, 73세, 일본

"아침저녁으로 시간을 정하고 머리를 흔들어요. 그러면 생각이 정리됩니다. 뇌파진동 후 기억력이 좋아져서 일할 때 더 이상 메모지가 필요없어요. 무엇을 해야 할지 제가 기억하고 있을 거라고 믿어요. 저에겐 대단한 변화입니다." - 바바라 브룩스, 38세, 미국

"한 살 때 엄마에게 버림받은 상실감, 슬픔, 분노로 몇 십 년 동안 지독한 알코올중독자로 살았어요. 그러나 몇 개월 꾸준히 뇌파진동을 하면서 억눌린 감정들이 눈물로 풀어졌죠. 어느 순간, "어머니, 당신을 용서합니다!"란 말이 터져 나왔어요. 이젠 알코올중독에서 벗어나서 정말 기뻐요." - 하마카다 에미코, 41세, 일본

"영어 교사와 오피스 매니저 일을 겸한 탓에 긴장, 화 등의 스트레스가 많았어요. 그래서인지 이유 없이 몸도 여기저기 많이 아팠는데 뇌파진동을 하면서 몸과 마음이 가벼워지고 긴장과 화를 해소할 수 있는 방법을 터득했죠. 나는 뇌파진동을 할 때 고개를 빠르고 강하게 흔드는 걸 좋아해요. 수련하고 나면 저를 힘들게 했던 감정과 생각에서 한없이 자유로워지는 것을 느껴요." - 라바초바 일레나, 28세, 러시아

"저는 세 아이의 엄마예요. 두 번의 출산 경험이 너무 공포스러워서 셋째를 갖고 출산이 다가오자 스트레스가 극에 달했죠. 신경이 바늘 끝처럼 곤두서 있었어요. 병원에서는 운동을 해보라고 권유했지만 임신부가 할 수 있는 운동이 많지 않았어요. 임신 7개월에 접어들면서 주변의 권유로 뇌파진동을 시작했는데 3개월 수련 후 별 어려움 없이 자연분만에 성공했어요. 출산에 대한 공포와 스트레스를 말끔히 날려준 뇌파진동을 주변의 임산부들에게도 적극 권하고 있지요."
- 아스마일로바 류드밀라, 30세, 러시아

"나는 타고나기를 면역력이 많이 떨어지는 편이라서, 늘 이런저런 병에 시달리며 살았어요. 나이가 들자 심각한 빈혈에 신장도 많이 나빠져서 이걸 화학적인 요법으로 치료해야 하는데, 엎친 데 덮친 격으로 간까지 나쁘니 어쩔 줄 몰라 걱정만 하고 있었죠. 근육통까지 겹쳐서 잠자리에 들어도 늘 끙끙거리느라 고작해야 하루에 두 시간밖에 자

지 못했답니다. 한마디로 모든 게 엉망진창이었죠. 하지만 뇌파진동을 하고 나니까 잠을 푹 잘 수 있게 되더라고요. 또 뇌파진동을 하면 할수록 마음의 평화를 얻고 긍정적인 태도를 가지게 되었지요. 이런 생활을 꾸준히 지속하니까 하나 둘 몸의 병이 나았어요. 내 병을 치유한 일등공신은 뇌파진동이랍니다. 마음 깊이 감사를 전합니다."

- 로라 앤더슨, 미국

"저는 다발성경화증을 앓고 있었습니다. 걷기 위해서 양발에 버팀대를 달고, 지팡이를 짚어야 했죠. 3년 동안 발을 제대로 움직이질 못했어요. 그런데 이젠 발을 들어올릴 수 있어요. 기구나 사람의 도움 없이 혼자 움직일 수도 있게 됐어요. 전에는 약간만 머리를 뒤로 젖혀도 몸의 균형을 잡지 못해 쓰러졌는데, 이젠 뒤로도 젖힐 수 있답니다. 담당 의사도 놀라더군요." - 샤론, 59세, 미국

"십대 시절에 락rock콘서트에 간 적이 있었는데, 이후로 귓속에서 웅웅 울리는 심한 이명이 생겼어요. 그 이명 때문에 내내 두통을 달고 살았지요. 운명이라 생각하고 체념했는데, 뇌파진동 수련을 하고서 달라졌어요. 수련을 통해 귀를 정화하자 두통이 사라졌거든요. 그렇게 크게 들리던 이명이 이제는 부드럽게 속삭이는 정도로 소리도 작아졌답니다. 더 열심히 계속해서 뇌파진동을 하면 머지않아 그나마도 완전히 없어질 거라고 믿어요." - 토니 그레이브스, 미국

"나는 지난 40년 동안 고혈압이었어요. 뇌파진동을 하기 전까지 내 혈압은 '150-90'을 훌쩍 넘기기 일쑤였지요. 게다가 그 정도 혈압 수치도 세 종류나 되는 약을 먹어서 간신히 진정시킨 거였어요. 그런데 뇌파진동 수련을 꾸준히 하고 나자, 혈압이 '106-76'까지 내려가지 뭐예요. 이걸 기적이라고 부르지 않으면 뭘 기적이라고 부르겠어요?"

- 론 코헨, 미국

"전 골다공증으로 고생을 했어요. 이런저런 치료를 해도 안 되자, 의사가 약물요법을 써야 한다고 말하더군요. 하지만 나는 부작용이 염려되어 거절하고, 대신에 뇌파진동을 했어요. 10개월 동안 꾸준히 하고 나서 다시 병원에 검사를 하러 갔지요. 의사가 테스트를 해보더니 깜짝 놀랐어요. 내 골밀도가 무려 3.8퍼센트나 증가했다는 거예요. 의사도 그동안 내가 무슨 운동을 했냐고 묻더니, 그 운동이 뼈에 도움이 된 것 같다고 말하더라고요." - 샤론 가드너, 미국

"단센터에 처음 갔을 때 나는 6년째 항우울제를 복용하는 상태였어요. 우울증이 낫는 건 꿈에도 생각하지 않았지요. 다만 약간이라도 더 건강해지면 좋겠다는 바람뿐이었어요. 하지만 몇 주 동안 수련을 하고 나자, 나도 모르게 우울증을 고칠 수도 있을 것 같다는 기대감이 생기더군요. 몸도 튼튼해지고 마음도 즐거워졌으니까요. 전 용기를 내어 복용하던 약의 양을 절반으로 줄였어요. 그렇게 약을 덜 먹고도

내가 살 수 있는지 지켜봤지요. 그런 식으로 차츰차츰 약을 줄인 결과, 3개월이 지나자 마침내 우울증 약을 하나도 안 먹고도 살 수 있게 됐어요! 나는 이걸 기적이라고 생각하지만, 단센터 원장님은 뇌파진동을 열심히 하면 누구나 이런 결과를 얻을 수 있다고 말씀하시더군요. 나는 이 운동을 통해, 내 안에 있는 자연치유력을 어떻게 하면 끄집어낼 수 있는지 그 비밀을 알게 되었어요." - 셀린 오프렛, 미국

"나는 태어날 때부터 이른바 '약시' 혹은 '사팔뜨기'라고 불리는 상태였어요. 내 왼쪽 눈이 오른쪽 눈에 비해 현저하게 시력이 떨어졌고, 그 바람에 양쪽 눈의 시선이 일치하지 않게 된 거지요. 어쩔 수 없이 나는 평생 동안 교정용 안경을 끼고 살아야만 했어요. 하지만 뇌파진동을 꾸준히 수련하면서, 나는 이제까지 가지고 있던 안경을 모두 쓰레기통에 버렸답니다. 지금도 계속해서 뇌파진동을 하고 있어요. 물론 시력도 계속해서 좋아지고 있고요." - 네이선 파다니, 미국

"어린 시절, 또래 아이들에게 왕따를 당하고 놀림을 하도 받아서, 나는 자라서도 한순간도 마음 편할 때가 없이 늘 불안했어요. 불안증이 어찌나 심했던지, 하루 종일 안절부절할 뿐만 아니라 의자에 가만히 앉아 있는 것조차 할 수가 없었지요. 그런데 뇌파진동을 하고부터는 달라졌어요. 아무런 노력 없이도, 내 몸을 그냥 편안하게 가만히 놓아둘 수 있게 되었거든요. 또한 성격도 차분해졌고, 마음을 고요하게 텅

비울 수 있게 되었지요. 한마디로 몸과 마음이 훨훨 날아다니는 듯이 가벼워졌어요." - 매기 마틴, 미국

"나는 올해 나이가 90살입니다. 아직 뇌파진동을 그리 오래 하지 못했어요. 오늘로 일주일째에 불과하니까요. 하지만 그 정도밖에 안 했는데도, 내 몸이 달라지고 있다는 걸 확실히 느낀답니다. 몸이 더 유연해졌고, 스태미너도 증강되었으며, 신체의 균형 감각도 전보다 좋아졌거든요. 이제 나는 한 손가락만 벽에 대고 푸시업도 할 수 있게 됐어요. 이 운동은 모든 사람이 반드시 해야 한다고 생각합니다."

- 데이비드 힐, 미국

※ 현재 단월드는 미국, 캐나다, 일본, 영국, 프랑스, 독일, 브라질 등 세계 10개국에 총 1000개의 센터를 가지고, 우리 전통 선도 수련을 발전적으로 계승한 현대 단학을 비롯해 뇌호흡, 뇌파진동, 뇌교육 등의 수련 프로그램을 보급하고 있습니다. 위 내용은 세계 각지에서 뇌파진동 수련을 경험한 외국인 회원들이 보내온 편지에서 발췌하여 실었습니다.

뇌파진동 따라하기

- 뇌파진동 기본 동작
- 뇌파진동과 정충기장신명
- 뇌파진동과 함께 하면 좋은 진동 수련 베스트3
- 뇌파진동 수련 상담실

뇌파진동 기본 동작

뇌파진동은 목 부위의 경동맥 등 뇌로 올라가는 주요 혈관, 여러 갈래의 근육, 경추, 12쌍의 뇌신경 등에 직접적인 영향을 미쳐 뇌는 물론 몸 전체의 기능을 활성화하고 최적의 컨디션을 유지하도록 도와준다.

동작은 아주 단순해서 언제 어디서나 누구든 손쉽게 활용할 수 있는데, 특히 장시간 앉아서 일하는 사람들에게 유용하다. 집중력이 떨어지고 피로가 쌓일 때 앉은 자리에서 3분만 해도 목과 어깨의 뭉친 근육이 풀리고 눈이 시원해지는 것을 느낄 수 있다.

아침에 맑은 정신으로 하루를 시작하고 싶을 때, 오후에 피로가 몰려올 때, 잠자리에 들기 전에 도리도리 뇌파진동으로 잃어버린 뇌의 원기를 회복해보자. 도리도리 뇌파진동이 끝나면 잠시 눈을 감고 뇌파진동 명상을 함께 해주는 것도 좋다.

1. 도리도리 뇌파진동

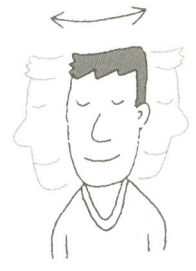 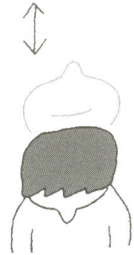 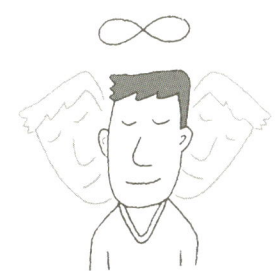

① 반가부좌나 책상다리를 하고 편안히 앉아서 눈을 감는다.
② 어깨와 목에 힘을 빼고 입도 약간 벌린 채 '도리도리' 하며 고개를 좌우로 흔든다.
③ 처음 시작할 때는 한 번에 3초 정도 걸릴 만큼 천천히 한다.
④ 같은 동작을 반복하다 보면, 몸의 리듬을 타고 진동이 점점 강해진다.
⑤ 고개가 좌우, 상하, 무한대 모양으로 자유롭게 움직인다.
⑥ 계속 집중하면서 진동이 목의 경추를 타고 척추를 따라 온몸으로 퍼진다.
⑦ 3~5분 정도 동작을 반복한 후 멈춘다.
⑧ 몸의 움직임이 서서히 잦아들면 마음을 아랫배에 집중한다.
⑨ 내쉬는 숨을 길게 내쉰다. 세 번 반복한다.

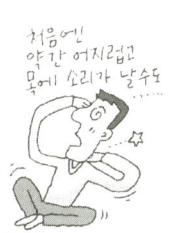

Tip 목이나 어깨가 지나치게 굳은 사람들은 왼쪽으로 세 번, 오른쪽으로 세 번 정도 목을 천천히 크게 돌려준 다음 뇌파진동에 들어간다. 목과 어깨가 풀려야 뇌파진동의 효과가 커진다.

2. 뇌파진동 명상

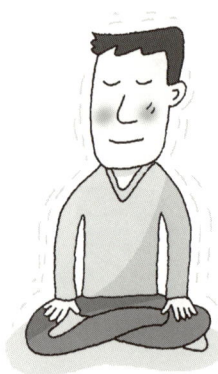

① 뇌파진동이 끝나면 바로 눈을 뜨지 말고 온몸으로 퍼지는 진동을 느낀다.
② 혈액순환이 원활해지고 세포의 미세한 감각이 깨어난다.
③ 뇌척수액 위에 떠 있는 뇌도 살랑살랑 흔들리고 있다고 상상한다.
④ 뇌 신경세포의 연결이 강화되고 활성화된다.
⑤ 뇌 전체에 찌릿찌릿한 전율이 느껴지고 머릿속이 환해진다.
⑥ 이때 자신이 원하는 것이 이루어진 모습을 뇌에 새긴다.
⑦ 최대한 사실적이고 구체적으로 생생하게 떠올린다.
⑧ 꿈이 모두 이뤄진 것을 자축하며 아주 행복한 표정을 짓는다.
⑨ 천천히 숨을 들이마시고 내쉰다. 세 번 반복한다.

Tip 뇌를 어디에 쓸 것인지에 대한 명확한 목표가 있어야 뇌도 활성화된다. 원하는 것을 찾지 못했다면 아주 간절하게 '내가 원하는 것은?' 하고 자신의 뇌에게 물어보라. 수시로 이런 질문을 던질 때 길을 잃지 않고 내가 원하는 것을 이룰 수 있다.

뇌파진동과 정충기장신명

뇌파진동은 체험의 깊이에 따라 정충, 기장, 신명 3단계로 나뉜다. 1단계 '정충精充'은 단전에 에너지를 충만하게 함으로써 생명력을 증폭시켜 자연치유력과 면역력을 극대화하고, 2단계 '기장氣壯'은 가슴에 쌓인 부정적인 감정을 정화하고 열정을 회복하게 해준다. 가슴에 억눌린 것이 풀리면 우리 몸과 마음은 순수뇌파가 되어 자연스럽게 활력이 솟고, 삶에 대한 열정과 의욕을 회복하여 건강한 생활습관을 갖게 된다. 3단계 '신명神明'은 뇌와의 깊은 교류를 통해 삶의 근원적인 해답과 만나게 해줌으로써 삶을 창조적으로 살 수 있게 해준다. 이러한 변화는 정충기장신명을 통해 우리 몸의 에너지가 통합되어 나타나는 현상이다.

1. 정충 뇌파진동

- 단전 두드리며 뇌파진동

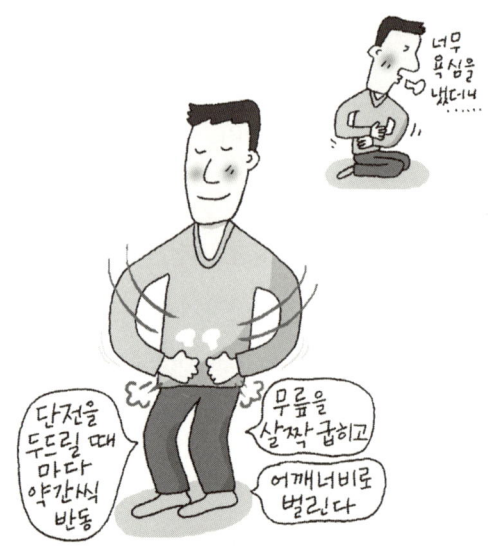

① 다리를 어깨너비로 벌리고 발끝을 약간 안쪽으로 모은다.
② 무릎을 살짝 굽히고 가볍게 주먹을 말아 쥐고 아랫배를 두드린다.
③ 단전을 두드릴 때마다 무릎도 약간씩 반동을 준다.
④ 진동이 온몸으로 퍼지는 것을 느끼며 리듬을 타고 자유롭게 두드린다.
⑤ 앉아서도 누워서도 두드릴 수 있다.

> **Tip** 아랫배에 살짝 힘을 주고 처음에는 가볍게 두드리다가 몸이 더워지기 시작하면 점점 강도를 높인다. 이때 고개도 '도리도리' 하면서 각자의 리듬에 맞춰 흔들어준다. 소화 불량, 변비, 설사, 생리통, 냉증, 두통, 고혈압, 피부 질환, 뇌졸중 예방에 특히 좋다.

2. 기장 뇌파진동
- 가슴 두드리며 뇌파진동

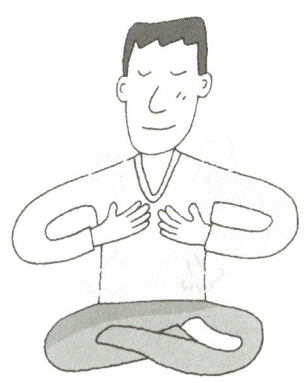

① 반가부좌나 책상다리를 하고 편안하게 앉아서 눈을 감는다.
② 손바닥을 약간 오목하게 해서 가슴을 두드려준다.
③ 막히고 답답한 곳이 시원하게 뚫릴 때까지 리듬을 타고 충분히 두드려준다.
④ 이때 목도 살랑살랑 흔들며 도리도리 뇌파진동을 함께 해준다.
⑤ 다 두드린 후에는 손바닥으로 가슴을 천천히 쓸어 내린다.

Tip 가슴이 답답할 때는 신나는 음악을 들으면서 "아~" 하고 소리 내어 두드리면 가슴이 더 빨리 시원해진다. 자신이 낸 소리가 뇌와 몸을 진동시켜 기혈이 막힌 곳을 시원하게 뚫어주는데 이렇게 자주, 충분히 두드려주면 심장과 폐가 튼튼해진다.

3. 신명 뇌파진동
- 뇌를 느끼며 뇌파진동

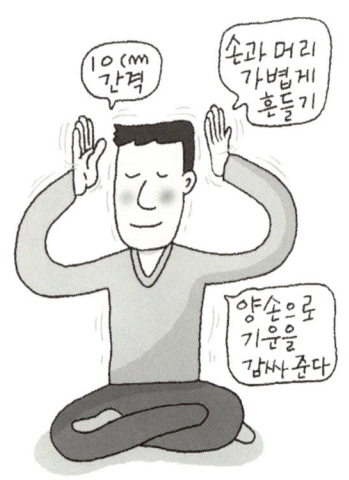

① 손바닥 안쪽이 머리 옆을 향하도록 손을 들어올린다.
② 손은 머리에서 10센티미터 가량 떨어뜨린 채로 손과 머리를 가볍게 흔든다.
③ 목, 머리, 온몸이 진동하는 것을 느끼며 양손으로 기운을 감싸준다.
④ 리듬을 타면서 손을 상하, 좌우로 흔거나 원을 그리듯이 돌려준다.
⑤ 동작이 터져나오는 대로 몸을 맡기면서 뇌파진동에 몰입한다.
⑥ 동작을 멈춘 후, 호흡과 함께 메시지 명상에 들어간다.

> **Tip** 자기가 좋아하는 음악을 틀어 놓고 뇌파진동을 해보라. 자율적인 동작과 자율적인 호흡이 일어나기 시작하면 그때부터 자신의 뇌가 감동할 수 있는 격려와 칭찬의 메시지를 소리 내서 들려준다. '뮤직, 액션, 메시지'를 통합적으로 활용할 때 뇌는 최고의 능력을 발휘한다.

뇌파진동과 함께 하면 좋은 진동 수련 베스트3

 다음에 설명할 진동수련은 본격적인 뇌파진동을 하기 전에 몸을 푸는 데도 좋지만, 매일 5~10분 정도 이것만 꾸준히 해도 성인병 예방에 많은 도움이 된다. 가볍고 탄력적인 반동과 진동을 통해 세포 하나하나, 모세혈관 하나하나까지 모두 흔들어 깨움으로써 세포와 뼈를 강화하고 전신의 기혈순환을 촉진시킨다.

 또한 머리로 몰려 있는 기운을 아래로 내려주기 때문에 정신 집중에도 도움이 되고 긴장을 푸는 데도 효과가 있다. 이 동작들은 한꺼번에 오래 하기보다는 몸에 무리가 가지 않도록 틈나는 대로 5~10분씩 자주 해주는 것이 좋다.

1. 온몸 털기

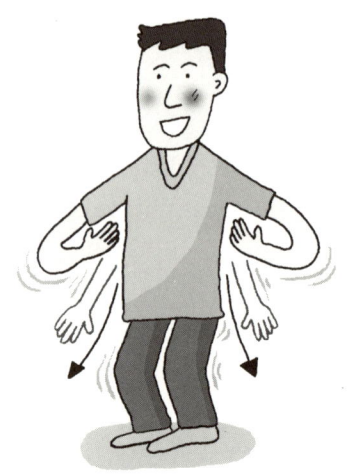

① 다리를 어깨너비로 벌린 다음 무릎을 살짝 굽힌다.
② 상체를 바로 세우고 손을 겨드랑이 밑으로 가져간다.
③ 전신에 힘을 빼고 손을 위에서 아래로 툭툭 털어준다. 10회 반복한다.
④ 가볍게 물방울을 튕기듯 손끝을 털어준다.
⑤ 어깨도 들썩들썩 움직여주고, 무릎도 가벼운 반동을 주며 털어준다.
⑥ 허리를 왼쪽으로 틀어 10회 반복하고, 반대로도 해준다.

Tip 피로가 몰려오는 오후에 잠깐 자리에서 일어나 해주면 좋다. 몸의 노폐물을 털어낸다는 마음으로 신나게 털어주면 더욱 효과적이다. 단, 관절에 무리가 갈 수도 있으므로 팔꿈치나 무릎은 쫙 펴지 않도록 한다.

2. 모관운동

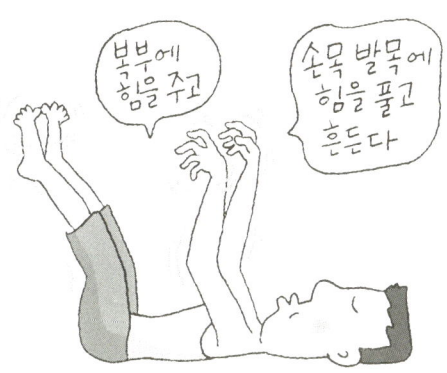

① 등을 바닥에 대고 누워서 팔과 다리를 들어올린다.
② 발끝은 무릎 쪽으로 살짝 당겨준다.
③ 몸에 힘을 뺀 상태에서 팔과 다리를 흔들어준다.
④ 1분 동안 흔들어주고 쉬었다가 다시 하기를 5회 정도 반복한다.

Tip 기상 전 혹은 잠자리에 들기 전에 해주면 온몸이 가벼워지고 머리가 맑아진다. 고혈압, 심장병, 관절염 등에 특히 좋고, 기관지 천식, 갑상선 기능 이상, 피부병에도 효과가 있다.

3. 발끝 부딪치기

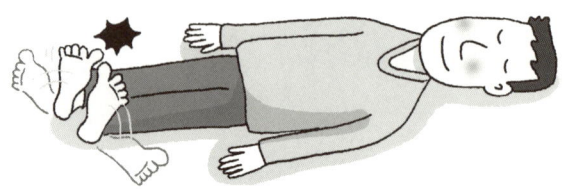

① 다리와 팔을 편안하게 내려놓고 눈을 감는다.
② 발뒤꿈치를 붙이고 양쪽 엄지발가락을 '탁탁탁' 부딪친다.
③ 강약이나 속도는 자신에게 맞게 하되 쉬지 않고 반복한다.
④ 5~10분 정도 반복한 뒤, 동작을 멈추고 몸 안에 흐르는 미세한 진동을 느껴본다.
⑤ 아랫배 단전에 마음을 모으고 천천히 심호흡을 세 번 한 뒤 마친다.

> **Tip** 발끝 부딪치기를 할 때 의식을 항상 단전에 두고 하면 아랫배가 빨리 따뜻해진다. 불면증 예방과 숙면에 특효약이다.

뇌파진동 수련 상담실

뇌파진동이 무엇이고, 어떤 효과가 있는지 궁금합니다.

뇌파진동은 UN자문기관인 한국뇌과학연구원이 개발한 뇌교육의 핵심적인 '두뇌 활용법'으로, 두뇌와 뇌파에 작용하는 독창적인 운동법입니다. 뇌파진동은 고개를 도리질하듯 좌우로 흔들기만 하면 되는 아주 단순한 동작으로, 뇌를 진동시켜 몸 전체에 건강한 생명의 파동을 불러일으키는 것이 그 원리입니다. 뇌와 몸을 이어주는 가교인 목을 부드럽게 풀어줌으로써 몸과 뇌의 긴장과 불균형을 해소하고, 온몸의 소통을 원활하게 해주며, 뇌 기능을 통합적으로 향상시켜 혼란하고 산만한 뇌파를 안정되게 조절해줍니다. 뇌파가 안정될수록 몸과 마음이 깊이 이완되고 뇌간의 생명 활동을 촉진시켜 자연치유력을 높이는 것은 물론 인체 면역력을 강화하는 데 탁월한 효과를 발휘합니다. 또한 단순한 리듬을 반복함으로써 인간 의식의 심층부까지 파고들어 우리 안에 내재된 무한한 창조력과 직관력, 통찰력을 키워줍니다.

Q 고개를 '도리도리' 하면서 좌우로 흔들 때 목과 머리 부근에 서걱서걱하는 소리가 나는데 괜찮을까요?

A 목에서 서걱서걱 소리가 나는 것은 목을 싸고 있는 근육과 목뼈가 동시에 움직이면서 내는 '관절음' 때문입니다. 이 소리는 근육이 이완되어 나타나는 현상이므로 크게 염려할 필요는 없습니다. 이럴 때는 뇌파진동과, 경추를 받치는 목덜미 근육을 단련시켜주는 역근易筋운동(뼈와 근육을 반대로 움직여주는 운동)을 병행하면 소리가 나지 않습니다. 뇌파진동으로 목을 좌우로 흔들다 보면 비뚤어진 경추가 자연 교정되어 척수신경의 전달이 원활해집니다. 그렇게 되면 자연히 뇌로 가는 산소와 혈류량이 증가하여 뇌 기능이 활성화됩니다.

Q 도리도리 뇌파진동을 할 때 흔드는 각도는 어느 정도가 좋은가요?

A 정면을 바로 보고 있을 때 흔드는 쪽으로 45도 정도, 오른쪽 왼쪽으로 흔들면 90도 가까이 됩니다. 각도보다 더 중요한 것은 몸에 힘을 빼는 것입니다. 목과 어깨에 힘을 빼고 좌우로 살짝살짝 흔들어주면 진동이 더 잘 일어납니다. 특히 목이나 어깨가 많이 굳은 경우, 처음부터 너무 세게 흔들거나 동작을 크게 하면 현기증이 날 수 있으므로 처음에는 작고 부드러운 동작으로 시작하는 것이 좋습니다.

Q 뇌파진동과 자율진동은 어떻게 다른가요?

A 우리 인체는 아주 섬세하고 예민해서 같은 동작이라도 어디에 마

음을 두고 집중하느냐에 따라 신체 반응이나 효과가 크게 달라집니다. 뇌파진동이나 자율진동 모두 '진동을 통해 막힌 기운을 뚫어 통하게 한다'는 측면에서는 같다고 볼 수 있습니다. 다만 뇌파진동이 인체의 핵심부인 '뇌'에 집중해서 몸 전체로 그 진동을 확산시켜 나가는 반면, 자율진동은 몸 전체에 진동을 유도해서 부분으로 들어간다는 점에서 다소 차이가 있습니다. 뇌 생리학적으로 보면 뇌파는 감정, 호르몬과 전부 연결되어 있습니다. '도리도리'로 뇌파를 조절할 수 있다는 것은 컨디션과 감정을 조절할 수 있다는 뜻이며, 육체적인 면만 아니라 정신적인 면에서도 큰 진전을 가져올 수 있다는 뜻입니다. 생활 공간에서 틈틈이 상기된 기운을 아래로 내리고 뇌파를 편안하게 진정시킬 수 있다는 점에서 그 어떤 것보다 간편하고 효과가 빠르다고 할 수 있습니다.

뇌파진동을 할 때 어지럼증이 나고 구토가 나는데 어떻게 해야 할까요?

뇌파진동에서 어지럼증이나 구토가 나는 것은 머리에 화기가 모이고 그 화기가 순환이 되지 않았을 때 나타나는 현상입니다. 지나치게 집중을 했거나 목과 어깨 근육이 긴장되었을 때도 같은 증상이 나타납니다. 이럴 때는 뇌파진동을 하기 전에 가벼운 뇌체조로 몸을 충분히 풀어주는 것이 좋습니다. 뇌파진동을 할 때도 지나치게 집중하는 것보다 마치 제3자가 되어 머리의 움직임을 지그시 바라본다는 기분으로 해주는 것이 좋습니다. 그래도 울렁증이나 구토가 나타난다면 뇌파진동을 하기 전에 주먹을 쥐듯 양손을 가볍게 말아 쥐고, 3분 동안 토닥토닥 아랫배를 두드리며 정충 뇌파진동을 해줍니다. 특히 몸이 허약하거나 긴장을 잘 하는 사람은 평소 머리쪽으로 쉽게 기운이 상기되기 때문에 정충 뇌파진동이 많은 도움이 될 것입니다.

Q 뇌파진동을 할 때 호흡은 어떻게 하나요?

A 호흡은 자연스럽게 하되, 입을 꽉 다물고 뇌파진동을 하면 가슴이 답답해질 수 있기 때문에 살짝 벌린 채로 호흡을 하면 편안합니다. 뇌파진동은 머리의 움직임에 집중을 하므로 호흡은 의식하지 말고 자연스럽게 되는 대로 해주는 것이 좋습니다. 호흡에 마음을 두게 되면 의식이 분산되어 뇌파진동의 효과를 충분히 기대하기 어렵습니다.

Q 뇌파진동을 할 때 도움이 되는 음악을 추천해주세요.

A 수련을 할 때 도움이 되는 음악은 몸의 움직임이나 의식의 움직임과 일치하는 음악입니다. 그래야 자연스럽게 집중을 유도할 수 있습니다. 뇌파진동은 자기 머리의 움직임에 집중이 되므로 그 움직임과 일치하는 음악이 좋습니다. 처음 할 때는 자기가 좋아하는 음악을 틀어놓고 해도 무방한데 단, 멜로디가 지나치게 느리거나 감성적인 음악은 진동에 적합하지 않습니다.

뇌파진동에 효과적인 음악으로는 주로 사물놀이를 추천합니다. 사물놀이는 꽹과리, 북, 장구, 징 소리가 어우러져 머리의 움직임과 일치해 뇌와 온몸의 감각을 깨워주고, 강력한 진동파를 만들어줍니다. 특히 북소리가 둥둥 울릴 때마다 심장이 고동치면서 혈액순환이 활발해지고, 온몸에서 진동이 발생합니다.

사물놀이 외에도 아프리카나 남미의 민속 악기, 그 중에서도 단순하고 원초적이며 반복적인 리듬을 가진 타악기 소리는 뇌파진동을 유도하는 데 효과가 있습니다. 음악은 처음 뇌파진동을 유도할 때는 도움이 되지만 어느 정도 시간이 지나면 음악의 리듬이 몸의 리듬을 압도하기 때문에 음악에 의존하기보다는 자기 리듬에 집중하는 것이 좋습니다.

뇌파진동을 하루에 몇 시간 정도 하는 것이 좋을까요?

특별히 정해진 시간은 없습니다. 사람마다 병력이나 몸 상태가 다르기 때문에 자신의 몸이 시원하게 풀린다는 느낌이 들 정도로 하는 게 가장 좋습니다. 초보자의 경우, 3~5분 정도 1시간마다 틈틈이 하는 것으로 시작해서 점차 시간을 늘려줍니다. 한 번에 서너 시간씩 지나치게 오래 하다 보면 몸이 탈진되어 오히려 기운이 빠질 수도 있으므로 적당히 수련을 한 다음에는 인위적으로 진동을 제어하여 기운을 단전으로 모아줍니다. 기운을 단전으로 모으기 위해서는 양손을 단전에 겹쳐 얹고 조용히 호흡을 고르는 명상이 좋습니다. 아침에 하는 뇌파진동은 몸에 활력을 불어넣는 데 좋고, 오후나 저녁 시간에 하는 뇌파진동은 피로를 푸는 데 좋습니다.

Q 뇌파진동을 하기에 적합한 장소가 따로 있나요?

A 뇌파진동은 언제 어디서나 손쉽게 할 수 있다는 것이 장점입니다. 하지만 혼자서 할 때는 주변의 영향을 받지 않는 조용한 장소가 좋습니다. 기회가 된다면 넓은 공간에서 여러 명이 함께 해보는 것도 좋습니다. 여럿이 함께 할 때 뇌파의 공명 현상이 일어나 체험도 깊어지고 효과도 커집니다.

Q 뇌파진동을 하면 뇌파가 변하나요?

A 뇌파의 변화는 의식의 집중도에 따라서 변하게 됩니다. 집중되지 않은 자유로운 의식 상태에서는 베타파가 나오고, 무언가에 집중이 되어 있으면 알파파를 체험하게 됩니다. 뇌파진동처럼 머리의 움직임에 집중하면 모든 생각이 끊어지고 오직 움직임만 느끼게 되는데 이때 보다 쉽게 알파파를 체험할 수 있습니다. 그리고 어느 정도 수련이 익숙해져서 머리의 움직임보다는 뇌파진동을 통해 형성된 에너지와 함께 머물게 되면 세타파 또는 그 이상을 체험할 수도 있습니다.

참고로 현대 과학에서는 뇌파를 다섯 가지로 나눕니다. 불안이나 흥분 상태에서 나오는 감마파, 일상적인 의식일 때 나오는 베타파, 음악을 듣거나 명상을 할 때 나오는 알파파, 그리고 알파파보다 더 이완이 되어 졸음이 올 때 나오는 세타파, 아예 깊은 잠에 빠질 때 나오는 델타파가 그것입니다. 하지만 뇌파에 대해서는 아직 과학적으로 밝혀진 사실이 그리 많지 않습니다. 가령, 오랫동안 수행을 해온 고승들이 참선에 들었을 때 뇌파를 측정해보니 안정된 '알파파'가 아닌 '감마파'가 나타났다는 사실도 그 예가 될 것입니다.

뇌파진동을 하면 저절로 진동이 일어난다는데 언제부터 그런가요?

사람의 건강 상태에 따라 모두 다른데 대개는 일주일에서 두 달 사이에 진동을 체험합니다. 처음에는 '도리도리' 하면서 의식적으로 같은 동작을 반복하며 진동이 일어날 수 있도록 시동을 걸어줍니다. 계속 몸의 느낌에 집중해서 흔들다 보면 몸에 흐르는 일정한 리듬을 찾게 됩니다. 그러다가 갑자기 기운이 통하면서 격렬하거나 미세한 떨림이 생기기도 하고 전에 안 되던 동작들이 터져 나오기도 합니다. 뇌파진동이 깊어지면 뇌의 명령을 받는 대뇌피질의 긴장된 근육과 신경의 자물쇠가 풀리면서 이런 현상들이 일어나는데 그만큼 고정관념이나 생각으로부터 자유로워진다고도 볼 수 있습니다.

아무리 수련을 해도 진동이 안 오는 건 왜 그럴까요?

원래 기운이 잘 통하거나 기운이 너무 막혀 지나치게 침체되어 있는 경우에 진동이 잘 일어나지 않습니다만, 대체로 진동을 꼭 하겠다는 적극적인 마음이 없는 경우가 많습니다. 그저 진동이 일어날 거라고 무심히 기다리는 것이지요. 그렇게 해서는 절대 진동이 오지 않습니다. 진동은 단순한 육체의 움직임으로 나타나기보다는, 움직임을 통한 에너지를 통해서 나타나므로 뇌파진동 수련을 하면서 감각에 집중하고 그 감각 속에 머물려고 노력해야 합니다. 그래도 진동이 일어나지 않는다면 그때는 일정한 동작을 취해 진동을 유도해줍니다. 일단 양팔을 옆으로 뻗고 손목을 90도로 꺾은 채 손바닥에 힘을 주면서 양 옆으로 기운을 강하게 밀어냅니다. 일명 '기운 짜주기'라는 이 동작을 하면 대부분 손바닥에서 진동이 일어납니다.

Q 뇌파진동을 하고 처음에는 몸이 가벼워지고 건강해지는 듯하다가 갑자기 여기저기가 아프고 몸살이 나요. 이럴 때도 계속 수련을 해야 하나요?

A 한창 열심히 수련하는 사람들에게 이런 현상이 곧잘 나타나는데 이것을 '기몸살'이라고 합니다. 기몸살이 올 때는 발끝 부딪치기, 온몸 털기, 모관운동 등으로 부드럽게 진동을 주어 기운을 다리쪽으로 내려주는 것이 좋습니다. 마음으로 선을 그려서 기몸살이 온 부위나, 몸 전체의 독소나 탁기가 발바닥 용천이나 손바닥 장심으로 빠져나간다고 생각하고 손을 쓸어주거나 명상을 합니다. 강도가 높은 수련을 하기 전에, 부드러운 뇌체조로 몸을 충분히 이완시켜주면 기몸살이 약해지기 때문에 크게 걱정하지 않아도 됩니다.

Q 기몸살이 일어나는 이유가 있나요?

A 첫째, 사람마다 각기 다른 생체리듬의 주기 때문에 생깁니다. 우리 몸에는 음양의 주기가 있어서 일정한 간격을 두고 몸이 좋아졌다가 나빠지는 듯한 현상이 반복됩니다. 양(+)의 리듬을 탈 때는 좋아지

는 듯하다가 음(-)의 리듬을 탈 때는 나쁘다고 생각하게 됩니다. 그러나 몸의 상태와 정신의 리듬은 대개 반대의 곡선을 그립니다. 즉 몸이 좋을 때 정신은 오히려 탁해지려 하고, 몸이 나쁠 때 정신은 각성하여 좋아지려 하는 것입니다. 이러한 인체의 주기를 이해한다면 일시적으로 몸이 안 좋아지고 기몸살이 생기는 현상을 긍정적으로 받아들일 수 있습니다. 수련이 진전됨에 따라 이러한 생체리듬의 주기는 짧아지고 진폭도 작아지면서 평정을 찾게 됩니다.

둘째, 기 수련을 하면서 몸의 감각이 갑자기 예민해지는 데도 이유가 있습니다. 기운이 잘 통하지 않는 사람은 어디가 아픈지, 어디가 기운이 막혀 있는지조차 거의 느끼지 못합니다. 우리 몸의 신경도 기운이 통해야 잘 느낄 수 있기 때문입니다. 기 수련을 하면 이러한 신경도 자극을 받아 활성화되는데 이때 예전에는 느끼지 못하던 미세한 통증을 느낄 수 있습니다. 이렇게 새로워진 감각을 통해 몸이 자신의 아픈 부분을 알게 되면 자연치유력을 발휘하여 그 부분을 치료하게 됩니다.

셋째, 몸에서 탁기가 일시적으로 배출될 때도 기몸살이 옵니다. 수련을 열심히 하면 몸 안에 일정한 기의 흐름이 생기고, 이 흐름은 맑은 것과 탁한 것을 분리합니다. 이때 맑은 기운은 경락을 통해 온몸으로 흘러가고, 탁한 기운은 경락이나 특정 부위로 배출됩니다. 특정 부위로 탁기를 내보낼 때 까맣게 죽은 피 같은 것이 모여 반점을 만들기도 하고 멍울을 만들기도 합니다. 또 이러한 증상은 지나치게 급한 마음에 수련을 무리하게 해서 생기기도 하니 가급적이면 느긋하게 여유를 가지고 하는 것이 좋습니다.

Q 뇌파진동을 할 때 나타나는 현상에 대해 설명해 주세요.

A 천천히 도리도리 뇌파진동을 하면 어느 순간 몸이 저절로 움직여지는 시점이 있습니다. 예를 들면, 목이 많이 뻐근했으면 그쪽으로 움직임이 커집니다. 어깨나 가슴을 두드리기도 하고 몸이 리듬을 타면서 자기만의 어떤 선, 궤도를 그리게 됩니다. 그냥 아무 생각 없이 몸의 리듬에 맡겨보십시오. 무엇보다 몸에 집중해서 꾸준히 성실하게 하는 것이 중요합니다. 처음에는 아픈 부위에 집중적으로 치유의 에너지가 가느라 간혹 통증이 올 수도 있지만 계속 하다 보면 통증이 줄어들면서 막혔던 자리가 뚫리고 시원해지면서 차츰 나아지는 것을 느낄 수 있습니다.

Q 뇌파진동을 제대로 하고 있는지 어떻게 알 수 있나요?

A 처음에는 동작을 취하는 것이 어색하기도 하고, 자기가 제대로 하고 있는지, 내 몸에 맞는 방법인지 확인하고 싶은 마음이 들 것입니다. 이때는 전문가의 도움을 받거나 브레인월드닷컴(www.brainworld.com) 사이트를 방문하여 자신의 몸 상태를 점검받고 자신에게 맞는 방법을 찾아보는 것이 좋습니다. 특히 뇌파진동을 통해 깊이 있는 수련을 체험하고 싶은 분들은 전문가에게 지도받기를 권합니다.

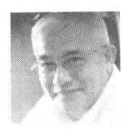 세로토닌 연구의 세계적인 권위자, 일본 토호대학 아리타 히데오 교수

뇌파진동의 효과에 대한 연구

뇌파진동은 '행복 호르몬' 세로토닌 분비를 촉진하고, 긴장, 불안, 피로감을 감소시킨다!

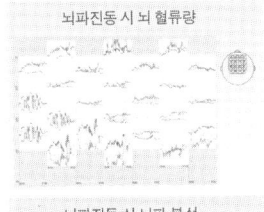
뇌파진동 시 뇌 혈류량

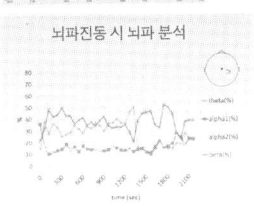
뇌파진동 시 뇌파 분석

15분 동안 뇌파진동을 하고 뇌파의 변화를 분석한 결과

1. 뇌파진동을 하면 **세로토닌이 증가**한다. (실험 전 186에서 210으로 상승하고, 실험 후 1시간 뒤에도 200을 유지)
2. 뇌파진동을 하면 **알파파2가 증가**하여, 대뇌 상태가 **쾌적한 각성 상태**로 변한다.
3. 뇌파진동을 하면 **뇌 혈류량이 증가**한다. 특히 전두전야의 혈액순환이 늘어난다. 즉, 전두전야라는, 인간으로서 가장 발달한 뇌의 활동이 방아쇠를 당기는 것이라고 할 수 있다.
4. 뇌파진동을 하면 긴장, 불안, 피로가 6에서 0으로 낮아진다.
5. 뇌파진동을 하면 활력을 느끼는 항목이 15에서 20으로 높아진다.
6. 뇌파진동을 하면 **세로토닌 신경이 단련**된다. 세로토닌 신경은 매일 반복적으로 단련하면 신경 구조 자체가 새롭게 바뀔 수 있다.

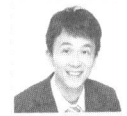 오사카 경제대학의 심리학부 코미야 노보루 교수

뇌파진동의 심리학적 효과 연구

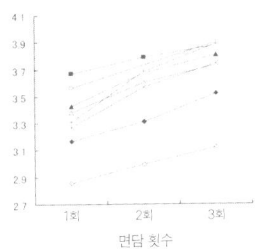
면담 횟수

단월드 신입 회원 70여 명을 대상으로 6개월 동안 뇌파진동 후 심리적 변화를 연구한 결과

1. 자기 존중감이 더 높아진다.
2. 대인 관계에 대한 불안이 줄어든다.
3. 완벽증이 줄어든다.
4. 실패에 대한 불안감이 줄어든다.
5. 만족감이 높아진다.
6. 의욕이 높아진다.
7. 고독감이 줄어든다.
8. 더욱 건강해졌다고 느끼게 된다.

뇌파진동을 도와주는 보조 기기

아이브레인 iBrain

한국뇌과학연구원이 개발한 휴대용 멀티미디어 뇌 교육 체험 기기. 다양한 두뇌 콘텐츠를 통해 뇌 기능을 활성화하는 24시간 두뇌 관리 파트너로, 음악, 영상 등 멀티미디어 기능을 활용하여 뇌파진동을 체험할 수 있다. 특히 '뇌파진동의 소리'는 생명력이 넘치는 뇌의 혈류 소리를 원음 그대로 녹음한 생명의 소리로 뇌를 최상의 컨디션으로 만들어준다.

www.iBrain.co.k

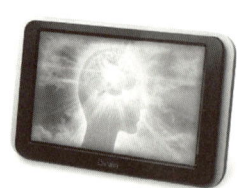

파워브레인 Powerbrain

규칙적인 진동으로 두뇌의 신체 경락을 직접 자극하는 휴대용 뇌파진동 보조 기기. 파워브레인의 부드러운 진동은 뇌파를 가라앉히고 주요 경락을 활성화한다.

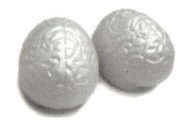

파워브레인 웨이브 Powerbrain Wave

'파워브레인 웨이브'는 사람의 뇌를 사실적으로 형상화하여 뇌를 직접 보고, 만지고, 느낄 수 있도록 했다. 휴대가 간편하고, 뇌의 형태와 주름이 세세하게 표현되어 있어 교육용, 놀이용으로 다양하게 활용할 수 있다.

www.hspmall.co.k

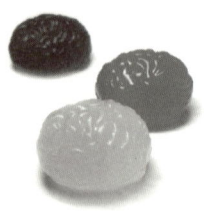

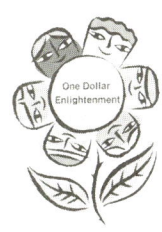

"I am an Earth Citizen!"
지구시민운동 '1달러의 깨달음'

'1달러의 깨달음' 운동은 지구와 인류를 위해 매달 1달러씩(한국 1천원, 일본 1백엔, 유럽 1유로) 후원하는 지구시민 1억 명을 통해 새로운 인류평화의 전환점을 형성하자는 지구시민운동입니다. 유엔글로벌콤팩트에 가입한 비영리 국제기구인 IBREA(국제뇌교육협회) 주최로 지구 환경과 인간성 회복, 문맹 퇴치, 기아 구호를 위한 '1달러의 깨달음' 운동은 국제뇌교육종합대학원대학교 일지 이승헌 총장의 제안으로 시작하여 현재 전 세계 10개국에서 전개되고 있으며, 앞으로 100개국에서 1억 명이 참여하는 전 지구적 평화운동으로 확대해 나갈 것입니다.

오늘날 발달한 인류 문명이 인간 두뇌의 창조성에서 비롯했듯이, 당면한 인류 문제를 해결하는 열쇠도 결국 인간의 뇌에 있습니다. 우리가 가진 뇌를 어떻게 쓰느냐에 따라 인류의 미래는 바뀔 것입니다. 인간 뇌의 근본 가치를 자각한 사람을 '지구시민'이라고 합니다. '1달러의 깨달음' 운동은 뇌를 올바르게 쓰기 위한 지구시민의 첫 번째 선택입니다. 지구시민이 1억 명이 될 때, 지구는 새로운 미래를 맞이하게 될 것입니다. 1달러의 기적이 일어날 것입니다.

한 사람의 1달러는 한 생명을 구할 수 있고,
1억 명의 1달러는 지구를 구할 수 있습니다.

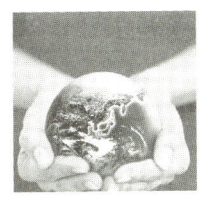

글로벌 주최 기관: IBREA(국제뇌교육협회)
한국 주최 기관: 뇌활용행복만들기운동본부
후원 계좌: 우리은행 1005-801-388313
(예금주: 뇌활용행복만들기운동본부)

www.iearthcitizen.org

'1달러의 깨달음' 운동 홈페이지에 접속하시면 더 자세한 내용을 보실 수 있고, 후원금이나 CMS 등록을 통해 운동에 동참하실 수 있습니다.
한문화는 수익금의 일부를 지구시민운동 '1달러의 깨달음'에 후원하고 있습니다.

참고 사항 : 뇌파진동은 뇌와 몸의 기혈 순환을 원활하게 하여 자연치유력과 면역력을 향상시켜 건강 증진에 도움을 주는 운동법으로, 운동 효과는 개인마다 차이가 있습니다. 뇌파진동은 의학상의 치료법이 아니므로, 구체적인 질병 치료는 반드시 의사와 상의하시기 바랍니다.

뇌파진동으로 기적을 창조한 사람들

초판 1쇄 발행 2009년 10월 22일
초판 9쇄 발행 2009년 12월 20일

엮은이 · 편집부
펴낸이 · 심정숙
펴낸곳 · (주)한문화멀티미디어
등 록 · 1990. 11. 28. 제 21-209호
주 소 · 서울시 강남구 논현2동 277-20 삼우빌딩 6층 (135-833)
전 화 · 영업부 2016-3500 편집부 2016-3533
http://www.hanmunhwa.com

편집 · 이미향 강정화 김은하 최연실
디자인 · 이정희 이은경 | 그림 · 이부영
마케팅 · 강윤정 박진양 조은희
영업 · 윤정호 한예훈 | 물류 · 윤장호 박경수

만든 사람들
책임편집 · 강정화 김은하 | 디자인 · 이정희 이은경
표지 및 본문 그림 · 시병권
출력 · 상지피앤아이 | 인쇄 · 천일문화사 | 제본 · 창림피앤비

브레인월드는 한문화의 뇌 전문 출판 브랜드이며 등록된 상표입니다.

ISBN 978-89-5699-091-0 03510

잘못된 책은 본사나 서점에서 바꾸어 드립니다. 저자와의 협의에 따라 인지를 생략합니다.
본사의 허락 없이 임의로 내용의 일부를 인용하거나 전재, 복사하는 행위를 금합니다.

독자를 위한 특별한 선물

뇌파진동 무료 체험 티켓

무료 쿠폰

건강과 행복을 주는 두뇌 활용법

뇌파진동 3회 무료 체험권

www.dahnworld.com   대표전화 1577-1785   세계적인 뇌교육전문기관 단월드

무료 쿠폰

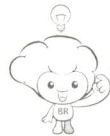

Brain Power Test

브레인 파워 테스트

대상 | 유아, 초·중·고

www.brainedu.com   대표전화 1577-8800   21세기 두뇌영재 BR 뇌교육

무료 쿠폰

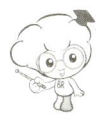

뉴욕·워싱턴 D.C. 외 '뇌교육의 날' 지정 기념

뇌교육 체험 수업 초대권

대상 | 유아, 초·중·고

www.brainedu.com   대표전화 1577-8800   21세기 두뇌영재 BR 뇌교육

(재)한국뇌과학연구원이 개발한
뇌교육의 핵심적인 두뇌 활용법-뇌파진동
"삶을 진정으로 바꾸고 싶습니까?" 뇌파진동을 만나면,
당신에게도 기적이 시작됩니다!

본 쿠폰을 가지고 가까운 BR뇌교육 지점을 방문하시면
(재)한국뇌과학연구원에서 개발한 두뇌 활성도 측정 검사를 통해
두뇌 개발, 학습 습관 개선 및 성적 향상을 위한
구체적인 방법을 제시해 드립니다.

일지 이승헌 총장과 국제뇌교육협회의 공로를 인정하여
뉴욕, 워싱턴D.C.를 비롯한 세계 7대 도시에서
'뇌교육의 날'을 지정하였습니다.
세계가 인정한 뇌교육의 효과를 직접 체험해 보세요.